suncolor
三采文化

THE PANDEMIC CENTURY

瘟疫啟示

流行病是歷史，也是未來

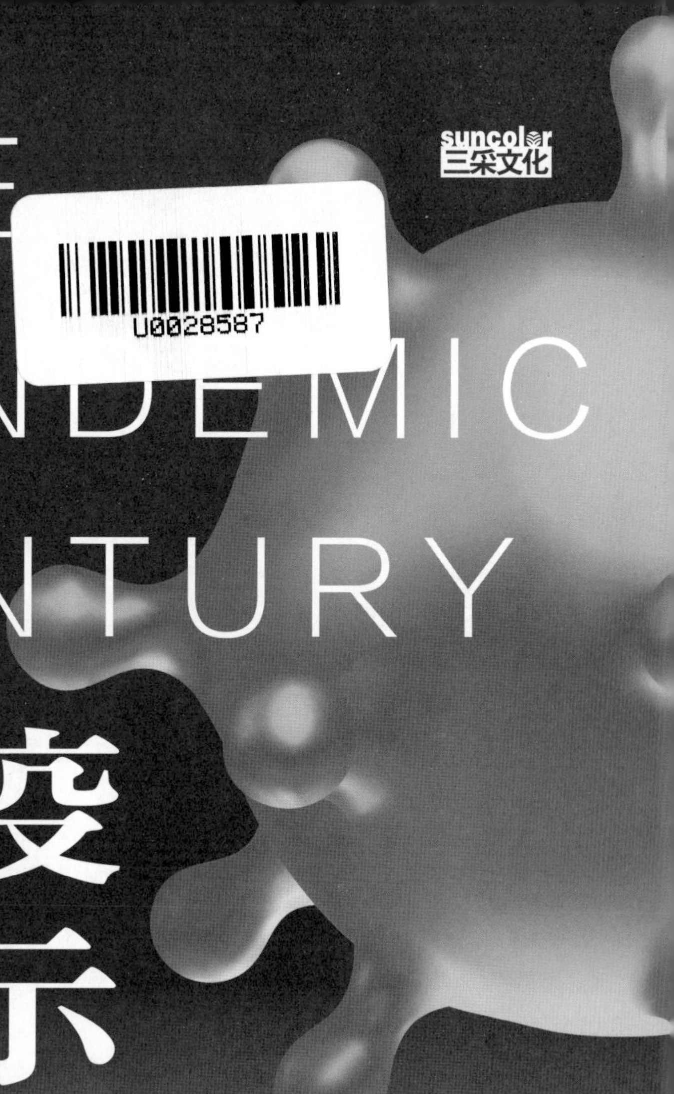

ONE HUNDRED YEARS OF PANIC, HYSTERIA AND HUBRIS

馬克・霍尼斯巴姆 Mark Honigsbaum－著　　金瑄桓、謝孟庭－譯

好評推薦

（依姓氏筆畫排序）

「疫病是人類歷史的暗黑魔手，影響重大，但少受重視。《瘟疫啟示》這本書不僅提供精彩歷史，也有人類或可扭轉的末世預言。不可錯過。」

—臺灣大學森林環境暨資源學系教授　丁宗蘇

「閱讀過去歷史，其實是對未來的超前部署。因為傳染病從來不只是醫療議題，更棘手的是衍生的社會危機。危機包括由上而下的政經治理，以及由下而上的民眾恐慌。本書極為宏觀卻也細膩地述說一世紀以來的病疫流變及其連鎖效應。在全球新冠疫情未見明朗的時刻，靜讀此書，有助清明思考。」

—社會學家、作家　李明璁

－推薦序－

我們與瘟疫的距離

清華大學生命科學系助理教授、泛科學專欄作者　黃貞祥

我們是樂於歌舞昇平的，即使是在瘟疫蔓延時。根據我在寫作和教學上的經驗，在瘟疫肆虐到一定地步後，人們對疫情的關注反而會愈趨平淡，甚至還會出現報復式旅遊、報復式消費、報復式開會的現象。

還好，我們活在一個科學昌明的時代，我們快速地定序了這個冠狀病毒的基因體，然後快速發展出有效的篩檢措施，在民眾被感染前就全力杜絕病毒的傳播，也卯足全勁用史無前例的速度研發疫苗，試圖保護民眾的健康。

或許在政治上，人們從未從歷史中學到任何教訓，所以所有純政治考量的疫情管控，都只會把事情搞得更糟糕。官方極力粉飾太平，可是不斷病倒的案例引起民眾恐慌，接著社會陷入市場和金融的混亂，愈演愈烈的話，就成了人權和人道上的雙重危機！即使是歐美日這些先進國家，因為掉以輕心，疫情已造成重大經濟衰退，美國的死亡人數已超過二戰以後所有參戰的陣亡人數之總和。

然而，在科學上，肯定不是那麼一回事，科學家總是能從悲劇中學到教訓，這也是為何這次的冠狀病毒再陰險再狡猾，我們還是有望能降低這場全球性災難的破壞程度。也因此，認識人們在這一百年間，是如何應對新興傳染病，是攸關生死的必要功課！

我們真的該清楚理解過去的傳染病史，才能在未來化險為夷。在這個工作上，甚少人能和英國倫敦大學瑪莉皇后學院醫藥史學家馬克・霍尼斯巴姆（Mark Honigsbaum）的功力相提並論，這本《瘟疫啟示》（*The Pandemic Century: One Hundred Years of Panic, Hysteria and Hubris*）是擁有大量細節，具高可讀性及科學嚴謹性的一本好書，讓我們對許多自以為熟知的傳染病，有更多的正確認識。

霍尼斯巴姆是位優異的作家，《瘟疫啟示》中的十章，就像十部寫實電影一樣讓人如臨其境，也像犯罪偵探小說一樣驚險刺激，從實驗室到犯罪現場，環環相扣的劇情峰迴路轉，讓人目不暇給。科學家抽絲剝繭地尋找病原體，在這期間也犯過致命的錯誤，但是拜科學自我修正的能力和效率所賜，終能夠鑑定出罪魁禍首。

面對生態環境破壞下野生動物之間不當接觸的問題，還有全球氣候變遷以及病毒與身俱來的高突變率，加上太過便利且廉價的國際交通，我們未來肯定還是要面對新興傳染病的危脅，而這些過去人類與病原的每場戰爭，都是我們對付新疫情的最佳教科書。早在特殊嚴重傳染性肺炎（Covid-19，俗稱新冠肺炎）之前，近年就有書中詳細說明的西非伊波拉病毒和美洲茲卡病毒疫情，雖然還未造成全球大流行，但當地的慘狀已令人不寒而慄。

原本看似無害的冠狀病毒，在這百年來甚少造成致命的傳染病，直到這二十年內，先有個SARS，又來個MERS。過去研究冠狀病毒是冷門的領域，會被質疑是浪費公共資源在做「無用」的研究，更甭提過去被長期認為人畜無害的茲卡病毒。要不是有少數病毒學家出自好奇心探究了一下，我們很可能現在仍只能眼睜睜目睹大量肺炎致死案例，或是小頭症案例，卻一籌莫展。

要試圖防範新興傳染病的擴散，遺傳學、微生物學、免疫學、流行病學的知識必不可少，但是政府的公共衛生政策以及國際合作，也決定了疾病預防與控制的成敗，這也是對政府治理能力的一大挑戰！傳染病不似人類的戰爭，它會不分社經地位、無差別地攻擊每一個人，窮人可能受害頗深，但富人及政要也未必能全身而退。此時此刻，應該是個團結全人類的好時機，如果我們對現況真有清醒的認知的話！

目錄

—序章—

鯊魚與其他掠食者

鯊魚從不會攻擊北大西洋溫帶水域內的泳客，也無法一口咬斷泳客的腿……1916年的盛夏，大多的鯊魚專家都是這麼認為，當時紐約客和費城人為解身處內陸的悶熱之苦，大舉湧入紐澤西州北部的沙灘。同個夏天，美國東岸則為小兒麻痺大流行所困，市立游泳池因此都貼出了「小兒麻痺症」的相關警語。而這時紐澤西海岸是公認的零掠食者區。

1916年七月，美國自然史博物館館長弗雷德里克・盧卡斯（Frederick Lucas）宣稱：「遭到鯊魚攻擊的機率比被閃電擊中還低很多……我們的沿海地區幾乎可以說是不存在被鯊魚攻擊的風險。」為了佐證，盧卡斯請銀行家赫爾曼・奧爾里希斯（Hermann Oelrichs）這位百萬富翁提供五百美元獎金尋找「美國北卡羅萊納州（North Carolina）哈特拉斯角（Cape Hatteras）以北溫帶水域內被鯊魚攻擊的真實案例」。1891年奧爾里希斯於《紐約太陽報》（New York Sun）上祭出挑戰後，該筆獎金遲遲無人領取。

然而奧爾里希斯和盧卡斯都大錯特錯。費城自然科學學院（Philadelphia's Academy of Natural Science）的院長亨利・福勒（Henry Fowler）及亨利・史金納（Henry Skinner）博士，也曾於1916年明言鯊魚沒有力量咬斷人類的大腿，這兩人也都錯了。第一件慘案發生於1916年七月一日的傍晚，年輕富有的經理人查爾斯・艾普廷・萬森特（Charles Epting Vansant）和家人在紐澤西度假，他決定晚餐前到自己住的海灘避風港（Beach Haven）飯店附近游泳。萬森特是賓州大學的畢業生，親朋好友都叫他老萬，他不僅來自美國最古老的家族（1647年就遷到美國的荷蘭移民），也因出眾的運動神經而名聞遐邇。當天傍晚，水域附近的熟悉景象應該讓萬森特感到十分安全：不僅有海灘救生員——美國奧林匹克游泳隊成員亞歷山大・奧特（Alexander Ott），還有一隻友善的乞沙比克灣獵犬，總會在萬森特衝入浪中時跑向他。愛德華時代的小夥子都習慣先直接游出救生索的範圍，萬森特也決定先游出去再垂直踩水並呼喚獵犬。此時他的父親萬森特醫生和妹妹露易絲也抵達沙灘，並待在救生站欣賞萬森特的英姿。誰知獵犬竟不願跟上萬森特，而不到片刻，一片黑鰭凸出海面，從東邊向萬森特逼近。萬森特的父親發瘋似地揮手要兒子游回岸邊，但萬森特發現危險時，一切已太遲了，當他離岸邊距離45公尺時，突然感覺到猛的一拖和撕心裂肺的疼痛，他周圍的海水逐漸染上了酒紅色，萬森特一伸手才發現他的腿已不在，大腿骨斷得乾淨利索。

此時奧特已在他的身旁，奧特將水中的萬森特拖至英格爾塞德大飯店的安全區，萬森特的父親開始死命為他止血，但一切無濟於事，萬森特的傷口太深，當場喪命，成為北大西洋第一宗鯊魚攻擊事件的受害者。從那一刻起，所有人望向紐澤西大西洋海岸時，都不禁會想像那潛藏在水面下的巨顎。

萬森特並非是個案。事發後十四天內，紐澤西岸邊又有另外四位泳客遭到攻擊，其中三位命喪黃泉，引發人們對「食人鯊」無盡的恐懼[1]，這份恐懼直到今天都在。北大西洋很少能見到大白鯊或其他大鯊魚，泳客遭鯊魚攻擊的案例也不多。在這幾件慘案後，泳客開始比較有意識，知道若游離岸邊太遠，或輕忽鯊魚的危險，電影《大白鯊》或探索頻道《鯊魚週》系列的任一集隨時可能會在自己身上重演，也因此，現今許多孩童和一些成人仍很害怕在水邊玩耍，就算是勇於挑戰大浪的人也知道要張大眼睛，緊盯水面上是否浮現了鯊魚的背鰭。

・・・

乍聽之下，紐澤西的鯊魚攻擊事件似乎與2014年席捲西非的伊波拉病毒及隔年巴西爆發的茲卡疫情並無關係，但事實上卻大有關係。如同1916年自然學者並不相信大西洋中的鯊魚會攻擊人，2014年時，大部分的傳染病專家根本無法想像過去侷限於中非森林地區的伊波拉病毒，竟會在獅子山共和國和賴比瑞亞的主要城市造成大爆發，甚至還跨越大西洋威脅到歐美地區。然而在2014年一月左右，的確就發生這樣的事情，伊波拉病毒在未知的帶原動物滋生，並感染了幾內亞東南部美良度村（Meliandou）的一名兩歲男童，隨後病毒從陸路傳染至柯那克里（Conakry）、自由城（Freetown）、蒙羅維亞（Monrovia），再乘著飛機前往布魯塞爾、倫敦、馬德里、紐約和達拉斯（Dallas）。

1997年時也發生了類似的事件，一種原只在鴨隻和其他野生水禽間傳播的未知病毒株，後名為H5N1，突然造成香港大量家禽暴斃，引發全球禽流感大恐慌。隨之而來的是2003年的嚴重急性呼吸道症候群（SARS），而後又接著2009年的豬流感，豬流感最早爆發於墨西哥，讓各國陷入全球大流行的恐慌，進而研發抗病毒藥物，以及價值十億美元的疫苗製造。

豬流感並沒有成為吃人的怪物。該次疫情的全球死亡人數遠低於美國與英國近年來死於一般流感的人數，然而2009年春季時，根本沒人想過會有所謂的豬流感。當疾病專家將注意力都放在再次出現的東南亞禽流感，確實沒人料想過墨西哥會出現神祕的豬流感，更沒有人發現其基因組合竟與1918年的西班牙流感十分相似。西班牙流感爆發至少造成全球5000萬人死亡，堪稱病毒造成的世界末日[2]。

十九世紀時，醫學專家認為，若能深入了解傳染病的社會和環境條件，將有助於預測流行病，誠如維多利亞時期流行病學家暨公衛學家威廉・法爾（William Farr）於1847年所提出的「消除恐慌」法。隨著細菌學的進步，對抗傷寒、霍亂和鼠疫的疫苗逐個問世，過去那種對於疫病成災的恐懼漸漸消滅，然而其他疾病也因此浮上檯面，新的恐懼油然而生，其中一個好例子就是小兒麻痺。鯊魚開始攻擊紐澤西沿岸泳客的一個月前，小兒麻痺大流行在布魯克林南部附近的濱水區爆發，紐約衛生委員會（New York's Board of Health）的調查員立即譴責近來從那不勒斯（Naples）移居美國的義大利人，他們所在的住宅區既擁擠又不衛生，眾所皆知是名符其實的「豬城」（Pigtown）。隨著小兒麻痺的案例增加，報上充斥著嬰兒死亡或癱瘓等令人心碎的報導，進而引起社會大眾的恐慌及富裕人家的逃難潮（許多紐約客都搬往紐澤西州的沿岸城市）。數週內，恐慌蔓延至美國東岸各州，地方紛紛開始施行居家隔離、旅遊禁令及強制住院。這些歇斯底里的反應部分反映了當時流行的醫學認知，即小兒麻痺症是一種呼吸道疾病，可藉由咳嗽和打噴嚏以及在垃圾中繁衍的蒼蠅所傳播[3]。

流行病學家約翰．R．保羅（John R. Paul）曾形容1916年的防疫措施為「最高水準的隔離和檢疫」。1916年12月天氣轉涼後，疫情逐漸消退，美國光26個州就有2萬7千個案例，其中6000人病死，成為當時全球最嚴重的小兒麻痺疫情，光是紐約就有8900個案例，其中2400人病死，每四名兒童就有一人死亡。

該次疫情爆發的規模之大，小兒麻痺似乎成為美國人特有的問題，但大多數美國人都不知道，同等驚人的疫情五年前在瑞典也發生過。那次疫情爆發期間，瑞典科學家多次在患者的小腸中找到小兒麻痺病毒，這是釐清病因和病理重大的一步。瑞典人還讓猴子接觸無症狀病患的分泌物，藉此成功在猴子體內培養該病毒，因此科學家更加懷疑：「健康帶原者」的任務，或許就是保護病毒。然而全球小兒麻痺的權威專家卻完全忽視這些洞見，直到1938年，耶魯大學的研究人員才拿起瑞典的研究，確認無症狀帶原者的糞便中經常帶有小兒麻痺病毒，且病毒在未經處理的污水中可以存活長達十週。

在小兒麻痺疫苗問世之前，最有望避免感染的方法，就是於小兒麻痺較不會引起嚴重併發症的幼年時期，為求免疫而先行感染。就這方面而言，污垢就成了媽媽們的好朋友，讓小嬰兒長期接觸受小兒麻痺病毒汙染的食物和飲水是普遍認為相當合理的做法。進入十九世紀後，大部分住在窮困移民社區的孩子都的確因此而免疫，反而是出自中產階級家庭的孩童，因生活環境潔淨，所以具有最高的風險會發展出癱瘓型小兒麻痺，像是第三十二位美國總統富蘭克林・德拉諾・羅斯福（Franklin Delano Roosevelt），青少年時雖逃過一劫，卻於１９２１年三十九歲在新伯倫瑞克省（New Brunswick）坎波貝洛島（Campobello Island）度假時染疫。

本書主旨在於：病毒和其他傳染性病原體的科學知識進展，有時可能會蒙蔽醫學研究人員的雙眼，而忽略了生態學和免疫學的觀點及悄悄逼近的流行病。德國細菌學家羅伯特・柯霍（Robert Koch）和他的和法國同業路易・巴斯德（Louis Pasteur）證明結核病是一種細菌感染，並製造出炭疽（anthrax）、霍亂（cholera）和狂犬病（rabies）疫苗。八〇年代，疾病的「細菌理論」正式奠定，眾公衛官員依靠他們倆人開發出的技術，開始有望打敗傳染病微生物。儘管醫學微生物學和流行病學、寄生蟲學、動物學、近期的分子生物學等相關學門，提供了理解病原體傳播和散布的新方式，使病原體在臨床醫生面前現形，但這些科學與技術仍有太多不足之處。這不僅是因為微生物會不斷變異和進化，還因為基因和傳播方式變化之快，已超出我們能力可及，同時也因為醫學研究人員往往會拘泥於特定病因典範及理論，而看不見病原體所構成的威脅。

舉第一章中講的流感為例：1918年夏天，出現了所謂的西班牙流感，當時正值第一次世界大戰的最終階段，多數醫生都認為西班牙流感和過往的其他流感十分相似，很少人認為這種病原體可能會對年輕人構成致命威脅，更沒人會覺得法國北部同盟國戰線的兵士會受其影響。柯霍的門生理查德・菲佛（Richard Pfeiffer）告訴大家，流感是由微小的革蘭氏陰性細菌（Gram-negative bacterium）所傳播，德國實驗室技術培訓的細菌學家製出對抗流感桿菌的疫苗只是早晚的問題，與對付霍亂、白喉（diphtheria）和傷寒並無區別。然而菲佛和其他深信他的人都大錯特錯：造成流感的不是細菌，而是小到一般光學顯微鏡都觀察不到的病毒。這種病毒不僅無法用光學顯微鏡觀察，還能通過一般可從流感患者的鼻腔和喉嚨中分離出細菌的陶瓷過濾器。一些英美研究人員開始懷疑流感可能是「過濾性病毒」，但時隔多年，菲佛留下的錯誤觀念才得到導正，流感的病因也才得到證實。真相大白前，不僅浪費了無數的研究時間，數百萬的年輕生命也悄然逝去。

然而，如果誤以為只要辨識出病原體並瞭解疾病成因就能控制流行病疫情，那可是大錯特錯。病原體的存在是人體發病的必要條件，卻往往不是充分條件。微生物以各種方式和我們的免疫系統產生作用，一種病原體可能讓一個人生病，對另一個人卻毫無影響，或者影響甚微。事實上，有許多的細菌和病毒會在人體組織和細胞中潛伏數十年，直到受到特定外在因素觸發。這些因素有可能是另一種微生物引發的共同感染、壓力造成的免疫系統失調，或者是因老化而造成的免疫系統功能下降。更重要的是，如果一直把焦點放在這些病原體身上，我們便很難顧全大局。舉例來說，伊波拉病毒是目前已知最致命的病原體，但其實人類行為才是造成該病毒進入人類世界的原因。過度砍伐熱帶雨林，使帶原的蝙蝠喪失棲息地並傾巢而出，而盜獵者為了食用用途，也會狩獵並屠宰帶原黑猩猩。我們也要知道，伊波拉病毒藉由血液傳染，因此只有當醫院環境衛生條件極差時，疾病才有可能散播，或者傳入都市地區。當我們面臨這樣的處境時，最好謹記知名劇作家蕭伯納在《醫生的兩難》中所表達的觀點：「一個典型的病原體可能不過是現象之一，而非成因。」蕭伯納所言甚是，時至今日，我們可以直言傳染病幾乎總是受到環境和社會因素影響，而非只與病原體相關。唯有當我們將生態學、免疫學、人類行為學等各種對病原體擴散影響深遠的因素列入考量，我們對該種病原體及傳染病的了解才算是完整而全面的。

幸好我們身邊一直有不厭其煩細究人類與微生物交互作用的醫學家，人類才得以安然生活至今。舉例來說，1959年抗生素革命來到高峰，當時的洛克斐勒研究所研究員勒內．杜博斯（René Dubos）對這種治標不治本的短期特效藥提出抗議。杜博斯身邊的同事早已將戰勝疾病視為日常，甚至認為人類徹底消滅一般細菌感染之日指日可待。杜博斯獨排眾議，即便他曾於1939年成功分離出第一支商業化生產的抗體，卻還是對醫療界這股傲慢自大的氛圍提出警告。杜博斯將人比喻為「魔法師的學徒」，並認為現代醫學已經推動了「一股暗藏毀滅的力量」，而這股力量未來可能會徹底推翻醫學界對理想世界的美夢。杜博斯寫道：「現代人類認為他們已經幾乎完全掌握了形塑自身演化歷史的自然力量，甚至妄想藉此控制自己的未來，從生物學和文化的角度來左右自己的命運。然而，這不過是虛幻的假象。如同地球上的所有生物，人類不過是龐大而複雜的生態系統中的一部分，而且與其他所有部件緊密串連、密不可分。」杜博斯認為人類能夠徹底戰勝疾病「不過是一種假象，終有一天大自然將會以我們意想不到的方式反撲」。

杜博斯爭議性的論點讓他的著作在六零年代深受美國大眾歡迎，但他有關傳染病群魔亂舞的預言卻未受到科學界同袍重視。1982年，杜博斯剛逝世沒多久，疾病管制與預防中心就制定「愛滋病」（AIDS）一詞，用於描述一種罕見的自體免疫症狀。愛滋病從洛杉磯的同性戀社群開始，逐漸蔓延至其他族群，在醫學界投下震撼彈。但疾管中心早該對大型傳染病習以為常，因為六年前就有一場十分相似的疫情。當時的受害者是一群退伍軍人，他們出席了於費城一家豪華大飯店舉辦的退伍軍人大會，緊接著便相繼感染非典型肺炎。社會大眾人陷入恐慌，流行病學家手忙腳亂，心急地想辨識出病原體。「費城殺手」的真身起初讓疾管中心的探員們困惑不已，直到一位微生物學家發現真相，找到了後來命名為「嗜肺性退伍軍人桿菌」的細菌，這種桿菌大量生長於水域環境，其中也包括飯店的冷卻塔。1976年，退伍軍人症使得人心惶惶，紐澤西軍事基地也有一株新的豬流感病毒突然爆發，緊急的情況令疾管中心和衛生官員措手不及，最後造成數百萬美國人民接種了不必要的疫苗。到了2003年，類似的病狀再次出現，一名年邁的中國腎臟學教授入住香港京華國際酒店（Metropole Hotel Hong Kong），引發一場嚴重呼吸道疾病的跨國傳染，專家一開始以為是H5N1禽流感，但後來得知其實是一種促成嚴重急性呼吸道症候群的新型冠狀病毒[4]。所幸該次疫情並未蔓延成全球大流行，因為有微生物學家精密的探究和史無前例的跨國合作，各地研究員密切交換疾病情報，才讓我們逃過一劫。而自那時起，世界開始見證許多意料之外、甚至是被錯誤低估的傳染病危機。

進步的醫學知識及優異的傳染病監控能力，卻也可能同時散布恐懼。過往我們都一無所知的疫病，現在反而能引起人們的過度警覺。正如救生員會反覆掃視海面尋覓凸出的背鰭，以提前向泳客示警，世界衛生組織也會定期在網路上搜索異常疾病爆發的報告和變異的實驗結果，找尋下一種瘟疫病毒現蹤的訊號。某種程度上來說，這種過分預警其實符合情理，但我們卻得付出為下次疫病大爆發不停憂慮的代價。我們已了解，問題不再是大型傳染病是否會再發生，而是何時會發生。在這樣焦慮的氛圍中，公衛專家有時也可能亂中有錯、誤按警報。又或者，我們也有可能像西非伊波拉的疫情般，在初期完全低估威脅。

可以肯定的是，媒體在過程中有一定的影響力，畢竟沒什麼比恐懼更能大賣。然而，記者與部落客通常只是扮演傳聲筒的角色。我並不認為提醒大眾留心新感染源或促成特定習慣，會構成過大的問題，而錯誤的醫學觀點（尤其是流行病學）往往才是荒謬看法的來源。更詳細了解流行病學和傳染病成因，的確能推動流行病預防的巨量進展，醫療技術的進步也能大大改善人民的健康和福祉，然而我們也該認清，過程中若有錯誤的知識傳播，將持續催生更多新的恐懼與焦慮。

這本書裡探討的每一次疫情，都展現了這個過程中的不同面向，揭示了每次疫情爆發，如何一次又一次打擊人們對主流醫學和既有科學典範的信心；同時也強調：過度依賴特定的科學技術是多麼危險，因為這會讓我們無法對於疾病的來龍去脈做更深入的了解。我認為，從社會學和哲學的角度來檢視人類對於科學知識的建構，將有助於大眾認知許多「所謂的常識」都可能是錯誤的，例如：「水塔和空調系統不會對飯店客人和醫院住戶構成風險」、「伊波拉病毒不會在西非傳播也不會侵襲主要城市」、「茲卡病毒是一種透過蚊子傳播、相對無害的疾病」。我也將解釋在每一種情況下，這些流行病將如何引起人們對於「已知的已知」還有「未知的未知」的回顧性反省[5]，以及科學家和公衛專家在未來應該如何避免這種認識論（epistemological）上的盲點。

這本書中所提到的流行病，也強調了環境、社會和文化因素在影響疾病流行和出現的模式中所發揮的關鍵作用。回顧杜博斯對病原體生態學的見解，我認為大部分疾病出現的原因可以回溯到生態平衡的破壞，抑或病原體原生環境的改變——尤其是源於動物或者人畜共通的病毒（例如伊波拉病毒），或是像鏈球菌這樣的共生菌（鏈球菌正是造成社區性肺炎的罪魁禍首）。

一般認為，伊波拉病毒的自然宿主是一種果蝠，然而在非洲土生土長的各種蝙蝠身上都發現了伊波拉病毒的抗體，卻沒有在任何一種蝙蝠身上找到活病毒株。就像有些病毒經過漫長演化後已經適應宿主體質，造成這種現象的原因，可能是蝙蝠的免疫系統能夠很快就把伊波拉病毒從血液中清除——只不過是在傳染給其他蝙蝠後。

病毒在蝙蝠族群中不斷循環，既不會消滅病毒，也不會讓蝙蝠滅絕。類似的過程也發生在只能感染人類的病原體上，例如麻疹和小兒麻痺病毒。在幼兒時期的第一次感染通常只會導致輕微的不適，患者在會恢復後就會終身免疫。然而，每隔一段時間，這些免疫性的平衡就會遭到破壞。

舉例來說，如果有足量的兒童在幼年時期逃過了感染，那麼可能將導致整群幼兒的免疫力集體下降。或者像常見的流感演變：足量的人們產生流感抗體後，病毒突然變異，新菌株讓人們幾乎或根本沒有免疫力來抵抗它。當人類不小心將自己置身於病毒和它的自然宿主之間，也有可能發生上述的狀況。舉例來說，2014年伊波拉病毒的爆發，美良度村裡的孩子在戲弄棲息於木樁中的長尾蝙蝠時，很可能就產生了這樣的情形。有說法認為，類似的情況很可能也導致了50年代時期，剛果地區爆發黑猩猩傳人的愛滋病毒感染事件[6]。

追查這些流行病的確切起源，是一項需要不斷持續的課題。就愛滋病事件而言，無庸置疑，20世紀初剛果河上蒸汽船的開通，以及殖民時期新公路和鐵路的修建也都是促成病毒傳播的重要因素，貪婪的伐木者和木材公司也同樣難辭其咎。然而，社會和文化因素也參了一腳：為鐵路和木材公司的提供勞力的工人營地附近有大啖野味的習慣，色情交易也是稀鬆平常，如果不是因為這些原因，病毒可能就無法廣泛傳播或擴張。同理可證，如果不是西非根深蒂固的文化信仰和習俗，特別是人們對傳統喪葬儀式的堅持，以及對科學醫療的不信任，伊波拉病毒就不可能演變成大型的區域性傳染病，遑論成為全球的公衛危機了。

或許醫學史帶給我們最深的啟發，就是疫病與戰爭的長期密不可分的關聯。西元前430年的雅典大瘟疫後，戰爭就一直公認是死亡傳染病爆發的起源（2014年西非的情況確為如此，歷經數十年的內戰和武裝衝突，賴比瑞亞和獅子山共和國的公衛系統十分薄弱且資源匱乏）。儘管目前未能確定造成雅典瘟疫的病原體為何，並可能永遠成謎（可能是炭疽、天花、傷寒或瘧疾），但毫無疑問疫情爆發的關鍵因素必是長牆後擠滿的30多萬雅典人和阿提卡（Attica）難民，這樣的封閉空間正是病毒擴增的理想條件。先假設真的是病毒作祟，雅典就頓時成為巨大的納骨塔（誠如修昔底德所述，因為沒有多的屋子可以容納來自鄉下的難民，所以即便最熱的時候，他們也得待在悶熱的小倉內，直至生命燃燒殆盡）。最終導致西元前426年第三波疫病爆發時，全雅典人口減少了四分之一至三分之一。

就雅典瘟疫而言，由於不明原因，該病似乎並未影響斯巴達人，也未擴散至阿提卡之外，可能由於於2000年前，小鎮和城市均相隔遙遠，人和病原體在國家與大陸間流通的渠道可是少之又少。不幸爾後就並非如此了。隨著全球貿易和旅行興盛，新型病毒及其媒介得以不斷在國境和各時區間穿梭，並在各地又遇上不同的生態環境與宿主，其最佳寫照就是第一次世界大戰，當時成千上萬的美國新兵聚集在美國東部沿海的訓練營，隨後兵士們又進出歐洲，恰為史上最致命的大瘟疫提供了最理想的溫床。

附註

（1）襲擊事件中的鯊魚種類從未有定論，有些專家認為是年幼大白鯊（Carcharodon carcharias）的所作所為，有些人則認為襲擊事件中鯊魚的覓食模式與公牛鯊一致，公牛鯊向來多於沿岸淺水帶生活。

（2）疫病流行是指傳染病在特定人口間快速傳播。而瘟疫則是多國或多大陸的跨區域疫病流行，疫病傳播速度可能很快，也可能花上數月數年，世界衛生組織將瘟疫簡單定義為「全球散布的新種疾病」。

（3）實際上小兒麻痺主要是藉由糞口路徑傳播，非癱瘓型小兒麻痺早於１９１６之前的數十餘年就已是地方性疾病。

（4）冠狀病毒主要感染哺乳類的呼吸道及腸胃道，一般認為普通感冒有三分之一是由冠狀病毒所引發。

（5）「已知的已知」和「未知的未知」這兩個充滿爭議的概念是曾任美國國防部長的唐納德．倫斯斐（Donald Rumsfeld）在２００２年於五角大廈的一次新聞發布會上所提出。

（6）大衛・逵曼（David Quammen）於2012年出版的《下一場人類大瘟疫：跨物種傳染病侵襲人類的致命接觸》（*Spillover: Animal Infections and the Next Human Pandemic*）後，「溢出」（Spillover）一詞興起。

—1—

藍死病

這是一個不起眼的小村莊，與1917年新英格蘭鄉間的每個村莊都大同小異，一眨眼便會錯過。艾爾（Ayer）位於波士頓西北方56公里的黃褐色灌木林中，村內僅有不到300間的小屋與幾間小店，再加上一座教堂。老實說，若非這個村子坐落在波士頓、緬因州、伍斯特（Worcester）和納舒厄（Nashua）的鐵路交界處，並且擁有兩座車站，否則根本沒什麼值得介紹。然而1917年春天，隨著美國準備開戰，軍事策劃人員開始為接受徵召的上千雄兵尋找合適訓練地點，艾爾因鄰近車站又處處是空地，價值頓時顯現。也許正因如此，1917年五月，華盛頓哥特區的某軍官在馬薩諸塞州洛厄爾縣（Lowell）的地圖插上了一根貼有紅旗的大頭針，選定艾爾為美軍新七十六師的訓練地。

六月初，地主便簽了約，同意出租納舒厄河周邊約３６００公頃的不毛之地。時隔兩週後，工兵便抵達，欲將該地改造成適合美軍總司令約翰・潘興（John Pershing）步兵團駐紮的營地，並在短短十週內建了一千間屋子、設了２２００個淋浴間、鋪了96公里的加熱管。長寬各為11公里的營地內，有餐廳、麵包店、劇院和14個供閱讀和懇親的小棚屋，再加上一座發送信件和電報的郵局。從艾爾出發，經過一段短短八百公尺的路程，穿過菲奇堡（Fitchburg）的鐵道，首先映入新兵眼簾的會是雄偉的基督教青年會禮堂以及３０１工兵的營房。右手邊依序是３０１、３０２及３０３步兵師的營房，一旁還有野戰砲兵、後勤旅和機槍旅的營房，此外還有練習射擊與刺槍技巧的場地，和基督教青年會經營的醫院，內有八百張病床，營地整體而言可以容納約莫三萬人。然而過了幾週之後，隨著新兵從緬因州、羅德島州、康乃狄克州、紐約州、明尼蘇達州以及美國最南端的佛羅里達州陸續到來，原木造的營房竟然塞滿了超過四萬人，工兵們不得不為房內塞不下的人搭起帳篷。為彰顯其對美國東北司令部的重要性，該營獲名為德文斯營，以茲紀念查爾斯・德文斯（Charles Devens）將軍。查爾斯・德文斯原是一名波士頓律師，後來成為美國內戰聯邦軍的指揮官，並於１８６５年率軍佔領先前淪陷的里奇蒙（Richmond）。１９１７年十二月，戰爭部宣傳員羅傑・巴切爾德（Roger Batchelder）從艾爾郊外的一座小山遠眺德文斯營，並表示眼前簡直一整城都是兵，然後他沒說出口的是，德文斯營的一切也將會是場空前的免疫學實驗：從廠工到農人、機械士至大學畢業生，過往從沒有過如此為數眾多、各行各業的人被迫擠在一起的情況。

德文斯營並非是那個夏季唯一倉促修建的軍營，也非其中最大的一座。總之，所有為美國遠征軍（American Expeditionary Force）徵召的士兵，會分送至全美四十個大營受訓，有些軍營可容納多達五萬五千人，例如建於堪薩斯州賴利堡（Fort Riley）前騎兵駐地的馮斯頓營（Camp Funston）。同時在大西洋的另一頭，英軍也在北法的艾塔普（Étaples）興建了更大的軍營，該營建於一片草坪低地，鄰近布洛涅（Boulogne）通往巴黎的鐵道，營內有十萬個鋪位供英軍及帝國軍休息，醫院內另有兩萬兩千個鋪位。第一次世界大戰中，估計有一百萬士兵途經艾塔普，前往索姆河（Somme）及其他戰場。

這些軍營內的設施並非都如主戰人士說的那樣美好，實際上，很多時候因為調度之迅速，致使工兵無法及時完成醫院及其他醫療設施的興建，而且兵營往往很容易透風，士兵晚上不得不擠在火爐邊取暖，睡覺時也得多填加幾件衣物。有些人認為這是一種訓練新兵的方式，可以為北法艱辛的壕溝戰做準備，巴切爾德就曾說：「艾爾的天氣是很冷，但……正是冷天氣才能使人振作，讓習慣待在屋內的人適應戶外的生活。」然而許多人則批評戰爭部將營地選在過於偏北的地點，並聲稱若德文斯營能位在氣候宜人的南部，一定會更好。

事實上，最大的風險並非天寒地凍，而是人滿為患。召集生活背景如此多樣的人，並強迫他們接連幾週都得摩肩接踵生活在一起，將大幅增加傳染病散播的機會。想當然耳，戰爭一直以來都是疾病的溫床，1917年不同之處在於召集的規模，以及聚集人口生長環境的多元複雜。在人口較為稠密的都會區，接觸到麻疹或常見呼吸道病原體，如肺炎鏈球菌（Streptococcus pneumoniae）、金黃色葡萄球菌（Staphylococcus aureus）等，機會相當高，均通常好發於幼年時期。相對而言，在汽車與巴士問世之前的年代，農村的孩子多會在離家不遠的小學接受教育，許多人因此未接觸過麻疹，也未接觸到化膿性鏈球菌（Streptococcus pyrogenes），或其他會造成鏈球菌性咽炎的溶血性鏈球菌。美軍從1917年四月的37萬兵力，增至1918年年初的150萬兵力，再至1918年十一月戰爭結束時，美國陸海軍的總兵力為470萬人，這一連串的過程，最終招致美國東部沿海地區及南部幾個州的營區內爆發麻疹和肺炎的大規模傳染。

抗生素引進前，肺炎的死亡人數幾乎占了美國死亡總人數的四分之一。細菌、病毒、真菌和寄生蟲均能引發肺炎，然而至今社區型肺炎爆發的最大宗病原仍是肺炎鏈球菌。在顯微鏡下，肺炎鏈球菌與其他鏈球菌十分相像，然而肺炎鏈球菌的與眾不同之處在於具多醣莢膜（polysaccharide capsule），故該菌於空氣中也不致失去水分，亦不會遭免疫系統中的主要細胞防禦機制——噬菌體所吞噬。也就是說，在陰暗的房間裡，痰液中的肺炎鏈球菌可以在物體表面存活十天之多。

肺炎鏈球菌在世界各地有八十多種亞型，每一種之間的差別在於莢膜的結構。這些細菌往往會潛伏於鼻腔及咽喉，一旦人的免疫系統因麻疹或流感等其他疾病而受損，細菌就會占得上風，引發潛在的致命肺部感染，通常此類感染最初會有肺泡發炎的情形。肺泡為肺部吸收氧氣的微小泡囊，細菌侵入肺泡時，會受到白血球和其他免疫細胞以及蛋白質和酵素組成的體液追擊，氣囊充滿發炎物質後便開始實變（consolidation），造成往血液送氧的困難。一般實變會以斑塊的樣貌呈現於小支氣管周圍，小支氣管為大支氣管的分支通道，會將空氣從氣管帶往左右兩邊的肺臟，出現局部實變症狀，即為支氣管肺炎（bronchopneumonia）。如若感染加劇，這種實變會擴散至每一片肺葉（右肺三片、左肺兩片），將肺部變成如肝臟一般的實心腫塊，對肺部組織造成極大的負擔。正常健康的肺臟極富彈性且有許多孔洞，聲音得以有效穿透，所以醫生透過聽診器傾聽正常人的呼吸聲時，幾乎不會聽到雜音。相反地，阻塞的肺部將呼吸聲傳導到胸壁時，卻會發出嘎嘎聲或爆裂聲，即所謂的囉音（rales）。

維多利亞時代後期至愛德華時代期間，肺炎可能是繼結核病之後人們最畏懼的疾病，致死率近乎百分之百，老年人和免疫系統曾遭其他疾病削弱的人首當其衝。死於肺炎的知名人士包括美國第九任總統威廉・亨利・哈里森（William Henry Harrison），於1841年就職典禮後的一個月去世；以及邦聯軍將領「石牆」傑克森（Thomas Jonathan "Stonewall" Jackson），他於1863年錢斯勒斯維爾（Chancellorsville）一役中受傷，並於八天後死於肺炎併發症；還有一位就是維多利亞女王的孫子克拉倫斯公爵（Duke of Clarence），他1892年時於桑德令罕府（Sandringham）罹患流感後，隨後死於雙葉性肺炎（double lobar pneumonia）。也難怪人稱現代醫學之父的奧斯勒爵士（Sir William Osler）會稱肺炎為「亡者隊長」（Captain of the Men of Death）。

一般孩童若染上麻疹往往會起疹子且發高燒，同時會劇烈咳嗽且畏光，然而此次軍營內麻疹案例的症狀卻遠不只如此，不僅創下九十七年來軍隊內最高感染率的紀錄，且患者大多會同時染上急性支氣管肺炎，結果於1917年九月至1918年三月間，超過三萬名美軍士兵因肺炎住院治療，他們幾乎全部都因麻疹而併發肺炎，最後約5700人死亡。此次疫情的嚴重程度連身經百戰的醫師都為之震驚，例如，密西根大學醫學院院長暨美西戰爭老兵維克多・佛漢（Victor Vaughan）就曾寫道：「每一列於1917年秋季進到喬治亞州梅肯郡（Macon）惠勒營（Wheeler Camp）的軍車上，都乘載著已經進入發疹階段的麻疹案例，這些人從家中帶出了傳染病，在各州軍營及列車上四處散布，在這樣的情況下，世上沒有任何力量能阻止麻疹傳遍營地，病例從每天一百例發展到五百例，只要營中有易感族群，感染就會持續不停。」

1918年春天，由於新兵送往訓練營時，設施並未完全準備就緒，且環境條件不符合公共衛生基礎標準，美國戰爭部（War Department）不斷受到國會抨擊，七月時肺炎委員會成立，調查此次各大營內異常的疫病大流行。該調查委員會可說是美國醫藥界名人堂，成員包括華盛頓大學醫學院院長尤金・林賽・奧皮（Eugenie L. Opie）、耶魯大學內科教授法蘭西斯・布萊克（Francis G. Blake），以及全球病毒學家領頭羊暨紐約洛克菲勒大學醫院的院長湯瑪斯・瑞物爾斯（Thomas Rivers）。以指揮官身分在衛生局局長辦公室協助他們的是維克多・佛漢，以及約翰霍普金斯大學醫學院院長暨全美最知名的病理學家和細菌學家威廉・亨利・威爾許（William H. Welch），還有洛克菲勒大學醫院的第一任院長暨肺炎鏈球菌感染症專家魯弗斯・科爾（Rufus Cole）。科爾與他的助手奧斯伍爾德・艾佛瑞（Oswald Avery）一同主持肺炎的實驗室研究，並培訓醫務人員完成正確的細菌培養，教授製作血清及疫苗。其間，由洛克菲勒研究所所長暨威爾許門生的西蒙・福勒克斯納（Simon Flexner）負責時時紀錄所有人的努力成果。

美國醫師在為痲疹與肺炎案例心急如焚的同時，英國的軍醫也在為另一種呼吸道疾病憂心忡忡，他們將這種病稱為「化膿性支氣管炎」（purulent bronchitis）。1917年的寒冬，疫情在艾塔普爆發，隔年二月已有156名士兵喪生。病情初期症狀與一般的大葉性肺炎（lobar pneumonia）十分相像，患者均出現高燒，且痰中帶有血塊，但不久後這些症狀就會消失，取而代之的是脈搏加速，並會有淡黃色的稠膿從體內排出。有一半的案例都是死於隨後出現的「肺阻塞」（lung block）症狀。

另一個明顯的病徵就是發紺，當肺部無法再有效將氧氣傳遞至血液時，病患會開始感到呼吸困難，這種症狀便隨之顯現，特徵為面部、嘴唇、耳朵轉為偏黑的藍紫色（氧氣正是動脈中血液為紅色的主因）。艾塔普病患喘不過氣的狀況都異常嚴重，個個都痛苦到會撕裂床單和被褥。驗屍時，病理學家威廉・羅蘭（William Rolland）震驚地發現，支氣管內堵滿了又稠又黃的膿液。在較大的支氣管中的膿液都還含有空氣，然而切開一段較小的支氣管之後，他寫道：「膿液不斷滲出……其中幾乎沒參雜一點空氣。」這就說明了為何以插管輸氧緩解病患症狀幾乎無用。艾塔普並非唯一出現這種特殊疾病的軍營，１９１７年三月，英國南部素有「英國陸軍之家」美名的奧爾德夏特（Aldershot）也出現類似的疫情，該病對約半數的染疫者都產生致命的危險，明顯的病徵是出現呼吸困難和發紺的症狀後，會開始分泌淡黃色的膿液。針對發紺的患者，醫師曾在筆記上寫到：「我們能想出的治療方法似乎都無濟於事。」短促的呼吸讓一些人聯想到可能是毒氣作祟，但後來看過奧爾德夏特和艾塔普案例的細菌學家和病理學家都確信這是一種流感。流感一直以來公認是支氣管感染的起因之一，流行病學家對於流感大流行或每年秋冬的季節性爆發期間，呼吸道疾病造成的死亡人數高峰已見怪不怪。低齡及高齡人口最深受流感所害，但對於青壯人口而言，僅是很煩人，但沒有性命之憂，因此常認為得病沒什麼好大驚小怪。

我們可能永遠無從確認艾塔普和奧爾德夏特的疫情是否真為流感，然而於１９１８年三月，又一場奇怪的呼吸道疫病襲向更大的軍營，這次遭殃的是堪薩斯州的馮斯頓營。起初，軍醫都認為遇上另一波的營內肺炎大流行，但很快他們就改變了想法。

根據推測，第一名感染者是營內的一名伙食兵，1918年三月四日，他醒來時頭痛欲裂，脖子和背部痠痛，隨即基地醫院就接獲通報，不久後，164後勤旅的另外一百名弟兄也都一同淪陷，至三月的第三週，已有1200多人被列入傷病名單中，使賴利堡的醫務長不得不為過多的病患徵用醫院附近的機棚。該病病徵與流感十分相似：發冷、高燒、喉嚨痛、頭痛和腹痛，不同之處在於許多病患都四肢無力，甚至無法站起身，因此該病的別名為「一蹶不振的熱病」。大多數人都能在三到五天內康復，但仍有許多人會發展出嚴重的肺炎，弄得人心惶惶。痲疹衍生出的肺炎往往影響支氣管，然而這種流感衍生出的肺炎卻會擴及每一片肺葉。最後總共有237人罹患大葉性肺炎，約為住院人數的五分之一，至五月時已有75人喪生。奧皮和瑞物爾斯七月終於領著肺炎委員會到當地要展開調查時，才又發現另一個大痲煩。最初的疫情在三月逐漸平息後，四月、五月又分別有疫情爆發，正好與新兵抵達軍營的時間互相呼應；不僅如此，轉移到東部營地的人似乎也帶著這種疾病一起去了。其中一些人加入了美國遠征軍，並自在地與一同航向歐洲的其他士兵混在一起生活，進一步引發大西洋艦隊上的疫情，艦隊抵達美軍登陸和卸貨的據點布雷斯特（Brest）後，這樣的規律仍未停歇。四月十五日，一名駐波爾多（Bordeaux）美國陸軍醫院醫官在報告中提到：「急性高燒傳染病肆虐，種類未知。」五月時，流感（grippe）在法國戰線爆發，艾塔普的眾多英軍也染上他們所謂「來歷不明的熱病」（PUO），與馮斯頓營的情況一般無二，起初幾例的情況都不嚴重，但時至七月，同盟國的聯軍已有上千人住院，八月時，恐慌的情緒仍持續攀升，瓦爾當（Valdahon）的美國遠征軍砲兵訓練營醫官艾倫・梅森・薛士尼（Alan M. Chesney）表示：「數次疫情爆發的嚴重程度和規模都漸長，病原體的毒性還在增強。」

薛士尼是少數對疫情表達關切的醫官，畢竟直至1918年夏季，從來沒有人遇過如此嚴重的疫情。比起士兵衣物上的蝨子經血液散播的斑疹傷寒，或槍傷與彈片所引起的敗血症，從軍中醫官的角度看來，流感根本微不足道。民間的醫生也同樣對流感不屑一顧，英國人尤為如此，畢竟他們長期以來都懷疑「influenza」（流感）一字源於義大利文，僅是重感冒或黏膜炎的意思[1]。與此同時，歷經五年慘烈的壕溝戰，已獲報有成千上萬的歐洲人喪生，還有200萬同盟國士兵北法與法蘭德斯（Flanders）繼續掘土向前，軍官們都有更緊迫的問題要面對。該年六月，詩人威爾弗雷德・歐文（Wilfred Owen）從北約克郡斯卡布羅（Scarborough）的英國陸軍營寫信給他的母親蘇珊，信中不以為意地表示：「全營約莫有三分之一的士兵、三十位軍官染上西班牙流感。現在大家都做了防護措施，我應該就不需要了。可想而知為了防疫，那些沒患病的軍官有多辛苦。」

歐文實在是太樂觀了。1918年夏季至1919年春季間，全球捲入疫情之前，西班牙流感已在美國與歐洲間肆虐，成千上萬的士兵與數百萬計的平民喪命，獲名為「西班牙流感」僅因為西班牙是唯一沒有刪改疫情報導的國家。歷經數波疫情後，光是在美國就有67萬5千人死於流感；法國死亡人數差不多40萬；英國也有22萬8千人喪生；全球死於西班牙流感大流行的人數估計有5000萬人，等同於第一次世界大戰戰死人數的五倍，比三十年來死於愛滋病的人數還要多出1000萬人。

歐文與其他許多人之所以對疫情如此懈怠，全因為1918年時，醫學研究專家確信自己已然了解疫病的傳播途徑。畢竟在1892年，德國細菌學之父羅伯特．柯霍（Robert Koch）的女婿理查德．菲佛（Richard Pfeiffer），宣布他已找出流感的「刺激因」（exciting cause），也就是一種他稱為流感桿菌（Bacillus influenzae）的微小革蘭氏陰性細菌（Gram-negative bacterium）。菲佛的「大發現」恰逢俄羅斯流感疫情的高峰，因此一舉登上世界各大新聞的頭條，激起人們的希望，認為德國實驗室技術培訓的科學家早晚能夠生產出流感疫苗。「菲佛的流感桿菌」聲名大噪，儘管其他科學家並非每次都能成功從流感病患的喉嚨沖洗液和支氣管痰液分離出該菌種；儘管眾所皆知該菌種在人工培養基上難以增殖，經常需要反覆嘗試才能培養出夠大的菌落，以便用特殊的染料通過顯微鏡觀察到又小又圓的無色菌體。菲佛和他柏林同事北里柴三郎（Shibasabuhiro Kitasato）在猴子身上接種了桿菌，流感始終沒有在猴群中蔓延，儘管因此不符合柯霍氏法則的第四條，但多數相關權威仍認定「菲佛的流感桿菌」就是流感的病原體。少數敢挑戰柯霍及其弟子等權威的科學家，也僅是對於無法在每個病例身上找到桿菌一事表達擔憂。

這或許就得以解釋為什麼奧皮、布萊克和瑞物爾斯於七月抵達馮斯頓營時會忽略以下事實：研究人員在77%的肺炎病例身上並未發現任何流感桿菌，卻從三分之一健康士兵的口腔黏膜中分離出該菌種[2]，然而健康士兵根本沒有展現任何流感徵狀。他們反而將重心放在釐清肺炎感染率高低的原因。根據奧皮等人的觀察，從路易斯安那州和密西西比州徵召入伍的非裔美國人感染率較高，三人便歸因於白人部隊與有色人種部隊的種族差異。儘管他們觀察的部隊併發流感的情況最為嚴重，但其實該營的士兵都才抵達賴利堡三到六個月而已，且大多數徵召入伍的非裔美國人都來自鄉下，抵抗力較為薄弱。總的來說，調查過程相當枯燥乏味，同樣的工作不斷重複，布萊克很快就想遠走高飛，該年八月九號他向妻子抱怨道：「兩天沒收到寶貝的來信了。白天無蔭、夜晚不涼、沒有飲料、沒有電影、沒有手舞足蹈、沒有夜夜笙歌、沒有俏佳人、沒有淋浴間、沒有撲克紙牌、沒有平民百姓、沒有樂趣、沒有歡愉，沒有人可以免於高溫、豔陽、熱浪、汗水、塵土、乾渴、令人窒息的長夜、毫無止盡的工作、孤單寂寞與無間地獄，那裡就是堪薩斯州的賴利堡。」

奧皮、布萊克和瑞物爾斯很快就接到離開堪薩斯州的命令，卻被推入更深的煉獄，置身流感和肺炎肆虐的阿肯色州（Arkansas）派克營（Camp Pike），但還好最後全身而退。

1918年八月，緬因州里普利（Ripley）一名23歲的農夫克利夫頓・西林思（Clifton Skillings）搭上了南下波士頓的火車。和成千上萬的美國役男一樣，西林思幾週前收到了兵單，需得前往德文斯履行義務。在艾爾下車後，有一名騎兵領路，西林思與其他全副武裝的新兵們，一同並肩齊步邁向營區。艾爾在波士頓人眼中根本是窮鄉僻壤，西林思雖然沒有明說，但從他寄的家書和明信片就知道他不喜歡當地的食物。八月二十四日時他曾向家人抱怨道：「今天中午我們吃的是家裡常煮的豆子，但吃起來和家裡的味道一點都不像，比較像一團狗食。」他很快就與一群緬因州史勾西根（Skowhegan）的弟兄混熟，並驚訝得知營內竟也有來自明尼蘇達等中西部各州的人，他寫道：「我們的營地內有好幾千人，環顧四週除了人，什麼都沒有，只能苦笑……真希望你們也能進來看看這種景象。」然而四週後，他已經無心理會營地的人數和食物的品質，他在十一月二十三日的家書中寫道：「很多弟兄們都不舒服進了醫院，大家都得了某種像是流感的病……我覺得我應該不太可能也染病。」

秋季的流感大流行源於何處無人可知，可能夏天時就已經在美國醞釀，但更可能是由歐洲返美的大軍帶回。兩大洲的男人成群結隊，並與多國人民自由來往，包括旁遮普邦（Punjab）的印度兵、奈及利亞和獅子山共和國的非洲兵團、中國的苦力，以及越南、寮國、柬埔寨的中南半島勞工，從生態學的角度來看，法國北部儼然展開一場空前的生物學實驗。有人推測第二波疫情是八月底時在獅子山的煤港爆發，迅速往西非其他國家蔓延，並藉由英國的軍艦散布至歐洲；另一種說法是病菌早存在於歐洲，所以在七月疫情爆發前，哥本哈根與北歐多個城市早已有染疫的紀錄。

八月底時，美國的第二波感染在波士頓的聯邦碼頭（Commonwealth Pier）初現，碼頭當時是美國遠征軍歸國的主要入口，有幾名海軍突然出現症狀。八月二十九號，已有50名士兵被送至切爾西海軍醫院（Chelsea Naval Hospital），並由哈佛醫學院校友、前美國公衛局衛生實驗室負責人羅西瑙少校（Milton Rosenau）負責照料，羅西瑙少校將士兵隔離以控制疫情。然而九月初時，羅德島州新港郡（Newport）以及康乃狄克州新倫敦郡（New London）的海軍基地卻仍出現大量的流感病例，且與此同時德文斯營中肺炎案例也持續增加。後於九月七號，一名美軍42步兵師第二連的士兵因「流行性腦膜炎」（epidemic meningitis）而住進軍中的醫院，他的症狀包括流鼻涕、喉嚨痛以及鼻道發炎，與流感的病況十分相像，因此隔天同一連中另外12名士兵出現相似的症狀時，醫生便毫不猶豫將這些病例註記為「輕微」的流感，最後證明並沒有「輕微」太久。

每當具寄生性的有機體與易感的宿主第一次接觸時，病原體與宿主免疫系統間的軍備競賽便一觸即發。如若碰上從未遭遇過的病原體，免疫系統一開始會呈現手足無措的狀態，需要一段時間才得以動員免疫防線並加以反擊，此時暢行無阻的病原體就會穿透宿主的組織、侵入細胞並恣意繁殖。這時候的病原體就像個鬧脾氣的孩子，若疏於管教，這個孩子的氣焰就會愈來愈高漲，且所作所為會變本加厲，最終在最極端的情況下，免疫系統可能得用盡全力來壓制這個孩子，這通常對宿主來說是個壞消息。不過從達爾文主義的角度來看，寄生者其實並不想要殺掉他的宿主，其主要目標是長久存活，直到可以脫離原宿主並感染下一個合適的宿主。換句話說，宿主的死亡對寄生者來說實屬下策，或可以說是生物學上的一個「意外」。長遠來說，更好的策略應該是要往無毒性的方向演化，讓感染變得輕微或幾乎無法檢測，不過想要做到這一點，就必須先找到一種有效控制寄生者影響的方法。

病毒並沒有花太久時間就從42步兵師蔓延到接壤的兵營，流感症狀也根本不像春季的感冒一樣「輕微」，疫情全面爆發。九月十日時，已有超過500名士兵住進德文斯營的醫院。這個數字在短短四天內就增加三倍，並在九月十五日又多了705名士兵住進醫院。接下來的三天情況更糟，九月十六號時，醫療勤務兵竟得替原有的1189名士兵及隔天新增的2200名病患安排病床。肺炎病例很快開始隨之增加，不過這些肺炎與麻疹病患併發的支氣管肺炎完全不同，反而比較像是春天的馮斯頓營中的流感病患所併發的肺炎，只是症狀更加嚴重。一位見證肺炎橫掃病房的蘇格蘭裔醫師羅伊回想道：「這些士兵的症狀本來似乎只是一般的流感，但到醫院後他們就迅速患上我們前所未見的嚴重肺炎……他們進院兩小時後就有紅棕色的斑點散布在顴骨附近，數小時後，就能看見發紺的症狀從耳朵擴散到整張臉，直到白人和有色人種變得難以分辨……看著一個、兩個、甚至是二十個士兵死去還算可以忍受，但眼見這些可憐蟲一批批倒下……實在是太可怕了。」

這些１９１８年流感併發肺炎所造成的發紺症狀嚴重，患者的整個身體都會變成深紫色，因此引發「該病不是流感，而是黑死病」的謠言。英國的陸軍醫官之中，有許多像威爾許以及佛漢這樣經驗豐富的民間醫生或病理學家，因為戰爭爆發接受軍方任命，他們同樣對出現發紺症狀的病例留下深刻印象，也對這些症狀與１９１７年冬天在法國的艾塔普及英國的奧爾德夏特出沒過的紫紺症狀相似而感到驚異。他們委託了一位英國皇家藝術學院的畫師來記錄下臨終病患最後的苦痛，畫師以深藍色植物天芥藍做發想，將這種肺炎的末期症狀命名為「天芥藍發紺症」（heliotrope cyanosis）。

因為夏天時學者們對痲疹及肺炎的關注開始增加，華盛頓的醫務總監辦公室也沒有讓威爾許、佛漢、科爾閒著，立刻指派他們去喬治亞州梅肯郡附近的惠勒營以及其他的南方營區調查。威爾許離開梅肯郡之際曾提議要造訪北卡羅萊納州阿什維爾縣（Asheville）的時髦度假勝地——山嶽牧場客棧（Mountain Meadows Inn）。威爾許是一個愛好雪茄及美食的壯碩男子，他已經快七十歲，除了耳朵周圍環繞著一圈白髮，頭上幾乎是全禿了。為了彌補頂上無毛的缺憾，他留著時尚卻同樣花白的山羊鬍及小鬍子。據說他是一位無動於衷且心不在焉的老師，所以有些人會認為他的形象就如同一位資深的政治家，但這說的都是年邁時的威爾許。他年輕時深受德國研究報告的啟發，內容講述應用顯微鏡及創新實驗方法能促進了解致病過程，並於1876年前往萊比錫（Leipzig）與當時全世界最頂尖的實驗病理學家卡爾．路德維希（Carl Ludwig）合作。威爾許在那裡學到「當一個顯微鏡學家，最重要的就是不能滿足於草率的觀點或是不完全的證據……而是要小心、仔細觀察」。這段經歷令他難以忘懷，所以他返回美國後便著手將在歐洲學到的原理、技術傳授給新一代的美國醫學生。他的第一站是紐約貝爾維醫學院（Bellevue Medical College），第二站便前往創造美國醫學教育新典範的知名學府——約翰霍普金斯大學。對約翰霍普金斯校內的同儕如威廉．奧斯勒（William Osler）及威廉．史都華．豪斯泰德（William Steward Halstead）來說，威爾許是個風流雅士，他最喜歡的休閒活動是游泳、搭乘嘉年華會的遊樂設施，以及到亞特蘭大城享用一頓五道點心的大餐。儘管同事們愛取笑威爾許是個光棍而稱他是「老芋仔」（Popsy），但他們仍十分認可威爾許解剖的技術，實在沒幾個人能出其右。威爾許若興之所致，也會對學生顯擺他對藝術及文化的智識來獲得學生的尊重，正如之後為他撰寫傳記的學生賽門．弗萊克斯納（Simon Flexner）所回憶，威爾許的伎倆是在一開始忽略學生，留他們與各自的器材在實驗室裡，但在一些難得的日子，他會邀請一些有出息的學生與他共進晚餐。

威爾許和他的同事利用停留在北卡羅萊納州的時間，回顧南方之行的所見所聞，大家都認為對新兵免疫系統深入認識，才是了解痲疹及肺炎爆發的關鍵。威爾許於九月十九號曾稱讚，莊園客棧是個「景色怡人、閒適且寧靜的地方」。然而這卻是調查小組在這段時間內最後的喘息機會。

兩天後調查小組回到華盛頓特區。就在他們剛從聯合車站下車不久，就接獲西班牙流感侵襲德文斯營的消息，並收到得即刻前往艾爾的命令。他們面臨的景象不但怵目驚心且令人費解，營地醫院的病患已經超載，且幾乎無人照看，超過6000名士兵塞在僅800床的空間中，每個縫隙、角落都安裝了行軍床。許多醫生和護士因為照顧病人積勞成疾，紛紛病倒或垂死，就如一位目擊者所述，他們「沒能撐住」。威爾許和佛漢所見之處都有士兵在咳血，深紅色的液體從很多人的鼻孔和耳朵流出。這些景象即便在八年後還是深深刻在佛漢的記憶裡，他後來於1926年寫道：「我看到幾百個年輕、高大的士兵穿著國家的制服，以十幾人為單位，一批批來到病房……病床滿載之後，士兵就被安置在行軍床上，但人還是繼續湧進來，一張張臉很快浮現一抹藍色，士兵們在痛苦的咳嗽聲後吐出染血的痰液。到了白天，屍體多到像木材一樣堆積在太平間……這些恐怖的畫面及記憶，一直在老流行病學家腦海中盤旋，揮之不去。」

當他們越過擋住入口的屍體，進到解剖室後，迎接他們的畫面甚至更加駭人，有名年輕士兵的屍體躺在他們面前的解剖桌上，根據科爾的說法，他們試著移動屍體時，還有血水湧出他的鼻子。儘管如此，威爾許還是認為必須要仔細看看他的肺部，而屍體內的景象震驚了這位老道的病理學家。科爾後來回憶：「我們切開屍體的胸腔並將發藍腫脹的肺部拿了出來，威爾許醫生看到死者肺部濕潤、泡沫狀的表面及實變現象後，他轉頭說：『這一定是某種新出現的感染病。』……我很震驚，因為此時此刻，連威爾許醫生都覺得棘手。」

十月底時，營中有三分之一、大約15000名士兵都染上流感，787名士兵死於流感併發的肺炎，其中有三分之二的病例症狀與大葉性肺炎雷同，多數病發迅速，最終死於肺部大量出血或是肺水腫。然而該病殺傷力遠超過一般的大葉性肺炎，可以發現病患的呼吸道上皮細胞有損傷，卻幾乎沒發現任何大葉性肺炎常見的細菌作用蹤跡。併發出的另一種肺炎比較像是急性支氣管肺炎，特徵是有更多局部的病變，並大多能從解剖樣本中培養出病原菌。

第一種肺炎與任何病理學家以前觀察過的大葉性肺炎或支氣管肺炎都不同，也充分支持威爾許所述「這一定是某種新的感染病」。威爾許的直覺或許一直以來都是正確的，但也還沒準備好要放棄他的舊有認知，這或許要歸因於在萊比錫的那幾年對他的影響，還有回美國後他企圖使學界接受德國式的實驗方法所做的奮鬥，這些種種都讓他不太願意挑戰菲佛認為桿菌就是流感病因的結論，即便身為病理學家的直覺告訴他，這是一種恐怖、新興的疫病。當時已有許多同樣受過德式訓練的美籍科學家，也都在可怕的肺部病變患者身上發現了流感嗜血桿菌，這也許就是威爾許猶豫不決的主因之一。在這些美籍科學家中，最具權威的是紐約衛生局檢驗科長帕克（William H. Park），他與他的副手威廉斯（Anna Williams）都是備受尊敬的醫學研究人員。威爾許深知「小心、仔細的觀察」以及「不能滿足於不完整的證據」的道理，為了知道是否所有流感病例都會出現他在德文斯營見到的奇特病變，他聯絡上波士頓布萊根醫院（Brigham Hospital）的首席病理學家伯特．渥巴赫（Burt Wolbach），並請他做更進一步的檢驗。威爾許接下來打了一通電話至醫務總監辦公室，鉅細靡遺描述他所見到的病徵，並敦促辦公室要「馬上在每個軍營部署物資，以迅速擴建醫院空間」。威爾許第三個聯絡的人則是洛克斐勒研究所（Rockfeller Institude）的奧斯伍爾德．艾佛瑞。

艾佛瑞是一位有條不紊的醫學研究人員，以樸實的生活方式著稱，是個為了實驗室而活的人。艾佛瑞與科爾合作時，會使用特定血清檢驗出引發大葉性肺炎的4種肺炎球菌的亞型，且已將這項技術改良至盡善盡美。他後來開始研究各種球菌在多少劑量下會迅速致白老鼠於死，這些實驗也讓他得出一個結論，認為所謂的致病力就是肺炎球菌多醣莢膜抵抗白血球（免疫系統對抗細菌入侵的第一道防線）吞噬的能力。

培養流感嗜血桿菌的難處在於：該菌對於生存環境相當挑剔，流感嗜血桿菌不僅只能於非常小的溫度區間裡生長，且因其高度依賴氧氣的特徵，科學家往往只能於培養基的表面發現它們的蹤跡。由於流感嗜血桿菌通常單獨或成對生長，而且菌落往往是呈現半透明狀又缺乏固定形體，因此使用光學顯微鏡觀測時十分容易錯過。菲佛發現血紅蛋白的基質可以很大程度促使桿菌的生長，因此他推廣血液瓊脂培養法（blood agar culture）的建立及必要性，並建議使用鴿子血進行研究，而不像其他研究者多選用兔子血。細菌學家們藉此取得桿菌的菌落後，下一步就是要先用合適的染劑著色，而後用酒精清潔，之後再用不同的染劑著色一次，如革蘭氏陽性菌需用晶紫色的染料著色，而流感嗜血桿菌或像分枝桿菌（mycobacteria）這樣的革蘭氏陰性菌，則需要使用紅色染料複染，這些染料也可以直接用在抹有流感病患痰液的玻片上。不過更精確、更有說服力的培養方法應該是將流感病患的痰液接種到老鼠身上，並用老鼠體液培養出細菌後再重新引入血液瓊脂培養基中，以製備出純正的桿菌培養物。

艾佛瑞和其他研究人員都發現，要像菲佛用流感病患的唾液和支氣管痰液培養出流感嗜血桿菌十分困難。為了提高培養出該菌的機率，艾佛瑞改良了菲佛的方法，他將酸性物質加入瓊脂培養基，並將未經處理的血液換成去除血纖維蛋白的血液（其他研究人員則是將血液加熱或過濾後乾燥，來分離血紅素中的纖維蛋白）。而隨著艾佛瑞逐步完善這項技術，他觀察到流感噬血桿菌的頻率愈來愈高，後來他能明確告訴威爾許在德文斯營受檢的30位死亡的士兵中，有22位身上有流感噬血桿菌的存在。而後渥巴赫用同樣技術做出更具決定性的實驗結果：他在布萊根醫院檢驗的每個病例身上都發現了流感嗜血桿菌。這些事證足以說服威爾許、科爾和佛漢，他們九月二十七日致電美國醫務總監：「德文斯營的流感已經確定是由流感嗜血桿菌所造成。」但事實上，流感是由病毒感染，流感嗜血桿菌只是伴隨病毒出現而已。就像能在流感病患的口腔、喉嚨及肺部發現的細菌一樣，雖然可能會造成繼發性感染，卻不是疾病的首要原因。1918年秋天，即便有些研究人員已經起了疑心，但仍沒有人知道這些真相，培養不出流感嗜血桿菌成為研究人員的問題，而從沒有人去檢討流感病因是細菌的理論。「細菌引發流感」的觀點在當時是如此主流，以至於科學家寧願選擇懷疑實驗的器具及方法，也不願意質疑菲佛的說法。若科學家們不能在第一次實驗就培養出桿菌，他們會認為需要改善培養基、精煉染劑，然後從頭再試一次。

異例（Anomalies）是與預期不合的實驗結果，也是科學研究的常見現象。沒有兩個實驗可以完全相同，但透過改善研究方法以及共享資源與技術，科學家可以大致重現彼此的觀察和發現，從而對於某種闡釋世界的方式達成共識，這是一個科學典範（paradigm）的形成，也是知識出現的方式。然而，科學研究也不存在必然之事，新的發現會不斷修正典範，但如果出現足量的異例，人們對典範的信心就會被削弱，新典範就可能取而代之。最頂尖的科學家會懇切歡迎異例，因為這就是科學知識進展的方式。

當菲佛首次提出他的主張，認為流感嗜血桿菌就是流感病因時，細菌學門以及菌源說典範（一種細菌僅造成一種疾病）仍是顯學。柯霍與路易．巴斯德（Louis Pasteur）於１８８０年代末期，利用消色差透鏡的發明及培養基染色技術的進步，找出一系列在當時難以發現的細菌，不僅是像家禽霍亂桿菌及結核桿菌這種指標性的細菌，還包含鏈球菌屬（streptococcus）及葡萄球菌（staphylococcus）。巴斯德的發現很快便為霍亂、風寒、鼠疫等疾病的血清與細菌疫苗的發展鋪出前路，艾佛瑞和科爾在第一次世界大戰前夕也使用相同的方法研製出球菌性肺炎（pneumococcal pneumonias）的疫苗。

菲佛在1892年公布他的研究成果時，為人們帶來了希望，許多人都認為細菌學者製出流感疫苗的時刻已近在咫尺。但菲佛的主張打從一開始就受到各方質疑及異例實驗結果的紛擾。第一個問題就是俄羅斯流感疫情時，菲佛在柏林檢測的大部分病例都沒有找到流感嗜血桿菌的蹤跡。再者，如前所述，他沒能在接種過純化的桿菌培養物的猴子身上再現這種疾病。菲佛並沒有具體說明他選擇了哪一種猴子，但他的失敗或許是因為許多猴子對人類流感有較高耐受度的緣故。在菲佛公布成果後不久，一名在維也納受過訓練的組織學家、同時也是英國主流細菌學教科書的作者愛德華・克萊因（Edward Klein），同樣從俄羅斯流感患者身上成功分離出流感嗜血桿菌。然而克萊因也指出，在病患的痰液培養物中也有發現其他細菌的「群集」，雖然隨著患者的病況改善，瓊脂培養基上也的確愈來愈難發現流感嗜血桿菌，但最終克萊因表示：其他疾病患者也可能分離出流感嗜血桿菌。

俄羅斯流感在1892年後漸漸消退，所以對流感病患的細菌學檢驗難以持續。不過俄羅斯流感偶爾會再出現，研究人員便會試著從恢復期病患的肺部分泌物及痰液中培養桿菌。努力有時會帶來成功，但也常見失敗的結果。比方說，1906年芝加哥傳染病紀念研究所的大衛．戴維斯（David J. Davis）指出，在17個流感病例中，僅有3例能分離出流感嗜血桿菌，相比之下，61個百日咳（whooping cough）案例中就有5例發現有流感嗜血桿菌的蹤跡。倫敦國王學院的病理學家愛默里（W. D'Este Emery）隔年提出，流感嗜血桿菌與其他呼吸道細菌一同培養時更容易生長，而且死亡的鏈球菌與其一同出現時，似乎會對動物具有更強的毒性。愛默里因此推測，在大部分情況下流感嗜血桿菌可能是一種「無害的腐生菌」，需要其他病原體才能引發致病性。

1918年，隨著西班牙流感的出現，科學家得以重啟對流感嗜血桿菌的研究，研究結果五花八門，菲佛的說法也再一次受到質疑。這樣的質疑在夏季達到頂點，一場特別會議因此在慕尼黑醫學聯盟（Munich Medical Union）召開。醫學期刊《柳葉刀》（Lancet）為這場會議寫下總結：「菲佛的桿菌是找到了，但卻有些不合常理。」《柳葉刀》也提到如果要宣稱有任何細菌是流感的病因，那也應該是更常見的鏈球菌和肺炎球菌。英國皇家內科醫師學會（Britain's Royal College of Physicians）即便很樂意承認桿菌對流感致命的繼發呼吸道症狀有關鍵的影響，但仍對《柳葉刀》期刊中的見解表達贊同，並認為菲佛的說法「證據不足」。換句話說，流感嗜血桿菌在流感病因學中扮演的角色仍有待商榷，細菌學典範已先成立，而這個典範也正面臨來自其他層面的嚴峻挑戰。

若說柯霍是德國的細菌學之父，那路易・巴斯德則是細菌學的法國家長，或如一位作家所稱，是「微生物學的頂樑柱」。1857年，巴斯德在法國里爾（Lille）工作，雖為相對鮮為人知的化學家，但他在35歲時發表的第一篇生物學論文中，就大膽構思出發酵細菌理論，也就是各種特殊的發酵過程都是由特定的微生物所造成。在同一篇論文中，他也建議可以將該理論應用於特定的微生物病因學，隨後他用短短一句話道出生物學的法則：「生命即細菌，細菌即生命。」不過，該論文發表的二十年後，一場著名的公開實驗方才奠定巴斯德一生的榮譽，實驗中他將炭疽（anthrax）與雞霍亂（chicken cholera）細菌分離出來，並使用基礎化學技巧，將細菌加熱或暴露於氧氣中，削弱細菌的活力直到它失去致病力。巴斯德接著證明當動物的免疫系統面臨毒性完整的細菌刺激時，這些失去致病力的同種菌株可以賦予動物保護力。如此，他便開啟了微生物學的嶄新分支：免疫學。巴斯德發現，毒性經過弱化、折損的微生物可以刺激宿主（炭疽菌的宿主是羊，霍亂的宿主則是雞）產生物質（抗體）來對抗毒性以及致病力更強的微生物。八年後，1885年，巴斯德將這些原理運用到狂犬病毒的疫苗上，完成更驚豔的微生物實驗。他從狂犬病犬身上抽取一點脊髓，並將致病物質注射到一隻兔子身上，兔子得病後，再以另一隻兔子重複實驗。每隔幾天，他就會用兔子進行病毒的傳代培養（passaging）。透過這個方法，巴斯德得以提升病毒對於兔子的致病力。他又進一步取出一隻病死兔子的脊髓並放置14天直至乾燥，這批新病毒的毒性因此被削弱到沒辦法再感染犬隻，反而還能使犬隻對毒性完整的狂犬病毒免疫。巴斯德接著安排了一場聲勢浩大的公開展演，他將疫苗注射到一名9歲男孩約瑟夫．邁安特（Joseph Meister）身上。邁安特先前被一隻帶有狂犬病的狗咬傷14處，卻在接種疫苗後快速康復，這個消息隨即登上全版頭條。這是繼天花之後第一個成功生效的病毒疫苗，短短幾個月內，從俄羅斯斯摩棱斯克（Smolensk）到西班牙塞維利亞（Saville），各地狂犬病受害者的求救信湧向巴斯德。然而回顧巴斯德取得的突破，或許其中最超凡的是，他竟在看不到病毒也不知道什麼是病毒的情形下，研發出了狂犬病的疫苗。巴斯德之所以不知曉何為病毒，全因狂犬病毒跟其他病毒一樣無法用光學顯微鏡觀察，想看見大小約150奈米（0．15毫米）的狂犬病毒所需要的顯微鏡放大倍數，比巴斯德實驗當時倍數最大的透鏡還高出一萬倍。然而即便巴斯德沒辦法在實驗室中觀察或是培養狂犬病毒，他還是能透過可人為培養的微生物（細菌）來直覺感受到病毒的存在。而1892年，也就是菲佛聲稱流感病因是桿菌的那年，一名俄羅斯植物學家迪米崔・伊凡諾夫斯基（Dmitry Ivanovski）也確實證明菸草嵌紋病（tobacco mosaic disease）是由一種看不見的物質導致，這種物質可以通過陶瓷過濾器中連細菌都無法通過的孔隙。到了十九與二十世紀交會之際，這些陶瓷過濾器便以發明者查爾斯・張伯倫（Charles Chamberland）為名，稱作張伯倫濾菌器，並在歐洲及其他地方的實驗室大量生產與使用，得以鑑別各種「能穿越過濾器的物質」，包括牛口蹄疫、牛胸膜肺炎（bovine pleuropneumonia）、兔多發性黏液瘤（rabbit myxomatosis）以及非洲馬瘟。而後於1902年，一支由美軍醫官華特・里德（Walter Reed）領導的團隊鑑別出第一個能穿越過濾器的人類疾病：黃熱病（yellow fever）。這些「物質」在巴黎的巴斯德研究院被稱為「病毒濾物」，也就是「濾過性病毒」。

巴斯德在1885年過世後，門徒艾米爾・盧伊（Emile Roux）和他的得意門生查爾斯・尼科勒（Charles Nicolle）等人便繼續進行巴斯德生前的研究。巴斯德研究院（Pasteur Institute）就是盧伊在生物醫學研究以及行政職務兩頭燒之際創立，且時至1902年，盧伊已經鑑定出十種他認為是肇因於濾過性病毒的疾病。盧伊也在同年說服尼科勒加入位於突尼斯（Tunis）的巴斯德研究院。尼科勒雖然曾對文學有高度興趣，但他後來屈從於他醫生父親的意願轉而學習醫學。後來他在魯昂（Rouen）執業時因故聽力受損，導致他沒辦法正常使用聽診器，可能就是這個意外，促使他專注於細菌學的研究，並接下研究所在北非的職位。尼科勒很快便證明他沒有辜負盧伊的期望，在到達突尼斯不久後，就發起一個關於流行性斑疹傷寒（typhus）的研究。

當時大多數的醫生都認為，斑疹傷寒這種疾病應歸咎於環境的髒污以及穢物，通常會在戰爭時讓士兵喪生，也常常是監獄和其他空間密閉的機構特別會遇到的問題。沒有人知道斑疹傷寒其實是透過體蝨（Pediculus humanis corporis）傳播的，也沒有人知道體蝨會藏在未經洗滌的衣物中，以及這種致病因子其實是一種屬於立克次體屬（Ricketsia family）的微小細胞內（intracellular）有機體。落磯山斑疹熱（Rocky Mountain spotted fever）也是立克次體屬的細菌所造成。尼科勒在實驗的一開始將斑疹傷寒病患的血液注入天竺鼠體內，發現雖然天竺鼠並沒有感染斑疹傷寒，但這次接種也讓天竺鼠開始發燒，成為症狀不顯（sub-clinically）的感染證據，或如尼科勒所說，這些天竺鼠遭病患血液中的一些物質「隱性」感染了。

然而真正的關鍵點是：他在觀察住進突尼斯薩迪基醫院（Sadiki Hospital）的斑疹

傷寒病患時，察覺到那些病患只要將衣服褪去並在沐浴後更換病人服，就會失去傳染力。尼科勒因此懷疑，斑疹傷寒的病因是蝨子而不是穢物。他向盧伊申請了一隻實驗用黑猩猩，並將斑疹傷寒患者的血液注射到猩猩體內，並在猩猩有發燒和皮膚發疹的症狀後，將猩猩的血液再注射到一隻獼猴體內，且在獼猴也得病後，再讓蝨子到獼猴身上大快朵頤。他以這個方式把病情從一隻獼猴轉移到其他獼猴身上，終於在最後傳給了一隻黑猩猩。尼科勒在1909年九月向法國科學院（French Academy of Sciences）提出了蝨子才是斑疹傷寒載體的發現，尼科勒也因為這個發現而在1928年得到諾貝爾獎。

儘管尼科勒並沒有成功研發出斑疹傷寒的疫苗（這項工作留給其他人處理），但當流感大規模肆虐，他應該會自然而然用相似的原理來研究流感疫情才是。但沒有證據表明尼科勒曾研究過流感，或嘗試培養推定流感存在的桿菌。1918年夏天，巴斯德學派的法國細菌學家發現菲佛的有機體愈來愈難分離出來，因此漸漸開始對這位德國科學家的說法持懷疑態度。尼科勒和他的助理查爾斯．勒拜（Charles Lebailly）開始懷疑流感跟黃熱病的微生物一樣，是由濾過性的物質所引起。

流感八月下旬傳到突尼西亞，「流感」的法文標語處處可見。很難說這到底是流感於春末夏初侵襲歐洲後蔓延的結果，還是1918年秋季曾在德文斯營發現的毒性更強、且為不同種類的病毒株。關鍵在於，尼科勒並沒有嘗試培養桿菌，而是決定使用他對付斑疹傷寒的方法。他和勒拜開始觀察流感病患，並在八月下旬要求更多動物以供實驗。但黑猩猩是不可能再取得了，所以尼科勒又再次把腦筋動到獼猴身上，事後證明這是個極佳的選擇。之後尼科勒和勒拜開始尋找一個為流感所困的家庭，以確保他們研究的是流感而非其他疾病的確診病例。他們選擇了一位44歲男性，僅以代號「M.M.」稱呼。他在八月二十四號發病，隨後感染了他的女兒們。M.M.在六天後（八月三十號）開始出現鼻咽炎、劇烈頭痛、發燒等流感典型症狀，所以尼柯勒和勒拜從他身上抽了點血，隔天也在他的氣管中採集到痰。

至此，尼柯勒和勒拜完全不知道把流感傳染給猴子是否可能，或造成這個疾病的微生物是否能在人類的血液、痰液或其他體液中出現。儘管發現M.M.的痰液中有各式各樣的細菌，包括流感嗜血桿菌，但也發現流感嗜血桿菌的數量極低，也沒有試著展現出桿菌的性質。所以他們使用尚柏朗過濾器（Chamberland Filter）分離出M.M.痰液中的流感嗜血桿菌及其他細菌，並將濾液直接注射到一隻中國猴（Macacus sinicus）的鼻中，同時也向兩位人類志願者注射了濾液，第一位22歲的志願者在皮下接種，第二位30歲的志願者則接受了靜脈注射。六天後，中國猴與第一位志願者均表現出極可能為流感的症狀。中國猴慢慢出現了發燒的症狀，情緒低落且食慾不振。那位22歲的志願者開始發燒，伴隨著流鼻涕，頭痛及全身痠痛。由於他的住宅沒有任何人一同感染流感，因此尼柯勒和勒拜推斷這位志願者就是透過濾液感染流感的。但另一方面，第二位志願者在注射後即便已經過了15天，都沒有任何不適的跡象。尼柯勒和勒拜也把M.M.的血接種到其他猴子身上（注射進猴子的腹腔或頭部），看看能不能感染它們，卻以失敗作收。他們也將猴子身上的血注射到第三個志願者身上，該志願者漸漸出現明顯的流感症狀，卻仍然沒有成功感染流感。最後在九月十五號時，尼柯勒和勒拜在第四名志願者及一隻長尾獼猴身上重複了上述的實驗，這次那些濾液只導致猴子體溫略為升高，並誘發志願者出現輕度的流感症狀而已。

以現今的標準來看，尼柯勒和勒拜所做的這些實驗並不理想。舉例來說，他們沒有以其他猴子或人類作為對照組（大概是因為猴子數量不足的緣故），更沒有如現今實驗所要求的，對自己進行遮盲。此外，他們也沒有調查非流感病例對濾液致病效應，亦無法像巴斯德對兔子的狂犬病毒作傳代實驗一樣，透過疾病的數代相傳來繁殖病毒、同時控制毒性。儘管如此，尼柯勒和勒拜還是作出結論，認為經過濾的流感病患痰液具有毒性，且中國猴及長尾獮猴能被皮下接種的濾液感染。流感因此成了一種有機的過濾溶劑。他們甚至更進一步認為，過濾出來的病毒在兩位接受皮下接種的志願者身上「重現」。

九月二十一號（就是威爾許抵達德文斯營地後見證流感病毒大殺四方的前一天），盧伊就已經搶在巴黎的法國科學院前拜讀過尼科勒和勒拜詳細介紹實驗結果的論文。通常，這種在具公信力的科學機構面前發布的論文，會受到世界各地的學者關注，但當時全世界在戰爭之中，威爾許和他的同事有更為緊迫的問題。況且，即便尼柯勒和勒拜的研究報告即時送到華盛頓特區的醫務總監辦公室，現階段也沒有證據可表明威爾許會給這份論文特別的認可，畢竟尼柯勒和勒拜的調查，幾乎還不能被認為具有說服力。而且威爾許在接受他們的發現之前，一定會希望其他學者（最好是美國籍）先重複一次他們的實驗，而最佳的地點，是當時作為美國陸軍的輔助實驗室的洛克菲勒醫學研究所，或是在附近位於波士頓及羅德島的海軍實驗室。光是根據在主要戰區數千英里外的北非以及世界著名的醫學研究機構所作的區區幾項實驗，不足以推翻流感的細菌學典範。

現在我們知道尼科勒和勒拜的假設是正確的，流感是一種病毒，更精確來說，流感病毒的結構是由八條細長的核糖核酸（RNA）組成，而核糖核酸與擁有雙股螺旋結構的去氧核醣核酸（DNA）相對。不過，尼柯勒和勒拜的實驗是沒有辦法去支持這個結論的。首先，他們大可以將濾液直接滴進志願者的鼻子裡來達成感染的目的，因為單單在皮下注射濾液，幾乎不可能感染流感。再者，歐洲、非洲、亞洲的猴子可能感染人類流感（尤其是松鼠猴），但獼猴這個物種對於人類流感的耐受度太高，很少出現明顯的呼吸道症狀或肺部損傷。在1918年之後作類似研究的學者也確實發現靜脈注射病毒遠比其他方法來的有效，這對尼柯勒和勒拜來說有些諷刺，因為他們將靜脈注射記錄為無效的方法。

總結來說，1918年的研究者們在缺乏可靠的動物樣本的狀況下，沒有任何一個人能證明流感是一種病毒，直到1933年後這件事才成為可能。一支研究犬瘟熱的英國研究團隊發現，雪貂對流感非常敏感，只要將濾液導入其鼻道中就能接種流感。不久後有次一名科學家抱起一隻雪貂時，雪貂打了一個噴嚏，那位科學家隨即感染流感，「流感的病因是病毒」也因此確定下來。隨後在1934年，人們發現可以在雞蛋中的胚胎中培養出流感病毒，讓研究者不必在疫情爆發時收集病患身上的病毒樣本，也不需要在疫情消停因為缺乏病患而放棄研究。病毒透過雞胚胎的培養，可以在實驗室裡不斷繁殖，科學家也可以確保他們是用同一種病毒株作實驗，而這在1918年這是不可能的。將流感病毒透過雞胚胎傳代，科學家還可以削弱病毒並製造疫苗，這樣一來不管當季傳播的流感種類為何，都可以有所因應[3]。

流感不像愛滋或天花會毀人容貌，大部分情形都不會在身體上留下可見的疤痕，也不會像黃熱病一樣從腹腔瀉出黑色液體，或像霍亂一樣導致不可控制的痢疾。但對於見證過流感末期恐怖的發紺病人的目擊者來說，病患的肺部因為肺炎而失能，導致臉頰和嘴唇都變成藍色或紫色，讓人怵目驚心。這樣的情況不僅發生在德文斯營地或是其他美軍基地，甚至在運送美軍到歐洲的跨洋軍艦上也是如此。九月底從紐約出發的巨大運兵艦利維坦（Leviathan）號上，有目擊者形容他必須要踩過艦上因「劇烈的鼻出血而形成的血泊」。本來為了要控制傳染，士兵們被隔離在甲板下的鐵製隔間，但離開紐約短短幾天就有太多人生病，甲板下的惡臭也太過濃烈，因此他們又被帶到甲板上呼吸新鮮空氣。在那個沒有抗生素、疫苗的年代，醫生是無力救治那些感染者的，所以只好分配新鮮的水及水果給他們，不幸的是，這些水果跟水最後與病人排出的血汙一起墜於地上，甲板最後變得「又濕又滑，人們大聲吵嚷著要申請治療，伴隨著驚恐的呻吟聲和哭聲。」利維坦號十月八號到達布雷斯特時，約有2000名士兵感染並有80人死亡，屍體則大多被丟棄到海中了。

紐約客當時還不知道利維坦號上的慘狀，大部分的人們在軍艦啟航時只覺得西班牙流感是異國的疾病。公共衛生部門的官員太想要為戰爭做出貢獻，所以通謀了一場騙局，低估了流感對美國軍士們造成的影響，儘管他們同時大力宣傳流感對德軍造成的嚴重損傷。紐約衛生局長羅耶・科備蘭（Royal S. Copeland）甚至自問自答：「你應該還沒聽說過我們的步兵兄弟們有得病吧？你當然還沒聽說過，你也不會再聽說。」然而，病毒正緩慢朝岸邊進逼，並在商務郵輪、海歸軍艦的人員以及顧客間傳播。隨著病毒在這段時間感染愈來愈多宿主，毒性也在漸漸增強。最後當病毒終於抵達美國東海岸時，所造成的傷亡就不僅僅只限於士兵了。

流感的第二波秋季感染爆發地點和方式也很難完全確定。或許在流感傳播到艾爾或其他麻省的城市前，秋季的感染爆發是從波士頓的聯邦碼頭開始，又或許病毒是從數個地方同時開始爆發的。以紐約為例，１９１８年二月到四月發現流感死亡案例的明顯增幅，尤其反映在中年族群身上。到了9月底，紐約每天都會增加８００個病例，科備蘭則採取非常規的分配式隔離來因應：較富有的病患可以待在家中，但住在寄宿房屋以及老舊公寓中的病患則被遷移到市立醫院嚴加監控。用隔離作為流感的處置措施實在是新穎且前所未聞，因為在一戰前，流感甚至還不是需要通報當局的疾病。這使得紐約人想起兩年前的小兒麻痺疫情，當時官方派員挨家挨戶抓捕有「小兒癱瘓」症狀的孩子，恐懼在布魯克林這樣的社區散布開來，當地義大利移民都遭懷疑患有小兒麻痺。然而不論是派克大道上的褐石上流建築，或是布魯克林的老舊公寓，西班牙流感都同樣會造訪。每天都有新病例被記錄，整個城市漸漸開始變得不安。科備蘭於是透過對流感的說明來試圖讓紐約市民安心，他說流感僅僅在「流感確診病患的咳嗽及噴嚏中」才有傳染力，並不包含那些有感染流感卻沒有症狀的家族同居成員。他同時也堅持疫苗即將問世，他指的是紐約像帕克和威廉斯這樣的科學家在紐約公共衛生實驗室所做的努力，他們混合不同的流感嗜血桿菌株來做流感疫苗實驗。帕克也在十月中指出，接種了這些細菌混合物做出的熱滅菌疫苗而免疫的動物，開始出現對抗流感嗜血桿菌的特殊抗體。位於波士頓的塔夫茨醫學大學（Tufts University）以及匹茲堡大學醫學院也透過自己的熱滅菌細菌疫苗得出相似的結果。帕克在培養流感嗜血桿菌的抗體血清方面獲得大成功，他私底下卻開始擔心疫苗的結果可能只是反映培養技術的進步，而非證明流感嗜血桿菌在病因學中的定位。他打給同事說：「有些未知的、可以被過濾的病毒當然有可能推翻這一切。」儘管存在著這些疑慮，帕克的疫苗最終還是發配給了軍隊，也被用來施打在美國鋼鐵公司２７５０００名職員身上，即便沒有證據表明這些早期的疫苗和血清對流感有任何作用。

到了十月六日，紐約每天有超過２０００人被隔離檢疫，民眾恐慌的情緒高漲。有數個行政區回報，有許多護士被極度恐懼的病人們強留在家中，之後醫生和護士也開始生病了。流感不但蔓延到舊金山，也在許多美國中西部及南部的城市肆虐。流感九月中旬在芝加哥爆發，原因很可能是芝加哥附近的大湖海軍基地的大量水兵。大湖海軍基地曾是全球最大的海軍訓練機構，可以容納４５０００人，且和德文斯營一樣，是呼吸道疾病的溫床。流感和肺炎疫情侵襲芝加哥時，民眾被告知要避免人群和其他公共集會，且打噴嚏時要掩住嘴巴。感染最明顯可見的徵象，是警察和電車勤務員開始戴上的紗布口罩，這些自製口罩很快便蔚為風潮，促使一位伊利諾州的著名醫師出面警告，自製口罩的保護力並不足夠，因為「紗網太大的紗布做的口罩，無法捕捉及過濾微細飛沫中的病菌」。這是醫院或是其他密閉空間特別關注的問題，因為飛沫具有傳染性的範圍被認為可達7公尺。那位醫師後來說服了芝加哥先驅者報（Chicago Herald Examiner），在頭版刊登一個指南，記載了細紗布口罩的正確自製法。不幸的是，流感病毒顆粒比最小的細菌小好幾倍，這些口罩幾乎毫無用處，而芝加哥到十月中就已經回報了40000例。不過受到疫情侵襲最嚴重的，卻是費城。

費城是美國建國先賢簽署美國獨立宣言的地點，到了1918年已有非常顯著的發展。鋼鐵廠環繞整座城市，巨大的造船廠俯瞰著德拉瓦河（Delaware River），費城在當時是美國工業的重鎮。戰爭的軍用需求（軍艦、軍機、軍需品等等）使數萬名工人湧進費城，但隨著人口激增到近200萬人時，生活水平也開始漸漸變得低落。在隔間密集的房屋或是人滿為患的破舊公寓大樓裡，病毒找到了豐足的演進基礎，毒性也漸漸增強，進而無情又迅速地取走人們的性命。而費城市長在其他城市的相關當局建議避免大型公共集會之際，仍決定舉辦愛國自由債券的聲援遊行，加劇了流感疫情。幾千人為了這個聲援運動湧入市中心，讓費城在兩週內出現超過2600個流感死亡病例，到十月的第三週，死亡人數更飆升超過4500人。屍體因為殯儀人員不足堆積在太平間裡，由於屍臭太過強烈，最後費城只能借助萬人塚來處理屍體，這是從18世紀晚期的黃熱病疫情以來，就未曾見到過的事情。屍體腐爛的景象變得太尋常普遍，家長們幾乎沒有能力來讓孩子遠離這些恐怖的畫面。對流感的畏懼演變為恐慌，但恐慌卻並非媒體所造成。《費城詢問報》（Philadelphia Inquirer）甚至於秋季感染高峰時，在一篇社論中警告：「對於個人或社群來說，恐慌都是最下策……恐慌是過度放大的恐懼，恐懼則在任何語言中都是最致命的字眼。」社論提供的解方是透過意志力來驅走恐懼，「不要再執著於流感的事情，甚至不要再討論……惶恐，就是流感的最佳幫手。」然而不管在費城或其它受流感影響的地區，包括到了十月份每週死亡人數達1500人的倫敦，那些發紺且遭流感蹂躪的軀體，實在不是看過就能輕易忘記的。英國皇室的家庭醫師，同時任職於蓋伊醫院（Guy's Hospital）的病理學家赫伯·弗倫奇博士（Dr Hebert French）評論道：「一個魁梧壯碩的男人呼吸急促，全身變成藍紫色，那樣的情景實在很難忘記。」但他認為看過最糟糕的情況是「在生命終止的數小時甚至數天前失去意識，並在昏迷時陷入不安，頭部後仰、口部半開，那張帶著蠟黃的發紺臉部，嘴唇和耳朵，都是紫色的。」他總結道：「那畫面真是糟透了。」

1918年的流感大流行就像是一道槍響，響徹整個世界。弗蘭奇所形容的景象，不只在倫敦或其它歐美大城市出現，而是放諸四海皆同。開普敦在秋季感染高峰時，有人見證流感「造就了三千個孤兒」，有位在當時一同協助埋葬作業的孤兒說：「我一邊抬棺一邊捏住鼻子……教堂的鐘聲不再為亡者而響……因為教堂已經沒有司事去敲響鐘聲了。」孟買的情形也是如此，流感跟著一艘貨櫃船在五月進港，死亡人數和波士頓一樣，在十月的第一週就達到高峰。到了1918年底，這個人口稠密的印度城市裡，流感預估已經取走一百萬人的性命，並根據最新統計，在整個印度次大陸總計奪走了約一千八百萬人的生命，在世界各地或許造成一億人喪生。除了澳洲因為嚴格的海事檢疫措施，使流感推遲到1919年冬季才爆發，實際上，這就是一次全球同時遭殃的大流行疫情。真正倖免於難的，只有東薩摩亞（American Samoa）、聖赫勒拿島（St. Helena），以及南大西洋上屈指可數的一些小島。

這確實就是全球的大災難。

因為範圍實在太大，這麼大規模的死亡，連設想都非常困難，更不要說去處理心情了。卡繆（Camus）在小說《瘟疫》中寫道：「對於一個上過戰場的人而言，死人這件事幾乎沒有任何意義。除非親眼見證一個人的死亡，不然死人也不具任何重要性，那些散布在歷史中的億萬屍體，也不過就是在想像中掠過的一縷青煙而已。」設想如此規模的死亡或許沒有任何意義，但針對不同地理位置、生態以及免疫學環境下的流感死亡率差異進行分析，還是會有很大的益處的。舉例來說，流感傳播到紐西蘭時，當地毛利人的死亡率是英國殖民者的七倍。相似的死亡率落差，也在斐濟及其它南太平洋的島嶼上的原住民與歐裔人口間出現（不過最驚奇的落差之一是在關島，當地人口有百分之五死於流感，但島上海軍基地的水手們卻僅有一位喪生）。在南非，「白種」南非人的流感病死率是2．6%，「黑人、印度人、有色人種」則是將近6%，那些曾在金伯利鑽石礦坑（Kimberly Diamond mines）中辛勤工作的人們甚至更慘，死亡率達到22%。這樣的差異在美國的德文斯基地及其他大型的訓練營地也可以見到：新兵感染後的臨床症狀，遠遠比年齡相仿但已在營區中待上至少四個月的士兵要嚴重。美國遠征軍運輸船上的常駐水手，病情遠比剛登船的水手要來的好，即便兩者的病例數量大致相同。

不過西班牙流感大流行最令人詫異的，是它在年輕患者身上的致死規律。一般的流感季，死亡年齡的曲線通常是U型，代表非常年幼的人口（小於三歲）及年長者（大於75歲）死亡率高，介於其間的所有年齡層則死亡率低，因為幼兒及年長者的免疫系統通常是最脆弱的。相較之下，1918至1919年間爆發，並於1919及2020年冬天再現的西班牙流感大流行疫情，呈現W型的曲線，代表在20到40歲間的成人出現第三個死亡率高峰。不只如此，若將大部分的流感併發呼吸道疾病的死亡案例包含進去，那這個年齡層的死亡數，佔西班牙流感總死亡數的一半。這樣不尋常的致死規律在城市和鄉村地區都能發現；在歐洲主要的都會地區，甚至是帝國遙遠的殖民地也是如此，或我們也可以說，在每個地方都是這樣。

對於這樣的致死率現象，從來就沒有令人信服的解釋出現。即便專家在流感病毒學及流感免疫學領域大有進展，也對流感的病理生理學有了更深的認識，但當代的科學家還是不能很確切判斷西班牙流感大流行是不是一個成為絕響的流行病學災難，又或者歷史將再次發生。因此科學家們回顧1918年以來所得到的資訊，以及較早期大流行病毒的大致特性，來排除一些假設並接納新的說法。想要細究1918年觀察到的流行病學模式以及異常的肺部病徵的話，或許最大的線索來自大型美軍營地的生態環境，以及當代的醫生觀察流感造成的浩劫後得出的見解。

我們現在知道流感是正黏液病毒科（Orthomyxoviridae）的成員，並以發現的先後順序將三種流感病毒命名為A、B、C型，其中C型病毒鮮少引發人類疾病。B型則可以導致一般的流行性感冒，但感染歷程相對輕微且病毒的傳播速度也較慢。相比之下，A型病毒往往易造成大爆發，並以高致病率、高死亡率著稱，因此構成世界級流行性感冒。與其他流感病毒一樣，A型流感病毒也是RNA病毒，必須感染活的細胞才能進行複製。這樣的感染大致上是透過攻擊沿著呼吸道（從鼻子到氣管再到肺部）排列的上皮細胞來達成。

雖然科學家們1933年已經指出，流感病毒是可以從雪貂轉移到人身上的（這項突破由萊德勞爵士（Sir Patrick Laidlaw）帶領的團隊，在倫敦北部磨坊山的「農業實驗室」中發現，該實驗室隸屬於英國國家醫學研究所）；但直到１９４０年代電子顯微鏡的發明，研究人員才首次看見流感的病毒顆粒，大小測得約１００奈米（０．10毫米），比狂犬病毒稍小，但比做為一般感冒原因的鼻病毒還大。若放大細看，流感病毒的表面就像是一朵布滿了細小尖刺及蘑菇狀柱體的蒲公英。那些尖刺是由一種稱為血清凝集素（ＨＡ）所組成，因為有凝集紅血球的能力而得名。若有人吸進了空氣中帶有病毒的飛沫，這些尖刺會像茂盛草叢中的帶刺種皮附著在衣服的纖維上一般，黏著於呼吸道上皮細胞表面的受器。至於那些帶方頭的蘑菇狀突出數量較少，均由一種稱為神經胺酸酶（neuraminidase）的強效酵素所組成。這種蛋白質跟酵素的組合，讓流感病毒可以入侵上皮細胞及規避免疫防禦機制。蛋白質與酵素的排列順序也會形成病毒的指標性結構，使病毒的分類變得很容易。科學家們總共在哺乳類及鳥類身上（除了雪貂，Ａ型流感病毒通常感染豬、鯨、海豹、馬及野生水禽）分辨出十六種血清凝結素及九種神經胺酸酶，不過目前為止，只有Ｈ１、Ｈ２、Ｈ３三種類型的病毒曾引發過大流行。

ＲＮＡ與ＤＮＡ不同，並沒有精準的校正機制。在複製時，病毒會入侵並定居在動物細胞中，複製出的複本會出現很小的錯誤，造成病毒表面的H及N分子產生突變。病毒在最適者生存的達爾文式世界中，會出現提供病毒競爭優勢的複本，讓病毒可以逃離針對他們的抗體，並更有效率地透過咳嗽及噴嚏傳播到其他環境中，隨時準備好感染下一個人，這種漸進式的突變被稱作「抗原微變」。A型流感病毒也可以自發性地「掉包」又或者交換基因材料，通常是發生中間宿主身上，像豬這樣的中間宿主可以同時感染豬與人的A型病毒株，這個過程則被稱作「抗原移型」。抗原移型結果就是新的病毒亞型（subtype）出現，其中的蛋白質編碼對免疫系統來說是陌生的，而人類可能很少或根本沒有抗體，歷史上出現流感大流行的原因也是這些病毒株。不過，1918年大流行的病毒，或許是以不同的方式出現的。

九〇年代，生物學家陶貝格爾（Jeffery Taubenberger）帶領一群科學家，於馬里蘭州（Maryland）貝賽斯達（Bethesda）的美軍國防病理中心（AFIP），成功利用中心資料庫的肺部解剖標本，拼湊出西班牙流感病毒的片段。後續研究的病毒基因取自一名1918年因流感死於阿拉斯加的女性，她的屍體埋於凍土層中，肺部保存完整，因此陶貝格爾的研究團隊最後終於分析出病毒的基因組序列。團隊於2005年發表了研究結果，指出流感病毒由八種來自不同病毒株的基因所組成，但令人出乎意料的是，這些病毒株均沒有感染過人類的紀錄，不禁讓人臆測西班牙流感病毒是經過抗原轉移（antigenic shift）的產物。研究也發現西班牙流感病毒的基因序列，很大一部分與野生鳥類的基因序列相同。這代表該病毒原來很可能是禽鳥類病毒株，並經歷數次突變後，成為能夠感染人類的病毒。也可以說，這個可能原為H1的世界大流行病毒株，在接近1918年時，與禽類病毒出現了重配（re-assorted）的現象。2005年，人們發現蒲鴨及綠頭鴨是禽流感病毒在野外的宿主，大流行病毒中的新型基因來自禽鳥類的說法漸漸傳開。此時，陶貝格爾的定序研究，恰好呼應了一種人們日漸關注的禽鳥類病毒。後來這種名為H5N1的病毒在全東南亞雞群中傳染開來。H5N1最早於1997年在香港出現，當時有18人感染且有6人喪生。該病毒於2002年再次出現，一路從亞洲傳播至歐洲與非洲，造成各地數百個人類感染的案例，迫使相關當局撲殺數百萬的雞隻。H5N1十分嚇人，不僅致死率高達60%，且可以在人類的呼吸道中進行複製，但其實該病毒不容易在人與人之間傳播。不過H5N1的出現，卻顯示單純的禽流感病毒也能直接感染人類，這代表在大流行病毒株當道的時代，病毒不需要再以豬作為人類與禽鳥類的中間宿主。

理論上，哺乳類病毒與禽流感病毒的重配，或者說混合，也可能在人體中發生。

但問題在於，這到底是不是１９１８年流感大流行的原因呢？答案目前猶未可知，我們卻不能忽視其可能性。二十世紀以前大流行的病毒株，其準確基因特性早已不可考，然而目前二十世紀大流行的病毒株，就已知發生過三次重大的抗原變異。第一次就是１９１８年出現的西班牙流感病毒Ｈ１Ｎ１。有演化生物學家利用分子時鐘（moleculor clocks）的方法，比較了早期與近代的病毒後，推斷Ｈ１Ｎ１是在１９１３到１９１７年間獲得禽類基因，因此確切時間應略早於１９１８年出現。Ｈ１Ｎ１出現後一直甚有傳播優勢，直到１９５７年新種病毒株Ｈ２Ｎ２才取而代之。Ｈ２Ｎ２病毒也就是所謂的「亞洲流感」，可能是由歐亞地區野生水禽身上的禽流感病毒株，與１９１８年流感病毒的衍生病毒株重配所生。H2N2迅速散播全球，預估有200萬人因而喪生，逐漸取代Ｈ１Ｎ１衍生病毒株。第三次病毒微變發生在１９６８年，香港突然爆發Ｈ３Ｎ２，顯然也是舊型病毒獲取歐亞水禽新型蛋白的產物。Ｈ３Ｎ２不出所料獲名為香港流感，估計至今已奪走全球１００萬條人命。本文撰寫的同時，Ｈ３Ｎ２仍是流感致病、致死的主要病毒株。若想完全了解現代大流行流感病毒的完整演進歷程，就必須要提到俄羅斯流感。跟１９１８年的西班牙流感一樣，俄羅斯流感病毒也曾蔓延全球。俄羅斯的部分土地，以沙皇所控制的烏茲別克斯坦（Uzbekistan）及哈薩克斯坦（Kazakhstan），構成了幅員廣大的歐亞草原，俄羅斯流感正是從此處發跡，透過國際鐵路、航運路線快速傳播，保守估計於1889到1892年間就殺死了100萬人。不幸的是，科學家們至今未能找回俄羅斯流感的病毒片段，所以其準確基因特性仍不得而知。不過，1968年香港流感爆發時，當地的老年人曾接受抗體檢驗，進而發現俄羅斯流感與香港流感病毒都是由H3所組成。1918年感染西班牙流感的人之中，最有可能病死的年輕人多半在1890年前後出生，這些年輕人首次接觸過的流感病毒，幾乎可以肯定就是俄羅斯流感病毒。這可能是重要的線索，稍後我們會繼續討論這個問題，但在那之前，我們有必要先探究1918年致人於死的肺炎。

如前所述，流感肺炎大致上可以分為大葉性肺炎及支氣管肺炎。值得一提的是，這兩種肺炎通常息息相關，還偶爾會有臨床病症重疊的情形，在過往僅能靠肺部組織檢驗及臨床觀測的方式加以分別。截至目前為止最常見的是急性支氣管炎，將近90%的肺炎都屬於這種類型。急性支氣管炎的支氣管病理變化最為明顯，且通常可以從肺部不同部分的解剖標本培養出病原菌。而大葉性肺炎的特徵則是肺出血，及廣泛損傷一個或多個肺葉的肺水腫。這種肺炎的病原菌通常難以根除。感染大葉性肺炎後似乎會引發肺泡的急性發炎，不單單導致細胞死亡（壞死），也會造成液體和受損細胞在肺泡（肺部中吸收氧氣的微小氣囊）中沉積。發病後快速死亡的患者時而會有上述的病理特徵，因流感併發肺炎的病人有七成也會出現相同的情況，而在年輕力壯的士兵與平民屍體上就更為多見。不過必須重申，就肺炎致死的案例數量而言，大葉性肺炎只佔了一小部分，容易培養出病原菌的晚發型支氣管肺炎與混合感染才是最常見的死因。專家深信，這些伴隨流感而來的肺炎細菌，或病理學家所謂的「繼發性感染菌」，最適合用來解釋德文斯等營地出現的大量死亡，以及營內同年齡層農村及都市新兵間的死亡率落差。值得一提的是，學界因此對流感嗜血桿菌在病因學中的定位感到疑惑，病因學家開始投入心力辨別兩種不同病因的肺部病變，一種是由共生細菌所引起，另一種則推定是由流感病毒所造成，但尚未獲得證實。威爾許在1920年代中期也開始認同這樣的觀點。1926年他在波士頓與一群公共衛生官員開會時表示，流感是由「未知病毒」所引起的概念，相當值得注意。他後來也認為：「肺部出現病變……並非一般的呼吸徵狀，真正起因是病毒，貨真價實的流感病毒。」威爾許同時也對德文斯營醫院內的士兵「摩肩接踵」的狀況感到訝異，他認為這種狀況增加了患者接觸到其他有機體的風險，可說是疫情大規模爆發的原因。不過現在與1918年不同，我們可以在實驗室用反向遺傳學了解病毒。這也是科學家們從2005年就一直在做的事情，他們會在第四等級生物安全實驗室中不斷重建病毒，並以白老鼠及其他動物進行試驗。實驗室中重建的病毒會在支氣管上皮細胞中快速複製，引發嚴重的肺部發炎，並在三到五天內致白老鼠於死地，與1918年醫生們觀察到的病況不謀而合。1918年流感病毒在動物試驗中所展現出的毒性確實非常突出，有些病毒學家甚至認為單單是病毒感染，不必有繼發感染菌的參與，就可能導致肺炎迅速發作，以及1918年的發紺現象。另一種說法是流感病毒會引發免疫系統的過度反應，進而造成促炎細胞釋放，導致肺炎及發紺，這種反應泛稱為「免疫風暴」。二十一世紀頭幾年，H5N1在東南亞地區爆發後，人們開始認為急性呼吸窘迫症候群（ARDS）的致死原因可能與免疫風暴有關，SARS等大流行病毒的病患發病時也常會發生免疫風暴的情形。

不論這些肺炎是病毒性或細菌性，還是兩者兼具，都不能解答為何西班牙流感對於正處人生巔峰的青壯年更具致命的危險。以下是幾種當代科學的假設，不過並沒有相對應的合理答案。某一派見解認為，老年人之所以擁有較好的免疫力是因為曾接觸過相似的病毒。血清學為這項說法提供了一項佐證，指出1830到1889年間出生的人們曾接觸過H1病毒。直到1890年後俄羅斯的新流感病毒H3才取代H1病毒，成為主要的大流行病毒。換句話說，年齡大於等於38歲的人，或多或少應該要有西班牙流感H1N1的抗體，特別是1834年出生的年長者，因於嬰兒時期即第一次接觸過H1病毒，所以對於H1N1的抵抗力尤為明顯。

另一派說法認為，假設西班牙流感的病毒株於約1915年左右獲得禽類基因，那麼西班牙流感病毒的前身，可能就是1900年後就出現的H1病毒。這對於二十世紀頭幾年出生的人來說意義非凡，因為他們在西班牙流感爆發時才約莫18歲，科學家普遍認為年紀輕輕就染上流感的人會出現免疫「盲點」，通常稱作「抗原原罪」，也就是人體會「召回」第一次感染時製造的抗體，而非針對新流感病毒製造新的抗體。病毒甚至可能利用抗體依賴性增強現象（antibody-dependent enhencement），透過細胞過去的免疫反應規避體內的免疫防線，更順利感染細胞。

這種說法足以解釋為何不論流感於何處爆發，死亡病例的年齡總落在二十歲到四十歲之間。然而對於多數專家而言，只要不能準確了解在1890年先後出現的病毒，以及受影響年齡的確切免疫學特徵，這樣的說法還是不能排除臆測的成分。如同與陶貝格爾密切合作的流行病學專家，大衛．莫朗（David Moren）所指出，這樣W型的病死率模式也可能是因為當時的年輕人暴露在異常的環境下，實際原因無法確定。不過可以確定的是，我們對流感的生態學及免疫學有了更深的理解，也有更新的分子技術，都可以為大流行的模型分析帶來創見。陶貝格爾及莫朗認為：「在確定大流行發生的決定因素及疫情出現可能性的道路上，我們從沒走到這麼遠。」我們可以說，正是不確定性造就了流感，造就了１９１８年的大流行，造就了人們的焦慮，成就了一個高深且歷久不衰的研究領域。

關於流感大流行的最後數言，或許我們該轉而尋求歐美以外的旁觀者，從外部來看西班牙流感大流行的發病率及病死率。１９１９年，20歲的法蘭克．麥可法蘭．柏內特（Frank Macfarlane Burnet）在墨爾本大學醫學院學習時感染流感。他最終所幸並無大礙，這個經歷卻在他心中留下了難以忘懷的印象，進而點燃了他對流感和柏內特口中的「傳染病的本質發展史」的畢生迷戀。１９３１年，柏內特前往倫敦的國家醫學研究所，進行為期兩年的研究員計畫，研究病毒疾病的新興領域。他到倫敦時，恰逢雪貂可以感染流感之新發現，所以在他１９３４年返回墨爾本時，率先開發了在雞蛋胚胎中培養流感病毒的技術。這項技術也開啟了柏內特對流感研究的諸多貢獻。在他的研究中，他分析了新分離出的病毒與雞蛋胚胎培養流感病毒之間的毒性差異，這項研究也在之後為疫潮發生原因的遺傳學奠定基礎。柏內特受到尼柯勒和勒拜１９１８年在突尼西亞的發現啟發，在1914年也用數種從雞蛋中培養的病毒，對獼猴做出一系列試驗。獼猴在受到鼻內感染時，沒有任何發燒或不適的症狀，但在柏內特直接將病毒注射到牠們的氣管後，有數隻獼猴開始感到不適，且有一隻在解剖時發現大面積支氣管肺炎的跡象。不過，流感的流行病學，才是最讓柏內特著迷的。隨著他對1918年流感的致病率及死亡率的研究漸深，他就愈發相信，在人滿為患的軍營中，把農村和城市地區的新兵集中在一起，才是導致流感病毒肆虐的主因。不論是流感肺炎研究的權威學者（如威爾許）或是柏內特，都認為西班牙流感的出現「與戰況緊密相聯」。他認為，美國新兵在轉移到法國北部後，與不同國家的人任意接觸，造成流感病毒的極強毒性以及患者不尋常的年齡分布。柏內特總結：「如果早期美國的流感為全世界大流行提供最初的火花，那可以肯定的是，它是在歐洲被煽成大火的。」

但柏內特更為重視沒有受到流感大流行影響的人數。在免疫學的觀點下，三分之二的人口完全沒有被感染，以總人口數來看，死亡率只有2％。雖然這樣的病死率比一般的流行性感冒高出25倍，卻遠低於十九世紀的霍亂及鼠疫。這也解釋了為何除了十月份一波肺炎病例充斥著醫院，造成無法忽視的病死率外，1918年的大流行整體而言並沒有激起更大的恐慌。的確，流感曾經短暫的被視為「新的黑死病」，但到了

1918年的十一月，第一次世界大戰停戰宣言發布時，流感已再次變回一種廣為人知的季節性疾病。然而不幸的是，這樣的情形在由生態失衡以及環境干擾所引起的近數十年的流行病上，不能等同視之。

附註

（1）「Influenza」（流感）源於義大利文的「influenza coeli」，意指「天堂的感化」。

（2）菲佛的流感桿菌現今稱為流感嗜血桿菌。

（3）雞胚胎培養法現今仍是流感疫苗製作方法。

－2－

天使城瘟疫

1924年十月三日，洛杉磯市衛生官員——吉爾斯・波特（Giles Porter）醫生接到電話，便驅車前往墨西哥區中心一名鐵路工人家。幾天前，黑瑟斯・拉璜（Jesus Lajun）和他15歲的女兒弗朗西絲卡・孔查・拉璜（Francisca Concha Lajun）在克拉拉街700號公寓裡病倒，當時兩人都發著高燒。弗朗西絲卡出現痙攣、咳嗽等症狀，而黑瑟斯的鼠蹊部則出現嚴重的腫脹。波特將其腫脹歸因於由梅毒引起的「性腺發炎」，而對於弗朗西絲卡的發燒和咳嗽症狀，則斷定最有可能是流感所引起。他在報告中寫道：「病患情況並不嚴重。」然而，事實證明波特可是大錯特錯。兩天後，附近一戶持續照料弗朗西絲卡的公寓房東——露西亞娜・薩馬拉諾（Luciana Samarano），因相當擔心女孩的病情，而找來了救護車，不料弗朗西絲卡卻在送往洛杉磯總醫院的途中不幸身亡，一名病理學家後來將死亡原因註記為「雙肺炎」（double pneumonia）。年輕力盛的青少年患有嚴重肺炎的情形極其罕見。然而因為磚塊工廠、煤氣和電力廠環繞著克拉拉街，所以即便是晴朗的天氣，空氣中依舊充滿污染物質，再加上附近肉類加工廠散發出的陣陣惡臭，也難怪克拉拉街只有墨西哥人敢入住，年輕生命也容易早逝。

克拉拉街建於1895年，位於洛杉磯河（Los Angeles River）附近的一塊空地上，原先為白人中產階級居住的社區。隨著都市範圍的擴張，土地開發與大樓興建蓬勃發展，接連帶動市場對於製磚工人與廉價農業勞動力的需求，原本居住於此的義大利居民紛紛遷出，由來自邊界以南的拉美裔移民及工人逐漸取而代之。截至1924年，克拉拉街及周圍的307棟房裡早已擠滿超過2500名墨西哥人，整個克拉拉街範圍橫跨八個街區，東靠南太平洋鐵路（Southern Pacific Railroad），西鄰阿拉米達街（Alameda Street），南抵梅西街（Macy Street），街區經常都是人滿為患。許多房子都像薩馬拉諾在克拉拉街742號的家一樣，隔成許多個的小房間，或改造成出租公寓，最多可以同時容納30人，多餘的房客則會睡在房子後方加蓋的簡陋棚屋內。人類並不是這裡唯一的寄宿者，地板下方的狹小空間也是老鼠的庇護所，偶爾還會見到地松鼠的蹤影。簡而言之，這裡和在開發商口中號稱「不見貧民窟的永春之城」，有著天壤之別。

1920年代的洛杉磯約有100萬人口，是當時美國發展最快的都市之一。當時的美國人厭倦了寒冬刺骨的中西部以及人滿為患的東部，紛紛湧入南加州，踏上美好新生活的應許之地，那裡有石油、棕櫚樹、豐饒農地與明媚風光。自詡為「世界氣候之都（climatic capital of the world）」的洛杉磯房地產蓬勃發展，並形成了所謂的市郊住宅。社區在都市外緣的沙漠中如雨後春筍般出現，而眾所皆知滿是墨西哥裔的梅西區（Macy District）、鄰近的馬里雅納（Mariana）以及貝爾維德花園區（Belvedere Gardens districts）則是拉丁裔的聚集地。

1924年，洛杉磯的西語裔人口總數高達2．2萬人，他們的勞動蹤影隨處可見：在洛杉磯河附近的泥坑裡揮汗勞動，辛勤刨磚與建摩天大樓、形塑天際線的，是墨西哥裔；在雜貨店裡擺滿新鮮蔬果，把市中心豪華飯店地板擦得乾乾淨淨的，也是墨西哥裔。雖然這些棕色皮膚的居民隨處可見，但這個城市的大多數盎格魯撒克遜人卻選擇視而不見。人們會不時擔心西語裔可能帶有的疾病，及其出生率飆升對人口組成造成的影響。持反工會立場的《洛杉磯時報》（Los Angeles Times）老闆、加州著名地主與政治掮客——哈里・錢德勒（Harry Chandler）曾向國會說明：「墨西哥人不像黑鬼那樣會和白人通婚、混在一起，他們傾向待在自己的圈子裡，這就是他們不會構成威脅的原因。」

弗朗西絲卡去世的七天後，她的父親黑瑟斯也同樣染上怪病離世。五天後，當地綜合醫院證實露西亞娜・薩馬拉諾於十月十九日死於「心肌炎」，屬於心臟疾病的一種。當時露西亞娜懷有六個月身孕，而肚子裡未出生的孩子也一併去世。接下來薩馬拉諾的丈夫瓜達羅佩（Guadalupe）和幾名參加過露西亞娜守靈儀式的哀悼者都相繼染病，他們都曾遵照天主教的傳統從敞開的棺材前走過，並親吻屍體以示敬意。最後瓜達羅佩和弗朗西絲卡一樣，死因被判定為「雙肺炎」，而參加過露西亞娜守靈儀式的其他幾個人也都出現類似症狀。然而直到十月二十九日，醫院才派出駐院總醫師埃米爾・博根（Emil Bogen）進行調查。博根的第一站是貝爾維德花園卡梅利塔街343號的一棟房子，他回憶道：「房間正中央的雙人床上躺著一位墨西哥老太太，她的陣陣咳嗽夾雜嗚咽，還有一位年約30歲的墨西哥男子坐在一張靠牆的沙發上，雖然他沒有咳嗽，但顯得焦躁不安，還出現發燒的症狀。」當時屋內還有其他人在場，而其中一人則擔任博根的臨時翻譯。他們告訴博根那名男子在幾天前病倒，並出現了脊椎疼痛、體溫高達攝氏40度、胸部出現紅斑的症狀；而那位老太太在過去的兩天內則是不停咳嗽，甚至咳出大量血痰，嗓音也變得粗糙沙啞。

博根安排這兩個人上了救護車，然後和翻譯一起去了隔壁的房子，裡頭另一名男子和他的妻子、女兒也都出現了類似症狀。女主人告訴博根她感覺比之前好很多，而女兒則堅稱自己「沒有生病，只是有點累」。然而才短短三天，母女雙雙病危，婦女的丈夫更已撒手人寰。博根後來才知道該屋男主人正是瓜達羅佩・薩馬拉諾的哥哥維克多（Victor），他和妻子最近都參加了克拉拉街742號的守靈儀式。博根在742號屋內還發現了四名病入膏肓的4到12歲男孩，他們是露西亞娜和瓜達羅佩最近收養的孤兒。博根記錄道：「這4個男孩當晚被送進醫院，隔天該街區又有6個病例入院。入院後不久，他們就出現了嚴重的肺炎症狀，像是咳血痰和明顯發紺。」

薩馬拉諾的家隨後被貼上「死亡之家」的標籤，33名參加過露西亞娜守靈儀式的人、薩馬拉諾家族的親戚，以及住在克拉拉街742號的人全都染上瘟疫，其中31人相繼去世。在一份官方報告中，甚至將亡者依他們與「L.S.（露西亞娜・薩馬拉諾）」或「G.S.（瓜達羅佩・薩馬拉諾）」的關係排列。接著，照顧過露西安娜家庭的朋友兼鄰居潔西・弗洛雷斯（Jessie Flores）、夫婦兩人的兩個繼子、露西安娜和瓜達羅佩的母親，以及家庭牧師梅達多・布魯拉（Medardo Brualla）神父也都在薩馬拉諾一家之後相繼染病。布魯拉曾於十月二十六日前往克拉拉街742號公寓為瓜達羅佩和潔西進行臨終聖禮，幾天之後，他也咳出了血痰，並於十一月二日身亡。

瓜達羅佩死後，毫無戒心的衛生官員讓家屬領回遺體，其他家屬再次來到克拉拉街742號舉行儀式，參加守靈儀式的哀悼者不久又一一病倒。截至十月三十日，約有12人在綜合醫院病危，其中一位是露西亞娜・薩馬拉諾的堂兄——賀瑞斯・古鐵雷斯（Horace Gutiérrez），此時衛生官員終於從他身上採樣到病原體，但洛杉磯商會和市政廳也因此全都陷入了驚慌失措。博根醫生在記錄中提到，古鐵雷斯與四名薩馬拉諾家的男孩大約在同一時間到達醫院，且不久後都出現了同樣咳血痰和發紺的肺炎症狀。由於發紺是西班牙流感大流行的一個特徵症狀，醫生對這種流行病仍記憶猶新，所以才直覺性誤判為流感，導致這些病例被診斷為「流行性腦膜炎」（西班牙流感的併發症）。只有醫院的病理學家喬治・馬納（George Maner）抱持不同的想法，認為醫生們很有可能面對的是瘟疫。後來馬納為了驗證自己的想法，決定取用古鐵雷斯的痰液為樣本，透過顯微鏡進行檢查。眼前所見卻讓他不寒而慄。古鐵雷斯的痰液中充滿了微小的桿狀細菌，這些細菌看起來就跟馬納在教科書上看到的瘟疫桿菌巴氏桿菌

（Pasteurella pestis）非常相似。但對此他心中仍有疑慮，因此為了獲得其他意見，他找到了一個名叫羅伊・哈馬克（Roy Hammack）的蘇格蘭人，也就是洛杉磯總醫院病理科前主任。哈馬克在菲律賓服役期間曾治療過幾個鼠疫的病例，因此他以前曾見過這種桿菌。據悉當他通過顯微鏡看到眼熟的桿狀細菌時，他驚呼道：「太美了！美得倒大楣。」

鼠疫巴氏桿菌（正式名稱為耶爾辛氏菌，學名：Yersinia pestis）是目前已知最致命的病原體之一。1984年第三次鼠疫大流行期間，瑞士微生物學家亞歷山大・耶爾辛（Alexandre Yersin）成功在香港分離出此菌種，故得名耶爾辛氏菌。保守估計，耶爾辛氏菌在歷史上共造成一億人死亡，甚至可能高達兩億。儘管「瘟疫」二字帶給人類莫大的恐懼，感染人類卻只是桿菌生命週期中的意外。耶爾辛氏桿菌的自然宿主是野生齧齒類，例如旱獺、地松鼠以及老鼠，主要藉由居住在鼠窩內的跳蚤叮咬傳播，大部分在固定的鼠群間循環，不會對人類造成危害。只有當鼠群的免疫力下降，造成個體在短期內大量死亡，導致跳蚤失去宿主，或者患病的老鼠太靠近人類居住的區域時，才會有人畜傳染或轉移到其他動物宿主的風險。從寄生蟲學的角度來說，這對桿菌的存活不是件好事，因為這種意料之外的傳染通常會導致新宿主死亡，反而會使得桿菌無法繼續傳播。

傳染到人類身上的鼠疫共有三大類：腺鼠疫（Bubonic plague）、敗血性鼠疫（Septicemic plague）及肺鼠疫（Pneumonic plague）。腺鼠疫的成因是來自老鼠或其他齧齒類動物身上的跳蚤叮咬，使鼠疫菌進入人類的皮膚，人體受到感染後，人蚤或頭蝨可能會再將腺鼠疫傳染給下一個人類宿主。感染者撓抓傷口會造成菌體增生並擴散到淋巴腺，若叮咬處在腿部，則鼠蹊部會出現病徵，若叮咬處在手臂，則在腋下會出現病徵。隨著免疫系統開始抑制感染，淋巴腺逐漸腫脹發炎，形成疼痛難耐的卵圓形淋巴腺腫，「腺鼠疫」這名字就是這樣來的。平均而言，腺鼠疫潛伏期約為三到五天，患者會在發病三到五天後死亡，而未經治療的致死率約為百分之六十，末期症狀包括大量出血和器官衰竭。腺鼠疫最致命的形態是敗血性鼠疫，患者皮膚會產生深藍色斑塊、四肢發黑，這也是「黑死病」一詞的由來之一。在感染的末期，患者會產生譫妄，且惡瘡疼痛難耐，無法忍受任何輕微的觸碰。唯一值得寬慰的是，這種鼠疫只會透過跳蚤叮咬來傳播，而且死亡來臨得極快。

相較之下，肺鼠疫可直接在人與人之間傳播，其途徑為吸入空氣中的菌體或腺鼠疫患者的飛沫。通常肺鼠疫原發病例的出現是因為鼠疫桿菌從淋巴系統逃脫，進入患者肺部，導致肺水腫和二次感染。淋巴腺腫的位置靠近頸部時，桿菌遷移的狀況特別常見，雖然患者在這個階段不具傳染力，但會出現發燒或脈搏加快等症狀。然而，轉移後的一到四天內，患者情況會急劇惡化，水腫範圍擴大，引發壞死性肺炎（Necrotizing pneumonia）和劇烈的陣發性咳嗽，在這個階段，患者通常會咳血或吐血，導致病床血跡斑斑，若不在發燒開始的十二小時內接受治療，肺鼠疫患者必死無疑。飛沫或痰液中的鼠疫菌最遠可飛濺三十公分遠，因此臨近床鋪或沙發上的其他人也容易受到感染。在溼冷的天氣或環境之下，鼠疫菌可能附著於空氣中的小水珠，滯留數分鐘甚至數小時。在玻璃和金屬等堅硬表面上，鼠疫菌能存活長達三天的時間，在土壤等有機環境中則能存活得更久。

我們難以斷定在過去的鼠疫大爆發期間，腺鼠疫和肺鼠疫造成的死亡人數各佔多少比例，因為現代微生物學檢測技術發明以前，醫學診斷既不精確又極度依賴診療者對於臨床症狀的解釋。第一次鼠疫大流行始於拜占庭君主查士丁尼大帝一世（Justinian I）統治期間，約為西元541年至750年間，估計造成地中海盆地兩千五百萬人口死亡，一般認為該次爆發主要病狀是腺鼠疫。第二次大流行就是所謂的「黑死病」，普遍認為是混合型爆發，該次疫情始於西元1334年的中國，於十四世紀中期藉由貿易路線傳進君士坦丁堡、佛羅倫斯，以及歐洲各大城市，自西元1347年至1353年，導致歐洲減少了將近四分之一到二分之一的人口，至少有兩千萬人死亡，實際數字亦可能多達五千萬人。根據當時的義大利史學家所言，「腫瘤」（gavocciolo）是那時常見的病徵，也就是我們如今所知的「淋巴腺腫」和「腫脹」等腺鼠疫症狀。然而，在黑死病爆發的第一年——1348年，肺鼠疫的症狀也很常見。一名西西里島的史學家寫道：「人在談話間散播傳染病……患者幾乎同時病倒，被折磨得不成人形……患者咳出鮮血，持續不斷嘔吐三天後，因無藥可醫而死，隨之而去的不只和他們說過話的人，就連接受了他們遺物，或那些僅僅碰觸過他們所有物的人也都相繼死亡。」

肆虐中世紀的致命病原體竟然降臨天使城，這是1924年全洛杉磯人都不想面對的事實，更是所有企業主都想逃避的噩耗。當時的洛杉磯正積極將自己包裝成乾淨健康的退休勝地，一位鑽研加州和美西歷史的史學家威廉·德弗維爾（William Deverell）如此表述：「在人們的想像中，意氣風發的明日之都與瘟疫可扯不上邊。」由於該世紀初的舊金山腺鼠疫，科學家對瘟疫生態有了全新的認識，也因此衛生官員信誓旦旦宣稱加州已徹底根除所有「既存的」鼠疫。此時爆出洛杉磯仍有瘟疫存在的消息，導致美國公共衛生局（US Public Health Service, PHS）及加州州衛生局（Californian State Board of Health）的公信力大打折扣。

腺鼠疫在1900年左右傳進舊金山，最可能的途徑是隨著蒸汽船從檀香山而來的黑鼠。疫情一開始只在唐人街蔓延，造成一百一十三人死亡。然而，1906年經歷地震和火災後，舊金山的鼠患從鬧區傾巢而出，散布至整座城市，於1907到1908年間引發新一波更大型的疫情。因此，時任美國公共衛生局副局長魯伯特．布魯（Rubert Blue）推動大型滅鼠計畫。與他在1903年拆除唐人街舊屋及在鼠窩施放砷毒餌的柔性政策相比，這次布魯強硬下令部隊捕獵並就地撲殺所有老鼠。直到1908年一月為止，舊金山市僅剩最後兩個腺鼠疫案例，城裡約有兩百萬隻老鼠遭到撲殺。經過數千隻老鼠的解剖檢驗後，布魯和首席化驗人員喬治．麥考伊（George McCoy）從中得到有關鼠疫傳染的新知，並對桿菌於非流行期間在鼠類宿主身上如何生存有了新的見解。布魯和麥考伊發現，洛杉磯的主要病媒並非如印度和亞洲一樣是黑鼠（學名：Rattus rattus），而是褐鼠（又稱溝鼠、挪威鼠，學名：Rattus norvegicus）。繁殖力強的褐鼠喜居於下水道和地窖，牠們鑿出Y字型的洞穴，將食物儲藏在其中一側的分岔，巢穴則築在另一側，據布魯所言，這是褐鼠為了躲避掠食者的「智慧展現」，牠們靠著這招，順利從舊金山東北的濱海地區一路擴張版圖，遠至西南方的舊金山綜合醫院。

雖然1908年仍沒有人證實老鼠身上的跳蚤就是鼠疫的傳播媒介，但這種假設卻廣為流傳。布魯定期命令他的下屬幫老鼠梳理毛髮以便計算跳蚤的數量，因而發現：冬天時他的部下梳了二十隻老鼠的毛，卻只在牠們身上發現一隻跳蚤；而在天氣溫暖時，跳蚤的數量則大幅增加，一隻健康老鼠身上可能藏有二十五隻跳蚤，而一隻生病的老鼠身上則可能藏有八十五隻跳蚤。布魯推測只要這些跳蚤持續寄宿在老鼠身上，就不太會對人類造成威脅。只有當人類在驅逐老鼠，造成人鼠接觸，或當染病老鼠死亡，導致跳蚤必須尋找新宿主時，人類才有被感染的風險。然而，鼠疫的生態圈可不只有老鼠和跳蚤。

在中國，人們早就懷疑旱獺在非流行期間成為鼠疫的宿主。1908年，布魯、麥考伊和舊金山衛生局細菌學專家——威廉．威瑞（William Wherry）開始聯手研究舊金山灣東側各州的零星鼠疫案例。在此之前，沒有人認為加州地松鼠會和美國西部其他野生齧齒動物同樣容易感染耶爾辛氏菌，或是會在非流行期間成為瘟疫的媒介，然而早在五年前布魯就曾心生懷疑。當時一名康特拉科斯塔郡（Contra Costa County）的鐵匠因感染腺鼠疫而病逝於舊金山一家醫院裡，在詢問死者親友的過程中，布魯得知該名鐵匠已經一個多月沒有來過這座城市，但在發病的三到四天前，他曾在家附近的山上射殺一隻地松鼠。1908年七月，當時布魯確信舊金山不再有染疫的老鼠，然而就在同一個月，他卻得知康特拉一個牧場主人的兒子因染上了瘟疫而去世。布魯派出他的專業捕鼠人威廉・科爾比・魯克前去調查，而等待科爾比的正是所有典型動物流行疾病會出現的一幕：滿地的死老鼠屍體，而且在靠近男孩死亡地點的倉庫還發現一隻地松鼠的屍體。布魯立即下令科爾比和他的手下搜捕該區域其他牧場中的地松鼠，並從這些地松鼠身上檢測出耶爾辛氏菌。布魯在後來寫給華盛頓特區居民的信中說到，這可能是「加利福尼亞州地松鼠（學名：Citellus beecheyi）染上腺鼠疫的第一份證據」。麥考伊推測，地松鼠是從舊金山移動到奧克蘭的老鼠身上感染到疾病，那些老鼠與柏克萊後山的野生鼠群混在一起，並交換了體外寄生蟲，而這一假說也從他的研究中得到證實。他發現加州地松鼠身上大量寄生著兩種跳蚤，分別為黃鼠蚤（學名：Hoplopsyllus anomalus）和印鼠客蚤（學名：Nosopsyllus faciatus）。印鼠客蚤常見於大型老鼠身上，常會跟印度鼠蚤（學名：Xenopsylla cheopis）一併出現，公認為是1906年舊金山鼠疫大爆發時的主要傳播媒介，麥考伊同時也發現黃鼠蚤很容易攻擊人類。他寫道：「地松鼠所躲藏的倉庫裡跳蚤肆虐，一進去肯定會被叮得滿頭包。」麥考伊還在實驗室裡發現，黃鼠蚤很容易將松鼠身上的鼠疫傳播到天竺鼠和老鼠身上，反之亦然，這也讓他得出結論：「可以合理推斷自然環境中的傳播途徑應當也是相通。」

松鼠在非流行期間可能是鼠疫菌的宿主，而松鼠身上的跳蚤可能會進一步將鼠疫傳染給人類，這讓布魯相當擔憂。但人們卻認為這種風險僅限於康特拉科斯塔和阿拉米達兩郡，一旦遠離兩地就沒什麼好擔心，然而麥考伊卻在八月時收到一名十歲男孩的死亡報告，事發地點在洛杉磯東北部的伊利森公園（Elysian Park），位於康斯特拉科斯塔郡以南六百四十三公里處。一抵達男孩家，麥考伊就得知男孩在發病前七天曾在自家後院遭到一隻松鼠咬傷手部，經過鼠疫檢測後，男孩與附近發現的松鼠屍體都呈現陽性反應[1]。麥考伊指出男孩的住處距離市政廳只有三公里，且後門打開就會看到南太平洋鐵路的舊金山——洛杉磯線。

這震驚八方的消息一出，公共衛生局便擴大了搜索範圍。他們派狩獵隊前往附近的林地和山坡獵捕松鼠，並帶回實驗室進行檢測。時至1910年，麥考伊檢查了加州10個郡的15萬隻地松鼠，發現402隻（也就是其中的0.3％）感染了鼠疫。這些患病的松鼠來自聖路易奧比斯波郡和聖華金谷以南的地區，距離大海和當初假定的發源港口數公里。布魯將精力集中在發現染疫松鼠的地區，向洞穴投下有毒物質二硫化碳，並派遣狩獵隊進入樹林射殺野生齧齒動物，而布魯與齧齒動物的戰爭使他成為家喻戶曉的人物。1912年，他晉陞為公共衛生局局長，此為全國最高的醫療職位。直到1914年，21個受感染的牧場成功擺脫鼠疫。向鼠窩投毒後，官員複檢時僅發現一隻染疫的松鼠，這也讓科爾比得以聲稱「危機已經解除，無須擔心疫情擴散」。然而事實卻非如科爾比和他的同事所想，瘟疫的生態比他們預想的要複雜得多。事實是鼠疫從未完全自野生齧齒動物群中消失；相反地，病原體在跳蚤、松鼠和其他野生哺乳動物之間不斷交替遷移，其中包括花栗鼠、土撥鼠和草原犬鼠[2]。許多齧齒動物透過先天或後天免疫而對鼠疫具有抵抗力，然而每隔幾年，這種抵抗力就會減弱，導致宿主族群數量銳減，跳蚤的食物來源匱乏，而正是在這個階段，跳蚤會尋找新的宿主，跳到任何誤入齧齒動物洞穴的倒霉鬼身上，可能是另一種地松鼠，也可能是野鼠、田鼠甚至是兔子，不論是哪個物種，初次感染鼠疫的物種都會死傷慘重，所以科爾比才會在康特拉的牧場上發現老鼠屍橫遍野。

在1924年疫情爆發之前，加州衛生官員早該保持警惕，不僅要防止腺鼠疫再次爆發，還要預防肺鼠疫捲土重來。細菌學家只需要回憶一下5年前在奧克蘭爆發並造成13人死亡的肺鼠疫即可知其嚴重性。該次疫情始於1919年八月，一個名叫迪博爾托利（Di Bortoli）的義大利男子在阿拉米達縣（Alameda County）的山麓打獵，並將捕獵到的松鼠帶回租屋處大快朵頤。幾天後，迪博爾托利就向醫生抱怨他發燒，且身體右側感到劇痛。不幸的是，醫生將博爾托利的症狀歸咎於流感，甚至在迪博爾托利頸部疼痛發腫後，醫生也沒有聯想到一切都是由鼠疫所引起。實際上很可能是鼠疫桿菌從淋巴腺腫擴散至血液，引起敗血性鼠疫，進而導致扁桃腺發炎和繼發性肺炎。月底迪博爾托利去世時，他的房東、護士等5人也都染上了鼠疫，到了九月十一日，又有13人受到感染，且只有一人倖存。唯一不幸中的大幸是病人即時被隔離，疫情才得以受到控制。儘管如此，只因為和一隻松鼠接觸而導致疫情爆發，最後造成13人死亡，整起事件震驚了社會大眾。這表示加州松鼠（Californian squirrels）與西伯利亞旱獺（Siberian marmots）一樣，身上可能藏有感染了高毒性和肺炎芽胞桿菌（pneumotropic strains of the bacillus）的跳蚤。正如美國國務院衛生局傳染病司司長威廉．凱洛格（William Kellogg）所說：「加州徹底消滅受瘟疫感染的地松鼠之前，我們得時時保持警惕，不得鬆懈。」

凱洛格的擔憂源於１９００年舊金山瘟疫爆發的慘痛經驗，當時是他從疑似鼠疫的患者身上採集淋巴腺樣本並送到天使島，交由美國海軍醫院實驗室的喬瑟夫・金揚（Joseph Kinyoun）進行化驗。金揚證實樣本組織中含有鼠疫桿菌，且該桿菌正是造成天竺鼠染病死亡的元凶。凱洛格因為這項發現而陷入困境，因為加州州長亨利・蓋吉（Henry Gage）聯合當地企業對金揚發起抗議，凱洛格也因此被迫出面保護金揚。蓋吉等人對於唐人街遭到封鎖隔離一事憤憤不平，他們質疑金揚的方法和發現，並指控其隔離政策在「散播恐慌」，更進一步倡議「將散播瘟疫謠言列為重罪」。儘管美國財政部底下有一群頂尖細菌學家組成的委員會為金揚的研究成果背書，但是同樣遭到質疑和毀謗的凱洛格仍感到「這場爭論充滿前所未見的惡毒和不公不義的卑劣手段，自始至終不可能平等公正」。

所幸１９００年的爆發只造成１２１起病例便受到控制，最後僅造成１１３人死亡。１９０７年鼠疫再次來襲時，政客和衛生官員不再假裝若無其事，而是迅速發起大規模滅鼠行動，防堵疫情延燒。如同美國其他領教過瘟疫血淋淋教訓的細菌學家和官員，凱洛格虛心學習鼠疫知識。１９１０年冬天，中國滿州地區爆發肺鼠疫的消息傳回加州，引起凱洛格密切關注。該場疫情據判是由生活在蒙古及西伯利亞一帶、皮毛價值不斐的蒙古旱獺所引起。疫情最先始於中國與西伯利亞邊界的滿洲里市，從1910年十月開始逐漸隨著南滿鐵路擴散至哈爾濱及其他沿線市鎮。造成疫病肆虐的元凶是來自中國其他地區的狩獵新手，他們被毛皮生意的高額利潤吸引而湧入滿州，但處理染病獵物的態度卻不如滿洲獵手謹慎。隨著寒冬來臨，獵手們紛紛返鄉，擠進人滿為患的列車和客棧，感染其他返鄉的農工苦力。醫院裡很快便湧入了大量的病患，截至1911年二月已有五萬人死亡，許多屍體當場火化，拋進屍坑中的更是堆積如山。劍橋畢業的中國瘟疫專家伍連德（Wu Lien-Teh）深入研究該起疫情，他發現患者普遍有肺炎症狀，卻毫無淋巴腺腫的跡象。伍連德與來自美國的熱帶醫學家理查德・史壯醫生（Richard Strong）合作，一共解剖、化驗二十五具屍體，最後確認了耶爾辛氏菌的存在。同一年，中國於奉天（今瀋陽市）召開萬國鼠疫研究會（International Plague Conference），伍連德在大會中提出了鼠疫桿菌耶爾辛氏菌出現的證據。

當時多數專家學者仍認為鼠疫只出現在鼠類身上，並且藉由跳蚤作為傳人媒介，因此「鼠疫菌能以飛沫形式由旱獺直接傳播給人類」這樣的假設飽受爭議。隨後，中國及日本官方圍捕約五萬隻鼠類並進行精密檢測，卻沒有發現任何感染跡象，使得更多人開始支持旱獺飛沫傳染的假說。有專家懷疑滿州的菌株比過往在印度及其他地方爆發的腺鼠疫毒性更強，有些專家則認為蒙古旱獺身上的鼠疫菌屬於親肺菌種，喜好居住在宿主肺部，後者的理論在史壯的實驗佐證下顯得更加完整。史壯當時負責統管菲律賓科技部設在馬尼拉的生物實驗室，同時也帶領著萬國鼠疫研究會的美國代表團，他在大會中證實患者呼氣過的培養皿能養殖出鼠疫菌，且暴露在含菌體飛沫中的健康蒙古旱獺也會感染肺鼠疫。

另一個可信度高的理論則跟天氣有關。在肺鼠疫蔓延的三個月期間，滿州的平均氣溫是攝氏零下三十度，而自1896年起即受腺鼠疫反覆侵擾的印度，平均氣溫則是攝氏三十度。菲律賓科技部的兩位科學家奧斯卡・提格（Oscar Teague）和M・A・巴柏（M. A. Barber）對耶爾辛氏菌以及其他具傳染力的細菌進行一連串的蒸發實驗，實驗結果發現濕度低時，環境中以飛沫形式傳播的菌體消失得非常快，在濕度高的情況下則相反。他們在研究中寫道：「一般情況而言，嚴寒氣候地帶大氣濕度經常偏高，而溫暖氣候地區則相反。由於痰液飛沫在冷空氣中滯留時間較長，鼠疫桿菌的存活時間也較久，因此肺鼠疫在氣候寒冷的情況下更易傳播。」

然而，並非所有人都認同氣候是關鍵因素。雖然伍連德見識了1910年哈爾濱的嚴冬，但他並沒有就此認為天氣與疫情爆發有重大關聯。伍連德提出「豐富的證據」

證明肺鼠疫也會在氣候炎熱的地區爆發，包括埃及以及西非等地，他認為關鍵的因素應該是人潮過於擁擠以及近距離接觸病患。他指出：「大部分感染發生在室內。尤其在夜間苦力紛紛返回溫暖卻擁擠的下榻處時，傳染風險更高。」除此之外，有學者認為冷空氣使得帶有病原體的痰液滯留在空氣中，結凍的微小粒子四處散播，才導致瘟疫肆虐。伍連德對此回應：「要是感染發生在戶外，肯定是透過人與人直接接觸傳染，並非是因為吸入結冰的痰液微粒所致。」

綜合評估1919年奧克蘭的情勢，凱洛格認為衛生部門相當幸運。這場疫情發生於溫暖乾燥的八月，所以「條件不利於飛沫傳播」。凱洛格寫道：「飛沫蒸發速度快，鼠疫菌也會隨之死亡，因此一般的預防措施便足以……確認患者感染的情況。」凱洛格知道倘若加州氣溫再低一點，或者環境中的水分蒸發量再低一點的話，情況可能會有所不同。凱洛格的結論是：舊金山和洛杉磯必須警戒預防野生松鼠引發的腺鼠疫，東部城市則需特別注意肺鼠疫。根據凱洛格的觀察，只要有任何受松鼠感染的潛伏期個案在冬天前往東部各州，並發展成獵人迪博爾托利個案的病況，就可能造成肺鼠疫大流行。凱洛格最後得出以下的結論：儘管鼠疫菌長期存在於加州地松鼠族群體內，成為腺鼠疫爆發的潛在危機，但「因為氣候使然，對太平洋沿岸城市而言，肺鼠疫並不是什麼太大的威脅」。

雖然１９２４年十月的洛杉磯仍在晚秋的熱氣中蒸騰，凱洛格口中不可能的災難卻已成真。賀瑞斯．古鐵雷斯的痰液中採集到的耶爾辛氏菌，以及患者劇烈的咳血與發紺症狀，敲響了警鐘——一場大規模的肺鼠疫在墨西哥住宅區大肆蔓延。即便如此，衛生官員仍選擇搪塞應付，只因他們害怕瘟疫對洛杉磯的政治及經濟造成嚴重後果，更怕由官方聲明「黑死病已降臨在這座未來之城」可能帶來的恐慌。當馬納博士展示充滿桿菌相片的簡報時，洛杉磯衛生醫療主任路瑟．包爾斯博士（Dr. Luther Powers）拒絕相信眼前的證據。包爾斯批評這份簡報粗製濫造，並要求馬納回去重新檢測。儘管如此，包爾斯仍然採取了預防措施，他派出幾名隔離檢疫官到梅西街區，告知當地居民「致命版的西班牙流感捲土重來」。

當時瓜達羅佩80歲的祖母瑪麗亞．薩馬拉諾（Maria Samarano）在綜合醫院接受治療，隨後於十一月一日逝世，成為疫情爆發的第四名犧牲者。即便如此，對於瘟疫一詞，沒人敢在公共場合提起。然而，就在十月三十一日晚上，醫院院長向州政府和聯邦政府官員各發了一封電報，詢問鼠疫血清和疫苗的領取地點，而公衛局派駐洛杉磯的資深醫師——班傑明．布朗（Benjamin Brown）先行得知其中一封電報的內容。由於無法確定電報內容的可信度，布朗致電給醫院確認病房裡是否有瘟疫患者，然後再打電話給公衛局局長休・史密斯・卡明（Hugh S. Cumming），提醒他注意事態的嚴重性。為防消息走漏，布朗在電報中以暗號寫道：「18例Ekkil（肺鼠疫），3例Suspect（疑似感染），10例Bego（病逝），Ethos（情況惡劣）。」而另一方面，卡明接到消息後，命令駐舊金山的資深醫師詹姆斯・佩里（James Perry）前往洛杉磯展開嚴密調查，但當時檢疫官已經把靠近克拉拉街死亡之屋附近的八個街區全都封鎖了起來，就連新聞記者都察覺到了不對勁，開始問東問西。

傳染病一直是製造謠言和恐慌的熱門話題。當病原體不明、疫情資訊不清時，更會加劇謠言散播的速度，恐懼也隨之而來。最早披露消息的是《洛杉磯時報》，該報社在十一月一日刊登的報導中，聲稱9名參加了克拉拉街742號守靈儀式的哀悼者死於類似肺炎的「怪病」，甚至將受害者名字一一列出，導致讀者誤解此衛生問題與白人毫無關係。該報接著寫到另有8人在醫院接受隔離治療，其中一部分的人也「難逃死劫」。此外還寫到衛生當局「分離出了一種細菌」，這和《先驅報》（Herald Examiner）以及其他洛杉磯報紙在選字上一致，都避開了駭人聽聞的「瘟疫」一詞。該報聲稱在細菌研究結束之前，官方不會公布進一步的消息，且目前為止患者均統一接受「西班牙流感的技術診斷」。儘管政府竭力防止消息擴散，身為美國國務院衛生部長，凱洛格的同事威廉・迪克（William Dickie）博士，讀到加州報紙上諸如此類字句隱晦的報導後，馬上警覺到墨西哥住宅區出了點問題。迪克立即向洛杉磯代理衛生官埃爾默・帕斯科（Elmer Pascoe）博士發了一封電報，要求他「立即將露西雅納・薩馬拉諾的死因以電報匯報」。在前任衛生官因心臟病發猝死後，帕斯科才剛接任該市最高衛生職位，而他在內文僅簡短寫道：「露西雅納・薩馬拉諾死於鼠疫桿菌」。

隔離區已擴大到貝爾維德花園，約有四千人被匡列其中，而警察和消防部門收到嚴格指示，禁止任何人進出封鎖區，且得於患者的住宅或是收容所前後加設警衛，同時禁止公開聚會，並要求父母禁止孩子前往學校和電影院。雖然梅西街沿線的太平洋電車仍正常行駛，但也禁止旅客在隔離區附近的車站上下車。

此時的洛杉磯猶如鯊魚出沒，武裝警察進駐墨西哥區，就相當於在沙灘上張貼告示，警告一旦進入這片水域就不再安全。不過衛生部門並沒有向大眾揭露真相，而是在當地報社編輯的支持下維持虛假的說法，就像是《洛杉磯時報》（Los Angeles Times）聲稱這次只是爆發「惡性肺炎」（malignant form of pneumonia），然而這種舉動激怒了西語報社《墨西哥先驅報》（El Heraldo de Mexico），他們抨擊當局根本是自欺欺人，「將自己蒙在鼓裡」。在洛杉磯其他報社絲毫不敢提及瘟疫的情況下，這種聲音顯得格外孤獨。但只要出了洛杉磯，狀況就截然不同。《美聯社》（Associated Press）於十一月一日報導：「加州出現21名『黑死病』的受害者」。《華盛頓郵報》（Washington Post）於十一月二日寫到：「洛杉磯13人因肺鼠疫病故，街上人人自危」。《紐約時報》在十一月三日揭露：「肺鼠疫再度奪走7人性命」。

比起洛杉磯官員應對疫情的無能，這些都市大報在報導上的差異，彰顯的其實是東西兩岸的商業競爭，以及企業主對疫情引發經濟衝擊的擔憂。在二十世紀的洛杉磯出現來自黑暗時代的瘟疫，可是場棘手的公關夢魘，也難怪該市領袖和報社的本能反應就是要混淆視聽。正如《先驅報》總編輯楊喬治（George Young）向洛杉磯商會董事會所通報：「《赫斯特報》（Hearst）不會刊登任何與洛杉磯利益有衝突的報導」。這不僅關係到洛杉磯旅遊業收益和房地產行情，也關係到位於聖佩德羅（San Pedro）的洛杉磯港能否成為美國最大的商業港口。如果華府的聯邦衛生官員懷疑港口附近有瘟疫，那麼衛生部長將別無選擇，只能勒令關閉港口，嚴格實施海上檢疫。當局必須確定該市沒有瘟疫，也排除老鼠和其他齧齒動物將疾病攜入碼頭的危險，才能解除封鎖，因此一旦開始實施隔離就會耗費至少十天，但等到了那個時間點，這座城市的聲譽與商業利益早已受到損害。

多年來洛杉磯一直以其優越的氣候和生活品質而自豪，不斷以陽光普照和幸福洋溢的形象進行自我包裝。對於紐約報社來說，瘟疫本身即是話題所在，更何況疫情發生在4800公里遠的西岸城市，那可是增加報紙發行量的大好時機，他們不在意報導真相是否會引發恐慌，只要能戳破那些人的傲慢自大，並抹去加州人臉上虛偽的笑容，一切就都值得。

1924年還沒研發出能夠對抗肺鼠疫的治療方法，醫生頂多只能提供咖啡因和洋地黃之類的興奮劑，又或者像是嗎啡之類的鎮靜劑。照理來說，若能做出疫苗，或從康復病患身上提取抗體，就能夠改變局勢，但前提是要能及時發現對疾病產生抗體的病人，並在一般患者感染初期就給予血清以改變病程。在沒有治療的狀況下，90%的染病者都會死亡。

對於那些曾參加過露西亞娜·薩馬拉諾的守靈儀式、曾寄宿在她的公寓、曾幫忙照顧過她親戚的人來說，幾乎可以肯定一切都太遲了。但對於那些還沒有接觸過薩馬拉諾家族或夾帶著病原體的痰或血的人來說，「接受隔離與快速隔離病人」肯定能打破傳染鏈。這些措施在1911年最終成功制止了哈爾濱的疫情，並在1919年遏止了奧克蘭疫情的擴散。雖然官方並未正式診斷為鼠疫，但綜合醫院的醫生仍對這種感染和發紺症狀保持警惕，將病人安置在隔離病房，並在接近病床時戴上口罩和橡膠手套。然而，當局決定封鎖梅西街和貝爾維德花園，似乎並非是為了控制疫情，而是單純出於種族歧視和偏見。

由於落杉磯報和市長喬治・克萊爾（George Cryer.）消極的態度，造成疫情紀錄不完整以及資訊不透明，導致難以釐清事情的來龍去脈，唯一可以確定的是：只有州衛生局局長沃爾特・迪克（Walter Dickie）有權下令對墨西哥區進行檢疫隔離，但他直到十一月一日才得知疫情，而該地區卻在郡衛生局局長J・L・波洛莫伊（J・L・Pomeroy）的決策下，早已全區封鎖。雖然波莫洛伊是位有證照的合格醫生，但這項決定似乎並非出於他對鼠疫的了解，而是出自他對墨西哥人鄙視的態度。1920年代以前，為了避免來自邊境的移民傳入天花和斑疹傷寒，種族隔離早已成為洛杉磯和其他南加州城鎮的常見手段。波莫洛伊表示出動特警隊是「隔離墨西哥人的唯一有效方法」，更命令下屬祕密進行封鎖行動，以免引起恐慌。為此他徵召75名警員，並在貝爾維德花園的梅西街和卡梅利塔街交界處謹慎部署，為了避免「民眾驚慌逃竄」的亂象，他告誡警員必須等到午夜，確認所有的居民都回到家以後再開始動作。時間一到，警方立刻拉起了封鎖線，設立「絕對隔離區」。這項為期兩週的封鎖行動最終擴大至五個西班牙裔所居住的地區，然而其中只有梅西街和貝爾維德兩區有確診的鼠疫案例。正如史學家德弗維爾所說：「其他隔離區只查出種族，沒有查出病。換句話說，政府認為墨西哥人在哪，鼠疫就在哪。」

雖然從今天的標準來看，波莫洛伊的方法充滿歧視，但成效實則優異。所有的死亡案例中，除了一名是因運送病患而感染的救護車司機外，其餘患者全都來自隔離區，而且皆可以追溯到薩馬拉諾家族或曾參與任一次守靈儀式的哀悼者。事實上，波莫洛伊實施隔離的部分動機來自於公寓房客的訊問結果，這些房客都和瓜達羅佩年邁的祖母——瑪麗亞・薩馬拉諾一同住在卡梅利塔街343號。博根兩天前造訪過該地，並發現瑪麗亞和瓜達羅佩的弟弟維克托都已病入膏肓。波莫洛伊到達卡梅利塔街時，維克托早已疑似死於「腦膜炎（meningitis）」。然而他從一位房客口中得知維克托最近才曾參加了父親的葬禮，波莫洛伊立即在房子的前後派駐了武裝警衛。接著，他發現露西亞娜・薩馬拉諾的一個堂兄在貝爾維德花園的另一所間房子裡去世，而且他的妻子也被診斷出罹患同一種疾病。波莫洛伊似乎是因上述種種情況，而決定將隔離範圍從梅西街擴大至貝爾維德花園，甚至超出洛杉磯郡的邊界。

對墨西哥居民和其他同樣身陷封鎖區的人來說，第二天早上一醒來，就發現自己成了囚犯，內心肯定感到惶恐不安，「病囚（inmate）」正是衛生當局稱呼他們用的官方術語。事實上，隔離措施一就位，當局就立刻開始挨家挨戶檢查，並將生病或疑似接觸過患者的人送至綜合醫院的隔離病房。其他民眾則接獲通知每天要用熱水、鹽和萊姆汁的混合液漱口。商會拒絕申請額外的資金來為疫區的居民提供物資，轉由當地的慈善機構負責配送食品和牛奶。

受困家中的人們暗自猜想著誰是下一個「『黑死病』（Muerto Negro）的犧牲者」，他們只能任憑人生跑馬燈在眼前流轉，並不停自我安慰來取得慰藉。卡繆（Camus）曾要我們在這種情況下「告訴自己，瘟疫只不過是內心的恐懼和終將逝去的噩夢」。但瘟疫並不只是恐懼，而是真真切切發生的事情，隨時都可能毫無預兆襲向任何人。患病唯一的救贖就是能夠遠離檢疫區，因為病情最嚴重的患者便能住進綜合醫院的隔離病房內。為了阻止疾病發展，醫生會往病人的靜脈注入紅藥水（Mercurochrome solution），這是一種用於治療小傷口和瘀傷的含汞消毒液，但對鼠疫卻幾乎毫無作用[3]。瓜達羅佩三個兒子中的長子——羅伯托（Roberto）於十月二十八日接受了一次紅藥水點滴的治療，連續注射三次，卻在兩天後死亡，而且幾乎「全身都是感染的特徵」。羅伯托死後，他的弟弟吉伯托（Gilberto）和阿弗雷德・伯內特（Alfredo Burnett）相繼去世，露西亞娜・薩馬拉諾與前夫所生下的兒子——阿弗雷德與疾病英勇對抗長達13天後，於十一月十一日去世，離世前處於惶恐譫妄的狀態。最後克拉拉街742號的兩名房客也都身亡，但薩馬拉諾的次子——勞爾（Raul）卻活了下來，成為這個被冠上死亡之家名號的家族中唯一的倖存者。八歲的他雖然和兄弟姐妹們是同時從克拉拉街撤離，但和手足不同的是，他接受鼠疫血清並成功倖存，長大後在美國海軍和洛杉磯工兵部隊服役。另一個著名的倖存者是護士瑪麗・科斯特洛（Mary Costello），她曾照顧過克拉拉街的瓜達羅佩・薩馬拉諾，十月二十九日綜合醫院告知科斯特洛確診，萬聖節前她的兩個肺都出現病變，並咳出「血痰」，施打紅藥水後，科斯特洛的病狀稍微減緩，幾天後她也同樣接受了鼠疫血清，或許正是這一點造就不同的命運。

令人難以置信的是，身處同一座城市的其他洛杉磯人似乎對疫情爆發和隔離漠不關心。一名男子回憶說道，疫情宛若遭到「全面噤聲」，就連他那住在距離梅西區幾步路、經常購買洛杉磯時報的父親都承認對疫情了解少之又少。但其實仔細想想，這一點也不奇怪，畢竟《洛杉磯時報》和其他市政報紙直到十一月六日才提到該病的正式名稱，而傳染病的消息早在那之前就已或多或少傳了開來。即便如此，各報社仍試圖為自己辯駁護，聲稱肺鼠疫只是惡性肺炎的「專業術語」。迪克帶著真誠又稍微慌張的語氣說道：「鼠疫在加州並不新奇，雖然瘟疫的爆發還是有潛在的危機……但大眾無須驚慌。」

洛杉磯外的情景卻是截然不同，報紙爭相報導最新的發展動態，尤其關注對鼠疫血清的需求以及戲劇性的血清運送過程。費城的製造商——莫爾福德實驗室（Mulford Laboratories）甚至將洛杉磯的困境視為商業行銷的大好機會，定期向新聞界釋放血清的最新消息。十一月三日，帕斯科（Pascoe）向莫爾福德購買血清，用汽車將數瓶血清送往長島的米內奧拉機場，隔天將血清移上一架郵機，飛行4800公里抵達舊金山，再從那裡飛往洛杉磯，並於十一月五日到達市立衛生局。《紐約世界晚報》（New York Evening World News）十一月五日的報導指出：「鼠疫血清乘飛機快速抵達洛杉磯」，幾天後費城的《大眾紀事報》（Public Ledger）更加以補充：「還有5000劑正送往西岸」。

莫爾福德實驗室竭盡所能宣傳疫苗橫越大陸的故事，他們宣稱在收到訂單的三十六小時內，「血清瓶便順利抵達這場黑死病抗戰的前線」。送貨員漠視速限將珍貴的血清火速送達米內奧拉機場，緊接著，雖然鹽湖城的一場暴風造成班機延誤，但是「福音使者很快便再次上路」。對於熱愛洛杉磯的當地市民來說，莫爾福德這種往自己臉上貼金的聳動報導讀起來肯定相當不舒服。「腺鼠疫，又稱黑死病，是十四世紀歐洲的瘟疫，曾造成上百萬人死亡的恐怖瘟疫。」莫爾福德在公司刊物中如此聲明。面對這種言論，善於處理公關危機的洛杉磯企業主們很快投身這場輿論戰，從中左右真相。為了安撫客戶，洛杉磯商會會長威廉·萊西（William Lacy）在《洛杉磯地產報》（Los Angeles Realtor）的一篇文章中聲明「洛杉磯正遭逢一場輕微腺鼠疫」，並說明旅客不需要為此放棄他們的加州假期。

這場疫情不僅有損洛杉磯苦心經營的度假勝地形象，對於公共衛生局和州立衛生局來說更是頭痛。華府上下對於報社聳動的報導愈發警戒，要求國會保證聯邦衛生官員會盡其所能防堵鼠疫擴散至其他港埠都市。但嚴格上來說，疫情發生在墨西哥裔的居住區，權責歸屬於洛杉磯市府衛生部門以及州立衛生局，除非疫情擴散到洛杉磯港，否則公共衛生局無權干涉，只能從旁提供建議。理論上來說，分級合作對地方政府、州政府以及聯邦政府都有利，但實際上洛杉磯市的主責衛生官是經任命的政務官，其上級便是市長喬治·克萊爾，而市長卻又聽命於洛杉磯商會的董事群。帕斯科的角色讓他動彈不得、無計可施，因為市長克萊爾對任何損害城市形象或商業前景的論調皆異常敏感。最後，帕斯科踰越權責，向東岸的報社承認洛杉磯腺鼠疫的存在，克萊爾因而拒絕讓他升遷，甚至任命了另一位更唯命是從的衛生官取而代之。相較之下，迪克則相當賞視帕斯科的專業能力，在十一月三日於市長辦公室舉辦的會議中，迪克受命負責掃蕩瘟疫，而他堅持將帕斯科納入團隊中。即使董事會害怕外人將疫情在聖佩德羅港周遭蔓延的情報洩露給華府，克萊爾卻不得不答應迪克的要求，同時他也無法阻止迪克賦予詹姆斯·佩里顧問委員一職，而佩里正是公共衛生局從舊金山調派來監控現狀的。佩里發現自己也陷入同樣尷尬的處境，夾在華府上級和當地政府之間。衛生局長擔心當地負責的官員無法勝任職位，但過度介入卻可能被視為干涉州政府的行政獨立權，或是在蓄意破壞迪克的權威。事實上，就結果而言，佩里或許有些過於包庇當地官員。十一月七日，佩里因為未能即時回報資訊給華府而遭到譴責，對此他解釋道：「迪克有時『非常渴望』掌控全局，且目前疫情仍有究竟是否為腺鼠疫所造成的疑慮。」有趣的是，其他專家也與佩里有相同的見解，其中包括凱洛格。凱洛格與佩里一同抵達洛杉磯，並堅持要在接受馬納的診斷前先自行對菌體做培養實驗。證明這場傳染病確實是瘟疫後，佩里愈來愈常與迪克意見相佐。爭論的核心在於：墨西哥居住區爆發的鼠疫，究竟是由松鼠還是老鼠攜入？亦或是兩者皆有？這幾種不同的論點，對洛杉磯市的其他區域和港口而言，意義截然不同，對此兩人更是各持己見。迪克和郡立衛生部門的同事認為這波疫情追本溯源是由染病松鼠造成，一如當年奧克蘭爆發的情況，也就是說當最後一名病患住院隔離時，將不再發生傳染。舊金山胡柏基金會（Hooper Foundation）的醫學研究主任卡爾．邁耶爾（Karl Meyer）是名細菌學家，他曾為了要熟悉麥考伊的研究技術而造訪他的實驗室，在胡柏的建議之下，他們為墨西哥居住區中的老鼠梳毛，發現大量學名為「松鼠蚤（Hoplopsyllus anomalus）」的跳蚤以及另一種學名為「山穿手蚤（Diamanus montanus）」的跳蚤，這種跳蚤在地松鼠身上較常見。邁耶回想起1908年在伊利森公園接觸松鼠而死亡的男孩，便推測此次疫情的發源地應該在「偏遠內陸地區」，而非港口，但佩里對此持反對意見。在華府緊迫的電報催促之下，佩里堅稱是老鼠造成這次疫情爆發，且唯有啟動預算充足的滅鼠計畫，掃蕩墨西哥居住區以及港口一帶，才是洛杉磯擺脫瘟疫的唯一辦法。商會並不樂見這樣的結論，其理由再明顯不過了。然而，十一月中，商會還是批准了二十五萬美元的資金來執行滅鼠計畫，並答應會在有需要時繼續提供資助。十一月十三日由商會與市議會在共同召開的會議中，迪克作出了重大決定，他站在插滿黑色圖釘的確診案例分布圖前面，語重心長地警告與會者：「我明白港口是這座城市的希望，也是政府及商會諸位的希望，但是只要瘟疫還存在於這城市裡，只要港口的衛生安全有疑慮，各位就不過是在做春秋大夢。」根據迪克的預測，如果無法證明聖佩德羅港安全，「港口的貿易量將會迅速減少一半，而任何已知的傳染病都從未對經濟造成這麼大的衝擊」。

洛杉磯企業主決議投入鉅額資金來防疫，或許他們是希望透過行動向華府官員證明自己積極防疫的態度，以避免聖佩德羅港遭到檢疫封鎖，但這不過是癡心妄想罷了。迪克以及衛生部門積極滅鼠的決心，終究不敵公共衛生局對自身聲譽的憂心，還有他們對加州政客與企業主的戒心。幾年前，在舊金山的滅鼠行動中，聯邦官員見證了當地報社在受市長蓋吉鼓勵之下，對金揚博士的專業提出種種質疑。儘管最後1907年的舊金山疫情迫使蓋吉卑躬屈膝，與聯邦防疫委員會及公共衛生局合作，卻還是留下了後遺症。衛生局長布魯和繼任者，同時也是金揚的學生的休．卡明，兩人都對加州的市級衛生部門和州衛生官心生疑慮。1923年，為了促進州政府與中央合作，加快資訊流通，卡明將全美國劃分為七個公共衛生區，並指派有經驗的官員負責駐守。其中一個重要駐紮點是天使島檢疫隔離中心，卡明指派自己的知心好友李察．

H．克里爾（Richard H. Creel）出任助理駐守於此。克里爾負責從舊金山監控包括洛杉磯在內的美西港口隔離狀況，同時嚴密監督迪克的滅鼠計畫，並將情報回傳給坐鎮華府的卡明。

為了向州立衛生局展現自己能勝任此職，迪克將辦公室搬進威爾希爾大道上的太平洋金融大廈，並自稱為「總指揮官」，統領127人所組成的滅鼠大隊。這間辦公室貼滿釘著彩色圖釘的地圖，每顆圖釘都標示著成功捕獲鼠類的地點，紅色代表老鼠，黃色則代表松鼠。

在迪克的領導之下，捕鼠計畫以軍事等級嚴格執行。其中一隊捕鼠小隊專門負責港區，他們奉命檢查每艘入港的船隻，並捕捉所有在港口周遭發現的鼠類，捕獲的老鼠被送到第八街的官方實驗室進行檢測。與此同時，其他小隊分散搜索墨西哥居住區，開始「打擊瘟疫」的行動。以1900年在舊金山唐人街的滅鼠行動為參考，工作隊拆除克拉拉街及其周圍地區的房屋壁板，並把建物建高，離地面約45公分，以便工作犬和貓可以自由進入建築物，將鼠類從巢穴中驅趕出來。另一方面，工作隊員撤出室內用品，包括家具、衣物、床單，以及房客的遺物。快刀斬亂麻戰略的最後一步是以石油、硫磺或氰化物等氣體熏蒸房屋，這麼做能確保任何滯留在屋內的生物早日西歸。誘捕及滅鼠行動同樣激進。防疫隊準備了藏有磷或砷等的麵包塊作為毒餌，撒滿檢疫隔離區和周遭的問題社區。市立衛生部門還為每隻死老鼠或松鼠提供1美元的賞金，徵求民眾將屍體帶到第八街的實驗室統計並檢測。結果獵鼠量不足，衛生部門便決定雇用男性獵手，並提供每天130美元的工資。對那些從一戰退伍的軍人來說，這遠遠超過他們正常就業的收入，因此退伍步兵紛紛蜂湧而至報名獵捕隊，渴望展示自己的射擊技能。不久之後，梅西區步槍聲此起彼落，狩獵範圍內的鼠類死得一乾二淨後，獵捕隊朝向貝爾維德花園和郡內其他地區邁進。迪克警告眾人：「找到窮凶惡極的鼠輩之前，獵捕行動可能會自洛杉磯中心向外延伸超過數百公里。」

諷刺的是，墨西哥居住區這場滅鼠行動中所捕獲的鼠類數量遠低於預期，港口區的捕獲量甚至趨近於零。直到十一月二十二日，港口一共捕獲一千隻老鼠，其鼠疫檢測皆呈陰性反應。與之相對，市中心的頂級旅館和百貨公司所在之處，捕獲的鼠類數量卻高於預期，這結果讓商會顏面盡失。多次伴隨衛生官員出勤稽查的邁耶，曾經造訪由一名日本男子經營的甜點工廠，當時邁耶只須掉落一塊麵包屑就能親眼目睹「老鼠竄出撿拾碎屑」，對邁耶來說，眼前所見彷彿落後的都市才會有的景象。唯一能杜絕鼠患出沒在這些地方的方法，就是在泥土地面鋪上混凝土地板，但這方法既昂貴又不一定有效。

年底時，迪克和部下大肆宣揚他們的成績，一共捕獲25000隻老鼠和768隻松鼠，同時移除了克拉拉街和梅西街無數房屋的地板及隔板，並在1000棟建物內投放毒餌。儘管打擊瘟疫計劃落實得如此徹底，佩里卻對迪克的用心不屑一顧，他告訴卡明「州立衛生局既漫不經心又無法持之以恆」，更指出州立實驗室的研究成果不可採信。佩里在十二月中通知卡明：「迪克博士明顯不了解情勢的嚴重性，也不懂政府擴大行動範圍及提升效率的重要性。證據就是他竟斷然拒絕我方早已提出的具體協助方案。」佩里催促卡明儘速讓中央與州立衛生局切割，因為除非由公共衛生局親自接手整項計畫，否則鼠疫有「極大風險」會擴散到其他國家。跨國傳染是卡明唯一無法接受的結果，因為1922年簽署的《國際衛生公約》使美國有義務採取「充分手段」防堵疫情蔓延至其他國家；若疫情無法控制，各國政府將對美國實施防疫封鎖令，禁止貨運輸通。除此之外，卡明還有其他擔憂：在紐奧良和奧克蘭兩地都發現了受鼠疫感染的鼠隻。紐奧良的案例可能是由煤炭蒸汽船亞特蘭提哥號（Atlanticos）引進，在十月底駛入克雷森特城（Crescent City）之前，該船曾經停靠於阿爾及利亞的奧蘭港（Oran），一處惡名昭彰的瘟疫之城，卡繆1947年的小說《瘟疫》讓這座城遺臭萬年。船上發現一名鼠蹊部腫大的偷渡客，並隨即送往醫院治療，船艙也全數噴灑消毒液。但不久之後，衛生部門接著就在港區周邊尋獲八隻染疫鼠類，這促使路易斯安那州衛生局向公共衛生局要求展開調查行動。另一方面，沒有證據顯示奧克蘭的案例是境外移入。十二月十三日，當地岸邊的垃圾場發現了一隻染疫鼠，引起衛生機關警戒。

洛杉磯情況徹底相反，港口周遭完全沒有染疫老鼠的蹤跡，不過截至十二月底為止，距聖佩德羅港1．6公里的牧場捕獲三十五隻老鼠，周圍56公里內的其他區域則捕獲將近兩倍的數量。除此之外，調查小組還發現洛杉磯百分之六十四的老鼠都被松鼠蚤寄生。雖然狩獵隊並未在市區附近捕獲染疫松鼠，卻在曾爆發動物流行病的聖路易奧比斯波郡（San Luis Obispo）一處牧場找到八隻松鼠，且經過耶爾辛氏菌檢測皆呈陽性反應。同一時間，聖貝尼托和蒙特利兩個郡的牧場主人都反應在前一年夏天遭逢松鼠瘟疫肆虐。聽聞此事，邁耶如此寫道：「1924年的加州深受森林鼠疫侵擾。」不過，直到地中海區域數個港口也爆發新一波的鼠疫，卡明才終於承認公共衛生局正面臨一場全球鼠疫逆襲，並進一步發布檢疫隔離命令，封鎖全美包含聖佩德羅在內的數個「染疫」港口。

卡明的決策引起醫學界微妙而重大的轉變，從那刻起，洛杉磯該害怕的不再只是「境內染疫松鼠」，而是從境外移入的「外來染疫鼠」。如此危言聳聽的論調使國會陷入恐慌，迅速投票批准一筆27萬5千美金的款項來援助公共衛生局的新防疫措施。起初洛杉磯商會反對這項決定，指控卡明的作為「帶有歧視」，畢竟聖佩德羅港並未發現染疫鼠類。商會進一步爭論，雖然港埠本身屬於聯邦管轄業務範圍，整座港區卻位在州政府及市立衛生部門轄區之內。市長克萊爾花了一段時間為新任市府衛生官喬治·派里許爭取專案主導權，最後克萊爾雖然如願以償，但市議會也因此刪減計畫預算。最後，克萊爾不得不忍氣吞聲拜訪卡爾文·柯立芝總統，畢恭畢敬求他批准公共衛生局接管瘟疫清除工作。

就卡明所知，只有一人能勝任這份工作，那就是前任衛生局長魯伯特·布魯。布魯迅速復職並奉派至洛杉磯，對他來說，這次出勤是為了1908年的任務收尾。七月時，布魯已得心應手，掃蕩洛杉磯市區老鼠巢穴、監督地下室混凝土鋪設工程，同時並進其他防疫措施。布魯在六月二十六日致電卡明：「自六月十三日起，我們已在各地捕獲九隻疑似染疫的老鼠和五隻地松鼠，搜捕範圍涵蓋好萊塢以北到西維盛頓街以南。因目前季節環境相當利於傳染病傳播，所以若上述鼠隻檢測結果為陽性，將預期有人類案例出現。」

很難說究竟是布魯還是迪克才是這場洛杉磯瘟疫的終結者。最後一起肺鼠疫病例發生於1925年一月十二日，儘管警告電報是由布魯所發，但早在布魯正式接手的兩個月前，也就是五月二十一日當天，洛杉磯東部的最後一隻染疫老鼠就已落網。雖然迪克可能因串通媒體掩蓋事實而有罪，但他從未懷疑疫情的嚴重性，甚至迅速採取行動，隔離梅西區並指揮鼠疫清理工作。無論這些措施對該地區的墨西哥居民來說多麼嚴苛和不公平，這些行動仍確保了肺鼠疫不會蔓延到該市的其他地區。事實上，如果市立衛生部門早點通知迪克疫情，而不是等他從報紙上得知消息，州衛生局的反應可能會更加快速。迪克在關於疫情的官方報告中指出，綜合醫院的醫生和細菌學家無法診斷出黑瑟斯·拉璜的瘟疫症狀，應受到譴責[4]。官方數據或許無法反映疫情衝擊程度，但總共僅有41例肺鼠疫確診與37例死亡案例，7例腺鼠疫確診和5例死亡案例，以及1例敗血性鼠疫死亡案例。最重要的是，這很有可能是北美洲最後一次肺鼠疫爆發的紀錄。

洛杉磯的疫情打破凱洛格和其他鼠疫專家的假設，挑戰了加州全年溫和的地中海氣候是一種天然防護的說法。相反地，事實證明濕度低和溫暖的天氣對肺炎型疾病的阻絕幾乎沒有幫助，而且在南加州，病原體能以腺鼠疫的形式存在。事實上，關鍵的傳染因素不是天氣，而是病人與其他人之間的距離。正是因為墨西哥地區人滿為患，讓桿菌得以透過飛沫來傳播。而埋葬的儀式更導致瘟疫加速爆發，尤其是天主教舉行露天守夜的習俗，前來哀悼的參與者與感染者或是染疫的屍體會密切接觸。洛杉磯疫情的爆發也帶來了另一項後遺症：徹底粉碎大眾原先的信念，過去人們以為鼠疫主要是由都市地區的老鼠傳播，只要清理老鼠的巢穴就能徹底根除鼠疫。雖然沒有證據能夠證明松鼠就是1924年疫情的罪魁禍首，但在大洛杉磯地區（Greater Los Angeles Area）的老鼠身上發現松鼠跳蚤，再加上在港口和墨西哥區之間並沒有發現染疫的老鼠，都在在顯示邁耶是正確的，疾病很可能是在從內陸非都市區擴散至墨西哥區。回頭來看，其實1908年時就出現了跡象，當時距離港口46公里的伊利森公園，有個男孩在自家後院觸摸一隻染疫的松鼠後死亡。差不多同一時間點，聖路易奧比斯波郡也出現松鼠死亡的報導，而這種現象於1924再次出現，當時在加州南部和北部的幾個郡也盛行類似的動物流行病。也許跳蚤最初是從奧克蘭垃圾堆的老鼠跳到松鼠身上，或是搭上了南太平洋鐵路藉此傳播，又或許鼠疫桿菌早已藏匿在地松鼠和其他野生齧齒動物身上，數十年都無人察覺。不管是哪種情況，洛杉磯的疫情都讓邁耶等人能夠更仔細地研究松鼠在鼠疫流行期間所擔任的角色，以及跳蚤在傳播疾病給老鼠和其他野生囓齒動物中的作用。為了瞭解松鼠染疫與人類疫情的關聯，邁耶在迪克的協助下檢閱了疫情記錄。1927年，州政府重新取回防疫主導權，邁耶和迪克聯手調查了疑似藏有染疫松鼠的牧場和林地。1930年代中期，調查人員捕獲數以萬計的松鼠，並將囓齒動物毛髮裡的跳蚤送回邁耶在胡柏基金會的實驗室。儘管許多松鼠看起來相當健康，但邁耶發現，某些松鼠身上帶有處於潛伏期的菌體，牠們全身的器官都可能將病菌傳染給天竺鼠，其中許多還寄生著染疫的跳蚤。除此之外，調查人員也從20年前藏有染疫松鼠的洞穴中找到了染疫的跳蚤，而現在這些洞穴卻被其他囓齒動物所佔據，這表示在該州的某些地方，地松鼠變成了潛藏的疾病「宿主」。這是一種新的生態學研究方向，1930年代中期，邁耶使用森林鼠疫（sylvatic plague）這個術語來描述森林囓齒動物儲存病原體的現象。

1935年，美國公共衛生局加入調查工作，確定了森林鼠疫是11個太平洋沿岸城市和洛磯山脈一帶的地方病，其中包括地松鼠、花栗鼠、草原犬鼠、土撥鼠、野老鼠、白足鼠、跳囊鼠和棉尾兔等18種動物都能夠儲存病原體，成為宿主。1938年，超過十萬隻松鼠受到圍捕並送往胡柏基金會進行檢查，但邁耶解剖這些囓齒動物後，卻發現僅有少數感染鼠疫桿菌。他還觀察到，松鼠才剛被消滅沒多久，田鼠就佔據空出的地洞，並很快地也遭到染疫跳蚤叮咬，進一步散播疫病給其他齧齒動物。邁耶總結道：「根除法注定失敗，因為森林鼠疫獨立於一般的傳播路徑」。現在只能透過定期撲殺藏有鼠疫桿菌的鼠群，以控制森林鼠疫的爆發規模。雖然時不時仍有人會遭松鼠身上的跳蚤叮咬並染上疾病，但這種情況並不常見，只要避免松鼠感染到城市的老鼠，森林鼠疫對居住在房屋密集區的人們就幾乎毫無威脅。

而這正是疾病管制與控制中心（Centers for Disease Control and Prevention，簡稱CDC）所採取的手段。草原犬鼠公認是美國西部的主要鼠疫宿主，因此疾管中心在科羅拉多州的柯林斯堡野生動物站監測牠們的鼠疫發病率，以及疾病蔓延到松鼠和其他野生嚙齒動物的情況。與印度鼠蚤不同，學名「蒙大拿山蚤（*Oropsylla Montana*）」的跳蚤只有在吸食宿主血液時中腸才會被阻塞，但仍能夠透過「初期傳染系統」，在加州地松鼠和岩松鼠（rock squirrels）之間快速傳播傳染病[5]。當局會在疫情升溫時，張貼告示禁止遊客餵食松鼠，並建議飼主多加留意貓和其他家畜，以免在接觸松鼠時遭跳蚤寄生。儘管有了這些預防措施，美國每年仍約有3人感染鼠疫，2006年的感染人數甚至高達17人。雖然使用像是環丙沙星多西環素（doxycycline of ciprofloxacin）的強效抗生素通常足以清除系統的鼠疫桿菌[6]，但報紙上仍有許多關於美國人死於「腺鼠疫」，或是松鼠和其他野生齧齒動物造成威脅的聳動標題，如2015年就曾有報導指出猶他州一位老人死於鼠疫的新聞。

沒有人確定是什麼原因造成鼠疫週期性的消長，但一般認為氣候和地形是重要因素。瘟疫幾乎只出現在特定的地理環境，包括新墨西哥、猶他和科羅拉多等地的高地或草原，另外還有北卡羅萊納的海岸霧區，那裡天氣終年潮濕涼爽。疾病很可能是在從內陸非都市區擴散至墨西哥區，只有中央乾燥的沙漠地帶完全不見森林鼠疫的蹤跡。與之相對，優勝美地國家公園和其他荒野及海岸地帶，鼠疫則從未消失。這些地區的環境，氣候、跳蚤還有齧齒類宿主等各項因素達到完美平衡，唯有當雨量異常增加導致植被格外繁茂，或其他因素導致齧齒類和跳蚤數量增加，才會打破寄生蟲和宿主之間的平衡，鼠疫才有可能擴散到其他物種身上。

事實上，隨著人類住宅不斷入侵山林和齧齒類棲息地，人類愈來愈容易打破鼠疫桿菌的自然平衡。換句話說，未來還會發生不少小型瘟疫，這絕對是意料之中的事，尤其可能以腺鼠疫的形式爆發。不過，至少洛杉磯和全美各大城市不太可能會爆發大規模肺鼠疫，也毋須擔心黑死病的慘劇再次上演。

附註

（1）儘管麥考伊提到松鼠咬傷了男孩的手，但他表示：無法因此確定男孩就是而這樣染上鼠疫，推測男孩可能還是從較為常見的傳播途徑受到感染，也就是受到染疫的跳蚤所傳染。

（2）兔子、豬、土狼、山猫、獾、熊、灰狐和臭鼬雖然也會染病，卻很少發病。相較之下，家貓就非常容易於染疫後發病死亡。

（3）紅藥水是二溴二苯乙烯氟化物的商品名稱，常有人稱之為紅汞水。由於可能導致汞中毒，美國食品藥品管理局（FDA）於1998年下令停用。

（4）黑瑟斯陰部腫脹幾乎可確定是因腹股溝淋巴結炎引起，在檢查是否感染鼠疫桿菌之前，他早已持續流膿三週。後續的培養皿實驗結果發現該菌種呈現「兩極染色」（桿菌的特色），而接種菌體的實驗動物也在12小時內迅速死亡。

（5）鼠疫桿菌在鼠疫蚤（X. cheopis）體內繁殖速度相當快

速，有時會造成跳蚤消化道堵塞，使其吸食的血液無法流入中腸。而消化道堵塞會導致跳蚤更頻繁進食，進而增加疾病傳播的機會。

（6）接受抗生素治療的病患平均死亡率為16％，而未接受治療的病患死亡率則介於66％至93％不等。

－3－

鸚鵡熱大流行

1930年一月六號，威利斯・P・馬丁（Willis P. Martin）醫生接獲緊急通知，趕去為馬里蘭州（Maryland）安那波利斯（Annapolis）的一戶人家看診，莉莉安（Lillian）、她女兒伊蒂絲（Edith），及女兒的丈夫也是當地修車廠的老闆李卡爾梅（Lee Kalmey），三人聖誕節後不久都開始出現發燒的症狀，不久已病入膏肓。起初他們認為發燒是流感所引起，全身無力則歸咎於股市崩盤，以及卡爾梅的修車廠生意一落千丈。但就在新年的第一週，三人的病況急轉直下，除了原先的發冷與全身痠痛等典型流感症狀外，還出現了惱人的乾咳，伴隨著便祕與倦怠感，不時還有頭痛及失眠的情形。大白天時，莉莉安、伊蒂絲與卡爾梅總感到昏昏欲睡，只能像木頭般躺著。然而他們清醒時卻總靜不下來，呈現極度興奮，最令人擔憂的是，三人的肺部深處持續格格作響。

馬丁醫生研判他們得的是肺炎，可能還染上了傷寒，然而莉莉安的丈夫每天都與全家人一同用餐，卻沒出任何毛病，幾乎可以排除傷寒這種因為飲食染上的病變。家中還有一員也病了，那就是莉莉安的丈夫從巴爾的摩的寵物店買回的鸚鵡，先交由伊蒂絲與卡爾梅養在家裡，想在聖誕節當天給莉莉安一個驚喜。很不幸到聖誕節前夕時，鸚鵡羽毛凌亂，而且無精打采。聖誕節當天，鸚鵡就死了。

馬丁醫生對這家人的情況感到百思不得其解，並與妻子分享他的困擾。一開始，馬丁太太也同樣十分困惑，但隨後馬丁醫生提及死去的鸚鵡時，馬丁太太表示她恰巧在週日時，讀到布宜諾斯艾利斯（Buenos Aires）的某個劇團傳出「鸚鵡熱」爆發的新聞。據報導，鸚鵡得病歸咎於兩名已故的團員，他們與其他表演者一樣，都有在舞台上與鸚鵡互動，現在鸚鵡死了，阿根廷的所有飼主都收到通知，如有生病的鸚鵡科鳥隻，皆需主動向相關當局通報。

聽起來很不可思議，甚至可以說是離譜，但馬丁不是會選擇冒險的人，所以他向華盛頓特區的公衛局發了電報寫道：

> 請求獲取鸚鵡熱診斷的相關資訊……及如何防治鸚鵡熱傳開……可否立即

提供鸚鵡熱血清？煩請以電報答覆。

馬丁並非是那年冬天美國唯一提出疑慮的醫生，類似的電報相繼從巴爾的摩及紐約湧入公衛局，俄亥俄州和加州的衛生官員也持續在應付類似的請求。所有訊息都和馬丁的電報一樣，最終送至了美國公衛局局長休・史密斯・卡明（Hugh Smith Cumming）的桌上，隨後卡明將訊息都交給了他的下屬——美國公衛局公衛實驗室的主管喬治・麥考伊，他是舊金山調查腺鼠疫的老手，麥考伊以發現號稱「第一種美國疾病」的兔熱病而聞名，該菌種最早就是在麥考伊位在加州的實驗室所分離，隨後他便成了全美最知名的細菌學家[1]。卡明心想，如果有人能解決這次的疫情，那這個人一定是麥考伊，但麥考伊讀完馬丁的電報後，不禁笑了出來：「鸚鵡熱？聽起來比較像是會出現在笑話中的診斷結果。」麥考伊完全沒聽說過什麼鸚鵡熱，隨後他又忙了起來，因為美國又被流感疫情籠罩，大家都害怕西班牙流感會再次爆發。他和他的副手查理・阿姆斯壯（Charlie Armstrong）日夜趕工，製作疫苗後腦炎（Post-vaccinal encephalitis）的血清，解決某些人接種天花疫苗併發的「昏睡病」。儘管忙碌，麥考伊心想還是最好與同事確認一下。

麥考伊問道：「阿姆斯壯，你知道鸚鵡熱嗎？」阿姆斯壯據實以告：「鸚鵡熱？從沒聽過。」

麥考伊與阿姆斯壯想必對自己的無知感到相當懊悔。沒過幾天，他們實驗室的工作人員開始接二連三收到任務，前去調查安那波利斯及其他地方的病患染疫是否與鸚鵡有關。阿姆斯壯與數名相關人員原先待在紅磚砌成的「公衛實驗室」，雖能俯瞰波托馬克（Potomac），但卻搖搖欲墜，該年二月就被調往了附近的海軍醫院。三月疫情確定爆發時，跟隨阿姆斯壯多年的助手亨利．安德森（Henry Anderson）病逝。最後僅能由麥考伊獨自在「公衛實驗室」的地下室進行關鍵的傳代實驗（passage experiment），嘗試從鸚鵡身上分離出「鸚鵡熱病毒」，並製作出血清。然而最後為防範「鸚鵡熱病毒」洩露，實驗仍未果，麥考伊就被迫用氯仿撲殺鳥隻，並用煙燻將「公衛實驗室」徹底消毒。科學寫手保羅．德．克魯伊夫（Paul de Kruif）於《對抗死亡的男人》（*Men Against Death*）一書中，描述麥考伊痛下殺手的情景，他寫道：「他臉上沒有笑容，嘴上沒有抱怨……只是一直殺一直殺，最後用甲酚沖洗每個籠子，為倒楣的實驗動物整理屍體，再將他們送進實驗室的焚化爐中。」

如今已很少人再提起1929至1930年間鸚鵡熱大流行的恐慌，但在那個年代，鸚鵡紅極一時，小販會挨家挨戶向寡婦和無聊的家庭主婦兜售「愛情鳥」。寵物鸚鵡身上可能帶有來自亞馬遜致命病原體的消息，成為家庭鄰里間的夢魘，同時也是報社編輯難以抗拒的題材，連以赫斯特（Hearst）為首的新聞集團都大肆宣揚。鸚鵡與熱病間的連結迅速曝光，美國公衛局也因此快速做出反應。阿根廷劇團的事件登上了一月五日的《美國週刊》（American Weekly），週日版紐約新聞報及赫斯特集團其他報紙也大量印製以「寵物鸚鵡致人於死」為頭條的副刊，馬丁太太在《巴爾的摩新聞》讀到這篇報導，大概就是「有錢夫婦二度離婚」與「奴隸販子的驚人告白」兩篇文章之間的那幾頁。《美國週刊》的編輯默利爾・高德（Morrill Goddard）於前一年11月在一本名不見經傳的阿根廷科學雜誌上讀到了劇團的故事，便發電報給自家在布宜諾斯艾利斯的記者，請記者去打探更多細節。記者查出劇團以前表演的劇院已然歇業，但還是想方設法找到了倖存的演員。最知名的死者是阿根廷著名的喜劇演員卡門・馬斯（Carmen Mas），與她同台演出的男主角佛羅倫薩・帕拉維奇尼（Florencia Paravincini）也染疫病倒，根據該記者的說法，帕拉維奇尼歷經十七天的痛苦掙扎後終於康復，但該病已對他的身體造成了極大的損傷。染病前帕拉維奇尼的身材高大魁梧，髮色烏黑油亮，染病後卻瘦到不滿四十五公斤，而且髮色斑白如雪。一名醫生與劇團的道具組人員談過後，得知演員們都會在舞台上逗弄一隻鸚鵡，而那隻鸚鵡也死了，醫生進而推斷出疫病與鸚鵡有所關聯，隨後阿根廷國家衛生委員會便發布警報，類似的疫情報告才浮上檯面，眾多與染病鸚鵡有關的案例都曾被誤診為傷寒或流感。經追查，哥多華（Cordoba）有五十多起案例都與一名鸚鵡商有關，該鸚鵡商的小店設在當地的寄宿公寓中，當局立即撲殺他店中的所有鳥隻，但有許多疑似得病的鳥隻已售出。根據記者的說法，當地住在森林裡的原住民長期與野鳥共處，已熟知許多簡單的鳥類疫病預防措施，如若鸚鵡商有遵循他們的做法，阿根廷本可完全倖免於難。

該批鸚鵡於阿根廷的亞熱帶地區捕獲，當地人很了解鸚鵡熱，從不豢養鸚鵡，除非要捕獵鸚鵡賣到市區，不然他們通常會與鸚鵡保持距離。專業的鸚鵡獵手會小心避免捕到病鳥，如果不小心抓到「默不作聲的鸚鵡」，獵手就知道鸚鵡身上必有致命的疫病，便會將該鸚鵡與牠接觸過的其他健康鸚鵡都放生。

繼續追查之下發現，哥多華的疫情與一批巴西進口的鸚鵡有關，該批5000隻鸚鵡全被塞在一只衛生條件極差的木箱中。高德得知疫情時，鸚鵡熱與巴西鸚鵡的關聯在阿根廷早已沸沸揚揚，當局也頒布鸚鵡交易的禁令，然而在布宜諾斯艾利斯上岸的郵輪乘客卻大多對禁令一無所知，奸商便藉機向毫無戒心的遊客拋售病鳥，正可能是此舉導致鸚鵡熱傳進美國。

美國並非唯一受影響的國家。1929年夏天，英格蘭明罕（Birmingham）傳出四個鸚鵡熱疑似案例，隔年三月，英格蘭與威爾斯（Wales）的案例達百人。其中一位值得注意的患者是名較早發病的船匠，他在布宜諾斯艾利斯買了兩隻鸚鵡，不料鸚鵡都在返回倫敦的航程中死了。1929年十二月，船匠現身醫院時，他的症狀被誤診為傷寒，與安那波利斯馬丁醫生的診斷結果一致。儘管大多數的案例都與生禽有長期接觸，但英國研究員仍發現並非每一例都如此，譬如一名男子僅曾在一間有染病鸚鵡的酒吧稍作停留、喝了點啤酒，卻也因此染疫。1930年一月，德國、義大利、瑞士、法國、丹麥、阿爾及利亞、荷蘭和埃及也爆發了類似的疫情，甚至連檀香山都無法倖免。

大部分的病患發病的第一週儘管高燒，但狀態仍不算太差，然而五至六天後，病患就會開始出現頭痛、失眠和惱人的咳嗽，並抱怨身體極度疲倦，還常伴隨肺實變（lung consolidation）的現象，不久之後，許多病患都陷入譫妄與半昏迷的狀態，這是最關鍵的階段，往往死亡隨之而來，然而也有時候就在病情彷彿要急轉直下之時，病患的體溫會驟降，身體的狀態便突然好轉，雖然痊癒仍需一兩週，或更長至八週。在漫長的恢復期中，病情多有反覆，所以醫生必須持續測量病患的體溫。

到了後來，醫生才能逐漸能認出鸚鵡熱的病徵且熟悉典型的病程。正是《美國週刊》裡的故事與馬丁醫生的電報，卡明才有機會注意到疫情的爆發，並即時指派麥考伊與阿姆斯壯負責調查處理。當時，鸚鵡熱已經在美國東部沿海的各大城市生根，並經禽鳥業者之手傳至美國消費者喜愛的虎皮鸚鵡等寵物鳥身上。鸚鵡熱從安那波利斯擴散至巴爾的摩、紐約及洛杉磯，疫情成為每位記者的夢幻頭條題材。1930年一月八日《華盛頓郵報》的頭版上就寫「安那波利斯的鸚鵡熱三重奏」，三日後《洛杉磯時報》爆出「鸚鵡疫病致七人性命垂危」，同年一月十六日《巴爾的摩太陽報》刊出「再添一名女性案例累積共十九名鸚鵡受害者」。

對於寡婦和無聊的家庭主婦來說，籠中的小鳥就是她們的廣播電台。金絲雀的啁啾聲能成為寬慰人心的背景音樂，打破家務的單調苦悶，而身材短小、生性活潑的長尾鸚鵡則能吐出隻字片語，營造出家中總有人可以說說話的氛圍。根據《國家地理雜誌》的估計，光是紐約市就有30000多隻鸚鵡。雜誌文中稱亞馬遜鸚鵡與非洲灰鸚鵡為「鳥類中的吵人精、熱帶雨林中吵鬧機敏的餘興節目演員」，而長尾鸚鵡及愛情鳥（情侶鸚鵡）是上述兩中鸚鵡的表親，因行為滑稽而廣為人知，牠們還會在主人的肩膀上跳舞，種種才藝不僅是孩子們無盡歡笑的泉源，也時常成為娛樂家中客人的最佳節目。難怪1929年有將近5萬隻長尾鸚鵡、愛情鳥等各類鸚鵡及50萬隻金絲雀進口至美國，這些鳥隻不僅自巴西和阿根廷進口，有些還來自哥倫比亞、古巴、千里達、薩爾瓦多、墨西哥和日本。紐約市美國東岸的鳥隻交易中心，絕大部分的鳥隻都從紐約進到美國，至於虎皮鸚鵡因為來自澳洲，所以主要的入美港口位於舊金山和洛杉磯。1929年華爾街股災後，南加州發展出龐大的鳥隻繁殖產業，數百名自營的養鳥人在自家後院飼養起愛情鳥，賣錢以貼補收入。單用肉眼看，這些鳥隻似乎都非常健康，然而業者會將鳥隻塞進籠子或其他容器中運送至各州時，病鳥身上的病毒就會散布，無形醞釀成災。

鸚鵡熱雖然名為鸚鵡熱，但不只有鸚鵡科的鳥類會得病，金絲雀、所有雀科、灰鴿、白鴿、紅隼等450種鳥類身上都曾分離出鸚鵡熱的病菌[2]。此外，儘管人類感染常是因接觸過長尾鸚鵡，然而據紀載也曾出現過豢養或放養的禽類直接傳染給人類的案例。罪魁禍首就是一種名為鸚鵡熱披衣菌（Chlamydophila psittaci）的細胞內寄生菌，與常造成眼睛及生殖道感染的披衣菌屬於同一個家族。在野外，鸚鵡熱披衣菌會與宿主和平共處。巢中的雛鳥與腸道內帶有菌體的成鳥接觸後，在自然的條件下通常會造成輕度的感染，讓雛鳥對該菌體形成終身的免疫力。然而如果鳥類處在緊張的情況下，例如糧食短缺、被塞在木箱中，或長時間關在籠子裡，鳥類體內的免疫力就會下降，感染就會惡化，此時鳥隻便不再會緊抓籠子嘎嘎叫，而是表現出倦怠及遲滯，同時羽毛會變得粗糙黯淡，有時候還會有血汙從嘴喙或鼻腔溢出，最常見的症狀就是會腹瀉。於人類而言，染病的主要途徑來自鳥類的糞便，尤其天氣涼爽時，糞便會變成乾燥的粉末，只要鳥一展翅，或突如其來的一陣微風，糞便微粒就會飄入空氣中，人一踏進該空間，並吸入懸浮微粒，鸚鵡熱披衣菌就能順利進入呼吸道中，暢行無阻移生（colonize）到人的肺部，通常六至十天後才會發病，首先出現的症狀就是發燒，隨之而來的是頭痛及惱人的乾咳，有時候還會從鼻腔排出血沫。

南美的原住民時不時就會染上鸚鵡熱，其中又以阿瓦（Awa）等巴西部落尤為頻繁，因為他們十分喜歡插有金剛鸚鵡或托哥巨嘴鳥鮮豔羽毛的頭飾。他們往往很難注意到因疫病而暴斃的鳥隻，因為鳥隻從樹上墜地往往會沒入叢林地上的殘枝敗葉堆中，或很快被昆蟲和其他食腐動物吃掉。

早在18世紀就已有歐洲貴族流行從非洲等地進口鳥類的紀載，但是直到1872年，住在蘇黎世烏斯特市（Uster）附近的瑞士醫生雅各．瑞特（Jakob Ritter）才提出第一份相關病變報告。當時他哥哥家爆出疫情，七人染疫，三人死亡，瑞特將該病命名為「肺傷寒」（pneumotyphus），並將疫病歸咎於他哥哥書房中那批才剛從漢堡（Hamburg）進口的鸚鵡和雀科鳴鳥。隨後在1882年，瑞士又爆發了第二次疫情，兩名患者死於伯恩（Bern），很多人都懷疑從倫敦進口的病鸚鵡就是病源。然而，最知名的疫情發生於1892年的巴黎，兩位鳥類愛好者的住處成為事件的核心，兩人不久前才從布宜諾斯艾利斯將500多隻鸚鵡運往法國首都，航程中就有300隻死亡，與剩餘活鳥接觸過的人很快相繼出現流感的症狀，該次疫情的死亡率為33%，引起了艾德蒙．諾卡（Edmond Nocard）的注意，雖然諾卡並未能獲得該次捲入疫情的任何完整鳥隻，但他從航程中死亡鳥隻身上取得了一包乾巴巴的翅膀進行化驗，並成功用翅膀中的骨髓培養出微小的革蘭氏陰性菌（Gram-negative bacteria），隨後他將菌體注射或餵食給各種各樣的實驗動物，包括鸚鵡、鴿子、白老鼠、兔子和天竺鼠，並證明菌體在所有實驗動物都引發致命的疾病，且與人類發病的情形十分相似，諾卡將該微生物命名為鸚鵡熱桿菌（Bacillus psittacosis）。然而其他研究員卻發現，採用推測患病人類案例的血液、肺臟、尿液及糞便，都難以培養出諾卡所謂的桿菌，應用乳膠凝集試驗（agglutination test）得出的結果也呈現陰性或反應不一致，對該菌體致病的懷疑聲浪逐漸高漲。

科學家對諾卡的主張提出質疑是對的：事實上，諾卡所分離出的有機體是沙門氏菌的一種，與鸚鵡熱並無一丁點關係，很不幸直到1920與1930年間的疫情爆發，人們才釐清此事。諾卡犯的錯也造成了混淆，致使醫務人員及公衛官員不願相信鸚鵡與人染上類似傷寒的疾病有關[3]，加劇人們對病源的不確定與擔憂。

有負社會大眾的並非只有科學家。德．克魯伊夫於他的暢銷書《對抗死亡的男人》中，回憶起1933年的鸚鵡熱大流行，他將疫情的爆發與隨之而來的恐慌形容為「美國全面失控」。如果真算是全面失控，那也是克魯伊夫與其他記者的搧風點火的共業，然而很遺憾，德．克魯伊夫應早心知肚明。轉戰科學寫手一職前，德．克魯伊夫曾任密西根大學的細菌學家，且於第一次世界大戰期間擔任過美國衛生隊（US Sanitary Corps）的隊長，並協助研發出氣性壞疽（gas gangrene）的抗毒素（antitoxin）。後來他加入了洛克菲勒研究所（Rockefeller Institute），就在他醫學研究的事業即將起飛之時，德．克魯伊夫卻做出不明智的決定，出版了《我們的醫藥人員》（*Our Medicine Men*），在書中他毫無修飾地描述了多位洛克菲勒研究所同事的大小事。該書讓他丟了洛克菲勒研究所的工作，卻開啟了科學作家的職涯。1925年，他與辛克萊·路易斯（Sinclair Lewis）合著《阿羅史密斯》（*Arrowsmith*）一書，內容記述一位鄉下醫生成為科學研究人員的故事，激發一代美國醫學研究人員的無盡想像，頓時一炮而紅成為暢銷書。隨後於1926年，《微生物獵人》（*Microbe Hunters*）出版，書中詳實介紹多位微生物學先驅，包括柯霍、巴斯德、諾貝爾獎得獎生理學家保羅·艾爾立希（Paul Ehrlich），他們都將實驗室技術應用於傳染病研究，並扭轉了眾多數百年來的醫學迷信。儘管這些書全都大獲成功，但德·克魯伊夫的主要收入來源還是靠撰寫無名微生物相關的「恐怖故事」，用理論嚇唬美國的家庭主婦，他於1929年的《婦女家庭雜誌》（Ladies' Home Journal）曾對讀者寫道：「美國牛乳中潛藏著一種致命的可怕熱病，患者會臥病在床數週，病痛可能纏身一年、兩年，甚至長達七年的時間，最終致人於死。」德·克魯伊夫指的是牛隻時常染上的波動性熱（undulant fever），即普魯士菌病（brucellosis），該病雖會導致牛隻早產或流產，但實際上對人類的威脅很小。在那個巴斯德殺菌法問世前的年代，許多家庭主婦仍直接飲用從當地牛隻身上擠出的生乳，波動性熱可是引起細菌恐慌的好體裁，完全符合醫學史學家南希・托姆斯（Nancy Tomes）口中的「報章雜誌上的殺手病毒」：引用微生物學的最新發現、公共衛生及個人保健等進步時代（Progressive Era）的思維，利用日常用品中潛藏的威脅大做文章，硬幣、水杯或圖書館的書籍都是題材。灰塵和昆蟲也有類似的恐嚇效果，在那之後也才有廣告時時敦促家庭主婦定期用消毒劑擦地板、在家裡噴殺蟲劑。到1920年代，隨著美國人對細菌有了新的認識，甚至連握手和親吻嬰孩都開始有人反對。

利用恐懼不僅是為了銷售漂白水、洗衣粉和殺蟲劑，同時也是一種促銷報紙的手法，因此高德才會天花亂墜大肆宣揚阿根廷劇團的故事。在那個恐菌的年代，就連平時不慍不火的《紐約時報》都無法抵擋襲捲而來的鸚鵡恐慌，報上一位專欄作家就曾在最恐慌的時期寫道：「鸚鵡一族的詭異早現端倪，飼主表示，家中許多其他家寵原本都和小貓一樣可愛溫和，卻因這種不速之客表現得十分害怕且瑟瑟發抖。眾人對該疾病更了解後，都認為最安全的做法就是將近來移入美國的鸚鵡家族全面驅逐。」

該篇社論刊登幾天後，《紐約時報》卻又引用了一位維也納專家的說法，他表示所有恐慌「毫無來由」，美國人只是「被煽動」而已。兩天後，鸚鵡和鸚鵡熱就成為了笑話，因為報上刊出了「老酒鬼」（The Old Soak），故事的主角是美國國務卿亨利．史汀生（Henry Stimson）的寵物鸚鵡，內容講述鸚鵡在主人出國時是如何辱罵進入泛美航空大廈的導遊及遊客，顯然這隻鸚鵡是個「語言專家」，待在菲律賓時學會滿嘴粗話，最後被關進了泛美航空大廈的地下室。然而任何笑話都無法掩蓋的事實就是，美國的微生物學家並未察覺他們的阿根廷同業於前個夏季就已經發現的細菌，且該細菌很可能於1929年的秋季時就已在他們的眼皮子底下孕育。這怎麼合理？這樣一來美國公共衛生署（Public Health Service）的名聲該由誰來挽救呢？

查理．阿姆斯壯是當今美國醫學界幾乎絕種的一類科學家：他在實驗室及田野調查方面同樣優秀，他的事業一方面著重於醫學研究，另一方面也致力於抵抗傳染病和改善公共衛生。阿姆斯壯畢業於約翰霍普金斯大學醫學院，他1916年在愛麗絲島（Ellis Island）美國海事醫務署（Marine Hospital Service）擔任軍醫時燃起了對公衛的興趣，當時他負責的工作是檢查境外移入美國的砂眼（Trachoma）和斑疹傷寒疑似帶原者。兩年後，他身為美國大西洋海岸防衛隊聖力嘉（Seneca）負責快艇護送的外科助理醫師，見證了第一波的西班牙流感，當時他們的快艇位於直布羅陀外海，疫病於艇上傳開，他不得不在艇上豎起代表隔離的黃色旗幟。後來，阿姆斯壯至波士頓附近的福爾河造船廠（Fore River Shipyard）為士兵看診，又歷經致命的第二波西班牙流感疫情，那是他永生難忘的經驗。數年後有記者問請他形容西班牙流感，他這麼回答：「染上流感的人會擔心自己將死，卻也深怕自己不得好死。」戰後阿姆斯壯被派往俄亥俄州衛生部（Ohio Department of Health），他繼續研究流感，且不斷精進自己應對流行病的能力。隨後於1921年，他被調往「公衛實驗室」，本可待到1950年退休，期間陸續研究瘧疾、登革熱、腦炎、Q熱和兔熱病。儘管他在實驗室工作使他暴露於高風險中，但阿姆斯壯仍孜孜不倦、努力研究。1934年時，他運用聖路易（St. Louis）腦炎大流行的資料，讓猴子染上腦炎，隨後便成功從猴子的脊髓液中分離出一種新型親神經性病毒，即一種對神經組織具高親和力（affinity）的病毒，他將之命名為淋巴細胞性脈絡叢腦膜炎病毒（lymphocytic choriomeningitis），可謂為他在科學研究領域最卓著的貢獻。時至1940年，他完成人類史上首次將脊髓灰質炎病毒（polio virus）從猴子身上傳至老鼠的實驗，當次創新的實驗作法為該疾病的免疫學研究和人類脊髓灰質炎疫苗的開發奠定了基礎。隔年阿姆斯壯就榮獲美國公共衛生學會（American Public Health Association）頒發的塞奇威克獎（Sedgwick Memorial Medal），公認為是「對所有自己研究的疾病領域都有獨特貢獻的人」。簡言之，他是微生物學家的代表人物。誠如德·克魯伊夫所述，阿姆斯壯身材粗壯、滿頭紅髮，兩顆圓圓的藍眼睛分得老開，臉上總是保持微笑，他絕非是那種會讓鸚鵡自生自滅的人。儘管他對鸚鵡熱抱持懷疑的態度，然而當麥考伊一叫他到辦公室，阿姆斯壯馬上同意放下手中的疫苗實驗，趕往安那波利斯一探謠言的真偽。

報導指出，美國公共衛生局服務處一月初就接獲三十六件鸚鵡熱的疑似案例，緊急電報掩沒美國醫務總監的桌面。阿姆斯壯和其他優秀的疾病偵探（disease detective）一樣，都來到了莉莉安的床邊。莉莉安的寵物鸚鵡早已下葬，但她還留著鸚鵡的籠子，籠內意外地仍留有鸚鵡的便溺。阿姆斯壯遵照標準程序，將鳥籠中的髒污清理出來，分了一份給巴爾的摩衛福部（Baltimore Department of Health）的細菌學主任威廉・皇家・斯托克斯（William Royal Stokes），以便他進行獨立檢驗。返回華盛頓前，阿姆斯壯提醒斯托克斯用籠內採樣培養有機體時要特別小心，並說很多人疑似染上的是鸚鵡熱「病毒」而非細菌。斯托克斯雖向阿姆斯壯保證自己會特別注意，但他仍在幾週內就染病去世了。

莉莉安和她的女兒及女婿並非是巴爾的摩少數疑似染上鸚鵡熱的人。1930年一月八日，當地猶陶北街（North Eutaw Street）寵物店裡的四名員工也紛紛感到不適，曾有一名女子將來自巴爾的摩東南部一間寵物店的鸚鵡帶到他們店裡，隨後於一月十日，便有人回天乏術。第一位死者是露薏絲・薛費爾（Louise Schaeffer），最初研判她的死因為肺炎，直到巴爾的摩的衛生官員進一步詢問她的家人後才得知，該女子於數日前曾接觸過鸚鵡。然而至第二個死亡案例出現時，衛生官員們才真正有所警覺，因為案例死於巴爾的摩西北方八百公里處的俄亥俄州托雷多（Toledo），死者為波西・Q・威廉斯女士，先前她老公從古巴返國，並帶了三隻鸚鵡送她，其中一隻小鸚鵡才到托雷多不久便暴斃，三週後威廉斯女士也死於托雷多的仁愛醫院（Mercy Hospital）。該案例首次顯現疫病蔓延的範圍及各州和聯邦衛生官員所面臨的挑戰，卡明先前一直避免發表公開聲明，然而此時的他沒有選擇。他表示，普遍認為鸚鵡熱只會鳥傳人，並不會人傳人，所以他對本次的疫病並不畏懼，不過他建議，在阿姆斯壯完成調查前，美國人應避免經手進口的鸚鵡，當前雖未有疫情大流行的跡象，但仍要敦促大眾少與潛在的帶原者——鳥隻接觸。

卡明的聲明足夠給報紙寫成故事，連《紐約時報》都把相關報導放在非常醒目的位置，一月十一日《紐約時報》第三頁的頂端就寫道「鸚鵡熱奪走我國兩命」，小標則是「巴爾的摩與托雷多各有一女死於罕見疾病且另有十一人染病」。隔日，俄亥俄州傳出更多的疑似案例，其中包括數名托雷多家禽肉品部的店員，相關報導馬上登上頭條「鸚鵡熱從何而來」。置於下方的報導有提及講述巴爾的摩衛生官員的努力，以及動物產業暨生物調查局（Bureau of Animal Industry and Biological Survey）確認了巴爾的摩寵物店內的鸚鵡來源。為了安撫愈來愈緊張的社會大眾，卡明表示：「尚未確認染病鸚鵡的來源就實施禁運並非適當做法。」

時至一月中旬，巴爾的摩的官員與州立衛生部門的同事共造訪了當地七間寵物店，以及三十七個近來購買鸚鵡的家庭，其中有三十六個家庭出現與莉莉安一家相同的症狀。傳染病局（Bureau of Communicable Diseases）局長丹尼爾・S・哈特菲爾德（Daniel S. Hatfield）為之震驚，下令立即暫停銷售鸚鵡，並隔離巴爾的摩寵物店查獲的所有鳥類。然而哈特菲爾德對於自己的健康卻沒那麼謹慎，一月十九日協助斯托克斯調查時，哈特菲爾德染上了鸚鵡熱，被緊急送往巴爾的摩仁愛醫院，所幸病況並不嚴重，且活了下來。斯托克斯則沒那麼幸運，每天都必須替鸚鵡屍檢，暴露在大量的病毒之中，最後不幸身亡。

在確認外來鳥類為病毒感染源之前，巴爾的摩當局駁斥一切病毒感染源的臆測。但隨後便遭證實，受到調查的七間寵物店中，染病的鸚鵡來自其中四間。此外，幾乎每間寵物店都是透過紐約的經銷商，從中南美洲進口鸚鵡。根據推測，這些經銷商很有可能也將染病的鳥隻賣給其他城市的寵物店。果不其然，當阿姆斯壯透過電報通知國家公衛官員時，各地疫情正鋪天蓋地而來，也收到來自巴爾的摩、緬因州、芝加哥、紐哈芬、洛杉磯等地的活體和死亡鳥隻。隨著案情曝光，死亡數字也不斷攀升。死亡的案例中女性佔多數，其中又以喪偶女性為主，因為她們時常收到愛情鳥作為禮物。業者通常只販售一隻愛情鳥給飼主，目的就是讓鳥隻和飼主建立情感，而女性親密親吻鸚鵡的可能性也比較高，當鳥隻生病時，女性通常也是主要的照護者。到了一月底，全國通報的案例已達五十多起，其中十四起來自紐約。為此，在紐約市衛生局長的施壓之下，禽鳥業者同意停止進口鳥類。不久，整座城市都能看見遭人類棄養的鳥隻的蹤影，包含皇后區東埃姆赫斯特的一戶人家的門廊，屋主眼看這隻鳥的喙已斷裂，於心不忍便將鳥送往防止虐待動物協會。為此，《紐約時報》報導指出：「鸚鵡熱恐慌潮造成鳥類棄養案件激增。」

而此時，全美國有興趣收集鸚鵡的人，大概只剩下阿姆斯壯和他的助理安德森了。一月十六日，阿姆斯壯和安德森已取得進行細菌檢驗所需的所有樣本，包含活體鸚鵡、鸚鵡屍體、從莉莉安家的鳥籠採取的樣本，以及鸚鵡熱病人的血液。阿姆斯壯深知這些鳥隻具有高度傳染性且帶有非濾過性病毒，因此他決定將實驗室範圍限縮在公衛實驗室地下室的兩個暗房中。德．克魯伊夫描述：「這些房間潮濕骯髒，大小和煤艙差不多，對於任何一位有自尊的微生物學家而言，要將這裡作為實驗室實在是太羞辱人了。」更糟的是，健康的鳥隻宛如「綠爪惡魔」，不斷地試圖從籠中脫逃，並將飼料和排泄物撒得滿地都是。而阿姆斯壯和安德森為了控制這些鳥隻，將幾隻比較凶猛的鳥放入他們用鐵製垃圾桶自製的鳥籠，並用鐵絲網罩住。此外，他們將鳥隻放在浸泡過消毒液的窗簾後方，在門口地上放置裝有甲酚的水槽，並定期用消毒液刷洗牆面，將鳥取出籠子時戴上厚橡膠手套、身著橡膠圍裙。然而，德．克魯伊夫依然認為，該公衛實驗室是他此生中去過最污穢不堪的大樓。洛克菲勒研究所的病毒學家湯瑪斯．瑞物爾斯亦同意此說法，認為該公衛實驗室唯一和衛生沾得上邊的也就只有剩字而已。

儘管工作環境欠佳，阿姆斯壯幾天內便成功從受感染鳥隻的糞便、以及病死鳥隻的身體組織取得病毒，再將病毒感染到健康鳥隻身上。除此之外，阿姆斯壯也發現感染病毒後，部分鳥隻死亡，但也有一部分存活下來，轉變為無症狀之病毒帶原者[4]。德．克魯伊夫指出，安德森特別會抓鸚鵡且不被抓傷。幾天之前，阿姆斯壯和安德森兩人自認對鸚鵡一竅不通，但如今透過細針輕扎，鳥兒便低頭蜷縮在籠中，兩人認為這個怪病終於在他們的掌握之中。然而，經過多次嘗試，兩人始終無法將諾卡所說的細菌分離出來，也無法從組織中培養任何微生物。各項研究結果顯示，鸚鵡熱病毒是非濾過性病毒，僅透過鳥類之間彼此互相傳染，或是透過親密接觸由鳥類傳給人類，至於病毒究竟如何由鳥類傳播，以及病毒在人體是否不需要經由鳥類就具有傳染力，依然眾說紛紜。有一說是病人可能在咳嗽時，經由呼吸道將病毒散播出去，如果此說為真，那麼鸚鵡熱的傳染力可能和流感相當。不過，當務之急是研發出免疫血清，以避免鸚鵡熱病情擴散，甚至是造成全球大流行。

事實上，阿姆斯壯需要免疫血清的時間，比他預期中來得還要快。根據他調查的初步結果顯示，美國總統胡佛（Herbert Hoover）於一月二十四日頒布行政命令，宣布在釐清病原體和病毒傳播途徑之前，即刻禁止從任何港口進口鸚鵡到美國境內、美國管轄地區以及美國海外屬地。很遺憾地，當阿姆斯壯隔天早上步入紅磚砌成的公衛實驗室，準備繼續調查時，卻赫然發現安德森倒在桌上，不斷抱怨自己發高燒、頭痛欲裂。平時工作時，安德森總是面帶微笑、滿腔熱血，德．克魯伊夫亦表示，安德森天生是做實驗室研究的料，進行微生物研究時總是充滿熱忱。「他現在的樣子糟透了。」他的病因不難診斷出來，阿姆斯壯將他送往美國海軍醫院（The US Naval

Hospital），照X光後在左肺底部發現可疑的陰影。這時，麥考伊不顧員工和家人反對，決定進入地下的實驗室，與阿姆斯壯一起進行調查，並試圖效仿安德森的方式抓取鳥隻。另一方面，阿姆斯壯則是實驗室和醫院兩頭跑，為的就是隨時關心助理安德森的病情。眼看病情始終沒有好轉，阿姆斯壯只好幫安德森採取血液和痰作為樣本，並將樣本納入鸚鵡和其他動物進行試驗。此外，為了觀察鸚鵡被感染後的病徵，阿姆斯壯和麥考伊將部分死亡鸚鵡與健康鸚鵡放在同一個籠中。安德森最終於二月八日病逝。安德森甚至先交代好後事，唯一的遺願是希望阿姆斯壯能將他住院的醫療費用付清。

很遺憾地，安德森過世的那天，阿姆斯壯還來不及幫安德森完成遺願，自己就先被送到醫院。與此同時，安德森的靈柩正接受軍葬禮（安德森是前海軍軍人），準備下葬於阿靈頓國家公墓（Arlington National Cemetery）；另一邊，阿姆斯壯的體溫則一度從攝氏38．9度飆升至40度。隔天，X光片顯示，阿姆斯壯的左肺出現白色陰影，研判感染了肺癌。為此，麥考伊決定賭一把，試了一種不見得有效的方法：使用痊癒者的血清。早自1890年代起，科學家便發現得過白喉病或細菌性疾病的患者，痊癒後不會再受到二度感染，因為血液中已產生抗體。此外，一旦血液淨化後將抗體從紅血球中分離，便可製作成血清疫苗，施打在尚未對該疾病免疫的人身上。到了1920年代，科學家發現這套理論也適用於病毒性疾病，例如流感和小兒麻痺。儘管從流感或小兒麻痺痊癒者身上取得血清這種被動免疫方式能提供保護，仍然無法斷定是血清產生作用還是其他因素。此外，在1920年代並沒有血液篩檢技術，醫療人員無法得知血清疫苗中是否含有其他活的病毒株，例如肝炎病毒。諷刺的是，過去最常懷疑血清疫苗作用的人就是麥考伊，幾乎每個月都有信用不良的藥廠聲稱他們研發出肺炎疫苗或腦膜炎疫苗，並請求取得上市許可，而麥考伊身為公衛實驗室主任，必須負責審核這些請求，對於可疑的疫苗和公司得拒絕授予許可。但事到如今，麥考伊早已不顧風險，並指派洛磯山實驗室（The Rocky Mountain Laboratory）的羅斯可・史賓賽（Roscoe Spencer）帶領團隊，尋找可能的血清捐贈者。史賓賽當時剛研發出斑疹熱（spotted fever）疫苗，斑疹熱是由壁蝨引起的疾病，盛行於蒙大拿州和美國中西部。史賓賽的這項成就，讓他獲得美國醫學會（The American Medical Association）頒發的年度金獎，而他也相當樂意在這個時候，擔任一群忙得焦頭爛額的微生物學家的跑差小弟。德・克魯伊夫表示，血清最後來自一位住在馬里蘭州的年邁女士，她非常大方地捐血，並拒絕一切報酬。也有另一說法表示，史賓賽從巴爾的摩的約翰霍普金斯醫院（Johns Hopkins Hospital）的一位醫師手中拿到血清，血清注入阿姆斯壯體內後幾小時，他的情況就開始逐漸好轉。

接下來的兩週，阿姆斯壯的體力逐漸恢復；麥考伊也持續他的研究調查，他將死亡的長尾鸚鵡的肝臟和脾臟搗碎並過濾，再將它注入健康的鳥隻體內。為了避免感染，麥考伊禁止員工進入位於公衛實驗室北棟大樓地下室的這座臨時實驗室。從二月七日起，舉凡為鸚鵡進行驗屍，或丟棄驗屍廢棄物，他都親力親為。直到當時，科學家都還無法確定鸚鵡熱是否會人傳人，也無法確認細菌是否會透過空氣中的懸浮微粒傳播。為了盡可能減低意外感染的風險，麥考伊只讓大樓總幹事靠近該地下實驗室。總幹事每天負責幫麥考伊帶三明治和鳥飼料，通常他都是站在門口，將這些物品交給麥考伊，不會踏進門任何一步。另外，為了避免生病的鳥隻意外感染健康的鸚鵡，麥考伊特別在實驗室之間的走道上加裝布簾，並每天早上用甲酚拖地。儘管如此，麥考伊偶爾還是會發現染病的鳥隻，不知怎麼地從籠中脫逃，出現在健康鳥隻的房間。

儘管採取了這些預防措施，在阿姆斯壯病發後的八天內，許多「公衛實驗室」的工作人員也都病倒。第一位受害者是北大樓的夜間警衛羅伯特・蘭哈姆（Robert Lanham），他職的是午夜班，每天上午八點會離開大樓。當時實驗室內的工作已終止，沒有人在解剖屍體，蘭哈姆唯一染病的風險就是於一月二十七日時，他曾短暫與安德森待在同一個空間內，安德森也正是在那天開始感到不適。然而實際上蘭哈姆相隔十八天後才病倒，其實已遠超出假定的潛伏期。

緊接著染上鸚鵡熱的是實驗室助理，她於二月二十八日開始出現症狀，不過她與蘭哈姆不同，並未與任何處於潛伏期的鸚鵡熱患者接觸。但她位於地下室的辦公室恰好就在麥考伊用來養鳥的房間隔壁，同時她也有經手培養有機體的材料，儘管她的主要職責是尋找沙門氏菌（salmonella）和鏈球菌（streptococci），所以麥考伊認為她不太可能有機會接觸到鸚鵡熱。然而下一批出現的受害者讓麥考伊完全明白：自己的預防措施一敗塗地，且北大樓已完全淪陷。染病的是一位醫務官，他的辦公室正位於屍檢室的對面，隔日三月十一號，大樓領班也病了，兩位清潔人員及兩位研究其他疾病的細菌學家也相繼倒下。除了麥考伊外，無人逃出疫病的魔掌，就連任職美國國家科學研究委員會（National Research Council）主任委員的傑出病理學家路德維希・海克頓（Ludvig Hektoen），僅是一個下午在「公衛實驗室」的一個小間內進行獨立研究，也染上疫病送往醫院。

總計於一月二十五日至三月十五日之間，「公衛實驗室」共有十一名人員患上鸚鵡熱住院。儘管麥考伊繪出受感染樓層的平面圖，但他仍找不出案例的傳染模式，他不禁推測可能已有老鼠和蟑螂將鸚鵡熱帶往了更高的樓層，當然也可能是有機體已然霧化（aerosolized），整棟樓早已滿是病媒。無論是哪種情況，都得雷厲風行，所以於三月十五日時，麥考伊下令全體撤出大樓並關閉實驗室，與鸚鵡熱研究無關的實驗動物一律移往臨時收容所。隨後麥考伊最後一次進入地下室，將剩下的一籠鸚鵡、天竺鼠、小白鼠、大老鼠、鴿子和猴子全數撲殺，接著他將屍體都置入焚化爐中燒毀，並用甲酚沖洗每個籠子，且慢條斯理將每層樓的窗戶都封住，當他確定「公衛實驗室」不再有任何活物後，便命令煙燻消毒小隊向大樓內丟擲氰化物。據說當時煙霧漫天，連飛在離地十五公尺高的麻雀都動彈不得，墜至地面。隔日星期天的《華盛頓郵報》頭條就是「鸚鵡熱恐慌襲捲實驗室」。

此時羅斯科．斯賓塞（Roscoe Spencer）也正急忙在東岸尋找血清，他帶回華盛頓的那瓶血全用來救治「公衛實驗室」的工作人員，到了四月，整棟大樓含阿姆斯壯在內的所有員工終於都痊癒。然而有些人就沒那麼幸運，斯托克斯雖然輸入兩次羅斯科的血清，卻仍於安德森逝世隔日——二月九號死亡。患上鸚鵡熱的人絕對有理由害怕，因為染病往往會致死，1929年十一月至1930年五月間，美國本土就有30個死亡病例，且１６７個病例中，有１０５位是女性，約占全數的三分之二。德國同樣疫情嚴峻，共有２１５位病例，其中有45人死亡。當地驚恐的鸚鵡飼主死命為他們的鳥隻尋找暫時的庇護所，柏林動物園一度要封鎖入口，才能將他們都拒於門外。總計共全世界共有十五個國家受疫情影響，疫情於１９３０年五月進入尾聲時，全球約有八百個案例，平均死亡率為15％。

不久後，其他國家的研究員也開始相信病原體必定是濾過性病毒，且認為諾卡將之誤認為會造成傷寒的沙門氏菌。第一個成功證明的團隊由倫敦醫院（London Hospital）的資深研究員山繆．貝德森（Samuel Bedson）領軍。貝德森和他的同事找來與人類病例有關聯的鸚鵡，乳化死亡鳥隻的肝臟和脾臟，並用尚柏朗過濾器加以過濾，然後在虎皮鸚鵡接種濾液。虎皮鸚鵡在五天內暴斃，後來貝德森的團隊證明每隔幾天就對濾物進行傳代培養，其中的有機體會逐漸失去毒性。貝德森做出非常明確的結論表示：「鸚鵡熱的病原體是能通過多孔細菌過濾器的病毒，並不能在普通細菌培養基上培養。」

不久後紐約衛生委員會的研究員查爾斯．克魯姆維德（Charles Krumwiede）進一步證實，這種病毒很容易從長尾鸚鵡身上傳至白老鼠，大大促進實驗室內鸚鵡熱研究的進展，因為白老鼠遠比鳥類不易傳染病菌。然而克魯姆維德病倒後，他被迫中止研究，一切由湯瑪斯・瑞物爾斯接手。瑞物爾斯知道鸚鵡熱的傳染力極強，因此他要求洛克菲勒研究所的研究人員嚴陣以待，並著全身防護服，頭戴頭罩，內戴護目鏡，橡膠手套與防護衣袖套緊接在一起。瑞物爾斯也證明鸚鵡熱可以感染兔子、天竺鼠及猴子，但若感染物是通過氣管進入體內，猴子只會出現典型肺炎的症狀。就瑞物爾斯看來，這表示該病毒進入人體的主要途徑為呼吸道，而非鸚鵡抓咬造成的傷口，很快其他研究員也都接受了這樣的觀點。

儘管鸚鵡熱病毒遠小於當時光學顯微鏡所能見的大小，「公衛實驗室」的拉爾夫・莉莉（Ralph Lillie）、倫敦李斯特預防醫學研究所（Lister Institute）的A・C・柯爾斯（A. C. Coles）、德國達勒姆（Dahlem）區羅伯特・柯霍研究所的華爾特・萊文索爾（Walter Levinthal）都曾呈報表示，鸚鵡熱死者的細胞質內有大量聚集的包涵體（inclusion bodies），後命名為「萊文索爾——柯爾斯——莉莉包涵體」（Levinthal-Coles-Lillie bodies），或稱為「LCL包涵體」，以一般的光學顯微鏡就能觀察到微小的菌落附著於細胞表面。鸚鵡熱的診斷及乳膠凝集試驗的發展都因此容易許多。唯一遲遲無法確定的是病毒的傳播模式，經手生病和死亡的鳥隻都絕對有染病風險，但很多案例都僅與生病的鸚鵡待過同個房間，甚至同間屋子而已。有些患者僅是去了趟寵物店，有些行李搬運人員只和病鳥待過同一個車廂。寵物店老闆和鳥類飼育員可不希望聽到這樣的消息，許多人拒絕接受相關報導，不想認清此種類似肺炎和傷寒的病變是因鸚鵡而起，更別提鸚鵡熱能透過空氣鳥傳人。業者聲稱，若事實如此，飼育員和寵物店的員工應該久病不起，但實際情況卻恰恰相反。剛組成不久的美國禽鳥業者協會（Bird Dealers Association of America）於疫情高峰時在紐約海軍准將飯店（Commodore Hotel）宣稱：「如果鸚鵡熱會感染人類，那時時刻刻與寵物禽鳥接觸的業者應該都已染疫，但據了解並非如此。」飼主直接從進口鳥類身上感染鸚鵡熱的報導並不能解讀為「任何人只要將臉湊近進口不久的鸚鵡就會染疫」，簡言之，他們將鸚鵡熱「恐慌」都歸咎於「巴爾的摩報商活躍的想像力」。

也不太能責怪鳥商會想反駁，美國主要的六家寵物商總部都在紐約費城，每年會因胡佛的進口禁令損失500萬美元。其實從很多角度來說，他們並沒有錯，隨著對進口鸚鵡的恐慌退去，外國的鳥隻便不再是主要的威脅，反而是在地家戶飼養的鳥隻成為飼主最大的風險來源，即家庭後院鳥籠養的鸚鵡，尤其南加州的戶外條件全年都適合養鳥，危機四伏。這次發覺危險的並非新聞記者，而是一位在瑞士受過培訓的獸醫病理學家，他的實驗室位於冷颼颼、霧濛濛的山頂上，出門就能俯瞰金門大橋。

１９３０年夏季，東岸的研究員都忙於發明可以看見鸚鵡熱病毒的工具和改善乳膠凝集試驗，卡爾・佛德里克・邁耶爾（Karl Friedrich Meyer）則專注於加州等西岸各州馬匹染上的「昏睡病」。邁耶爾受教於巴塞爾和蘇黎世，作為諾貝爾得主馬克斯・蒂勒（Max Theiler）之父阿諾德・蒂勒（Arnold Theiler）的助手，邁耶爾成為第一個解釋出東岸熱（East Coast Fever）瘧原蟲（plasmodium）生命週期的人，東岸熱是壁蝨在牛隻身上引起的病變。然而不久之後，邁耶爾染上瘧疾並被迫返回歐洲，但他仍沒在歐洲久留，１９１１年他獲取了賓夕法尼亞大學獸醫院教職，並在賓大熟識了美國病理學和細菌學領域的眾多重要人員，其中包括：西奧博爾德・史密斯（Theobald Smith），他的壁蝨熱（Texas Cattle Fever）創新研究引起大眾對細菌理論和寄生蟲感染反思；另一位則是密西根大學衛生實驗室（University of Michigan's Hygiene Laboratory）主任弗雷德里克・諾維（Frederick Novy），他於１９０１年曾帶領官員深入調查舊金山腺鼠疫大爆發。透過史密斯引薦，邁耶爾也認識了洛克菲勒研究所的主任賽門・福勒克斯納（Simon Flexner）。由於沒有在紐約找到工作，邁耶爾便前往西岸，柏克萊的助理教授職，和剛成立的舊金山喬治・威廉斯・霍伯醫學研究基金會（George Williams Hooper

Foundation）所開出的研究職，都深深吸引他。

霍伯醫學研究基金會是一棟三層樓的磚造建築，前身為獸醫學校，坐落於帕納瑟斯高地的蘇特羅山地區。這個基金會是由霍伯先生的遺孀所創辦，霍伯醫學研究基金會也是第一家與美國大學合作的私人醫學研究機構。雖然福勒克斯納曾試著提醒邁耶爾，加入霍伯醫學研究基金會，可是要冒著「才能被埋沒在太平洋海水的風險」，畢竟美國的頂尖的知識分子都住在紐約方圓百里之內，但霍伯研究基金會承諾邁耶爾高度的學術自由，這在東岸簡直是天方夜譚。再說，邁耶爾也自認是個「不折不扣的巴賽爾呆子」，鑽起牛角尖來是怕整條萊茵河也拖不動。與同事與其他科學家共事時，邁耶爾的固執常讓人覺得是一種傲慢的表現，他完全無法容忍在自己的實驗室中有任何一絲差錯。話雖如此，在追蹤和查證新疾病的來源時，比邁耶爾還要難纏的對手，恐怕就是微生物了。

在1950年一期讀者文摘的特別報導中，德．克魯夫盛讚當時60歲的邁耶爾為「自巴斯德之後最多才的微生物獵人」。在邁耶爾長達30年的職業生涯中，他幫助弭平了加州乳牛群中的布氏桿菌危機；他證明肉毒桿菌這樣致命的食源性病原體來自全美的土壤中都能找到的高抗性孢子；他還找出了腺鼠疫在美國西部地松鼠類與其他野生囓齒動物中流行的原因。若要這些成就做個結論，參考德·克魯夫的說法，邁耶爾是位：「經常身處於戶外危機的戶外科學家……全球微生物獵人中的佼佼者。」

邁耶爾在1960年代接受採訪時曾表示：自己的前妻曾懷疑德·克魯夫試圖「貶低」且「抹黑」他。不過，即便德·克魯夫是個酒鬼，性格還十分善變，他和邁耶爾依舊維持了超過三十年的友誼。每年兩次，德·克魯夫都會特別到舊金山探望邁耶爾，他們會一起到塔瑪爾帕斯山健行，享受安靜的時光，討論最新的醫學突破，並交換細菌學同僚的八卦。

身為賽拉俱樂部（Sierra Club）的一員，邁耶爾回想自己對傳染性疾病的著迷是源自於孩提時代到阿爾卑斯山脈的遠足之旅。旅途中，他與一群剛從印度瘟疫區回來的英籍登山者有了深度的對談；追尋微生物的激情與戶外冒險及野外生活的熱愛全都連結在一起，看來是正確的。這也難怪，邁耶爾在霍伯研究所接到盛華金谷地區發生大規模馬疫的報告時，就馬上離開實驗室到當地展開調查。

到了聖華金谷，邁耶爾發現這些馬匹不是恍惚地原地打轉，就是東倒西歪地站不穩。與他同行的獸醫同事，認為這些馬匹的「踉蹌症狀」是因為肉毒桿菌引起的「草料中毒」。但在聖華金谷地區的疫情是六月爆發的，還不到肉毒桿菌好發的時間點。

且拜訪過染疫牧場的獸醫們都指出，大部分得到「踉蹌怪病」的馬匹，都是放牧馬匹，並非那些以青草貯料或乾稻草飼育的馬。進行解剖時，邁耶爾注意到這些馬匹的大腦都有發炎的情況，而且到處都有微型的出血，這讓他不禁懷疑這些神經性的損傷皆肇因於病毒感染。不巧的是，等到他開始檢驗這些馬匹時，病毒便銷聲匿跡了。同年夏天，他的機會來了。邁耶爾的同事發現美裏得地區的牧場有一隻生病的馬匹。牧場主壓根兒不想配合邁耶爾的實驗，邁耶爾只好用20元美金買通了牧場主的太太，請她在丈夫睡著後打個暗號，好讓邁耶爾溜進馬廄、砍下病馬的頭，接著馬不停蹄地驅車連夜趕回舊金山進行研究。

隔天早上，邁耶爾馬上就提取了馬匹的大腦，搗碎，然後將這個物質注入到天竺鼠的體內。很快地天竺鼠就全身顫抖不止，然後蜷縮成球狀，像貓咪一樣弓起了背部，在四到六天後死亡。爾後，同樣的實驗又在兔子、猴子與馬匹身上得到相同結果，最後邁耶爾與同事宣布他們分離出了一種新型的濾過性病毒。數年之後，研究者們才有辦法證實當年邁耶爾的懷疑：這是一種腦炎病毒，由附近灌溉渠道中的蚊子傳染給馬匹。研究者們甚至推測，這種病毒可能有著樹棲性的生命週期。

馬腦炎疫情讓邁耶爾十分忙碌，但他依然心繫鸚鵡熱的疫情，以及阿姆斯壯與麥考伊對於病毒傳播途徑的研究進度。直到隔年邁耶爾才有了理由展開自己的研究，並對鳥類飼育者對於疫情的關聯性有了更進一步的發現。

邁耶爾的契機源自於三位老太太。她們在內華達山脈的格拉斯谷參加完一次咖啡愛好者聚會後，幾天內就過世了，時值1931年的感恩節前夕。當地的醫生都於死因紛紛摸不著頭緒，將老太太們死因歸咎於傷寒、痢疾以及「有毒的肺炎」等天花亂墜的病症。邁耶爾在看完病患的醫學報告、得知咖啡聚會主辦者的丈夫也跟著生病後，發現這些病患的共通點就是曾在同一房間聚會過。他指示當地的衛生官員調查房間內是否有患病或死亡的鸚鵡。

邁耶爾的直覺有一部分是正確的：房間裡沒有鸚鵡，但是在主辦的女士位於格拉斯谷的家中，衛生官員發現一隻健康的虎皮長尾鸚鵡在籠子裡，另一隻則下葬不久。邁耶爾馬上要求衛生官員將死去的長尾鸚鵡屍體挖出來，連同牠那隻活著的同伴一起送到霍伯研究基金會。

為了驗證自己的直覺是否正確，邁耶爾先進行了一個簡單的暴露實驗，了解鳥兒是否真的受到病毒感染。他曾經讀過日本文鳥（穀雀）對於鸚鵡熱非常敏感，於是便找了一隻文鳥，將牠與長尾鸚鵡一起放在鐘型罩裡。文鳥在兩到三週內便死亡了。與此同時，長尾鸚鵡則「看起來再正常不過了」，並且持續散發足量的病毒，病毒數量極高，如果將其再次移至乾淨的鐘型罩跟其他文鳥放在一起，那文鳥必死無疑。1932年1月16日，邁耶爾終於殺了鸚鵡，並將鸚鵡搗碎的脾臟注射進實驗室的小鼠體內，小鼠三到四天內即刻身亡，這代表了「病原體毒性極強」。為了更加確定結果，邁耶爾重複了數次這樣的實驗，每次文鳥死亡後都把長尾鸚鵡移到下一個新的鐘型罩，與新的文鳥放在一起。六個月之後，邁耶爾取得了證據：散播病毒的正是長尾鸚鵡乾燥的糞便。

一月份也傳來咖啡聚會主辦人丈夫死亡的消息。邁耶爾擔心情況可能會演變成全國性的的問題，便敦促衛生單位發布了一份新聞稿。隨後，邁耶爾接到了更多疑似病例的鸚鵡死亡報告，最南可溯及加州的特哈查比（Tehachapi）地區。邁耶爾與助手伯尼斯．艾迪（Bernice Eddie）訪問了那些挨家挨戶販賣長尾鸚鵡維生的流動小販，結果發現大部分的鳥都來自於洛杉磯地區的自營鳥舍。這樣的繁殖場很多都是由退伍的老兵所開設，他們的資金則來自於經濟大蕭條紓困方案中得到的額外補助。這門生意不但技術含量低且利潤又高，因為鳥類繁殖的速度真的出人意料的快。

一位業餘的飼養者，只需要木材、鐵絲網以及飼育箱就能輕鬆上手。不出一個月，鳥舍裡就會擠滿幼鳥。這些幼鳥非常受到飼主的歡迎，因為只要經過訓練，這些鳥兒就能停在飼主的手上，甚至直接從手上取食種子。不待這些幼鳥成熟，這些業餘飼育者便快速將它們脫手到市場上。邁耶爾在感恩節期間到聖誕節前夕，發現國內有許多流動小販兜售愛情鳥，這些鳥兒通常成為送給家庭主婦或寡婦的禮物。

邁耶爾向全加州的寵物店發出聲明，要求他們將其他明顯罹病的鳥兒送給他，如果鳥兒與最近因鸚鵡熱送醫的屋主有關，同樣比照辦理。很快地，霍伯研究基金會接收了許多鳥兒。乍看之下，這些鸚鵡好像非常健康，但當邁耶爾檢查牠們的脾臟時，發現牠們的器官腫脹，且布滿疤痕，這就是罹患鸚鵡熱的特徵。

邁耶爾的最終證據，就是他用搗碎的脾臟注射到小鼠體內，這些小鼠隨即病倒。邁耶爾和艾迪愈是詢問小販和寵物店主，就愈是擔心加州各地的鳥類可能都得了這種無症狀的潛伏性傳染病。他們從帕薩迪納取得了22隻鳥，發現有9隻鳥的肝臟和脾臟腫大。邁耶爾在報告中提到，某些繁殖鳥舍中，鳥兒明顯就是生病了，居然「虛弱得只能在地上爬行」。

邁耶爾擔心，在自營與專業繁殖場中，可能有多達40％的鳥類是鸚鵡熱的帶原者。他發出警告，表示加州可能成為一個巨大的自然宿主集散地，於是敦促衛生官員採取行動。邁耶爾還特別在意一種狀況：當這些加州長尾鸚鵡被裝進擁擠的集運箱，運過州界時，環境壓力會導致牠們散播病毒，重新引發疫情。換句話說，阿根廷來的鸚鵡已經不再危險：現在構成主要威脅的是加州本地產的鳥兒。

以往，加州州立衛生局對於鳥類養殖業的規模及其對於公共衛生的影響一無所知；現在，衛生局終於宣布要實施檢疫，並對愛情鳥的跨州運輸實施禁運。這項命令引發加州飼育者們一陣騷動，尤其是胡佛總統在前年對進口鸚鵡的實施禁運，這導致國內市場的潛在需求，東部的寵物店也逐漸轉向加州尋求供應的貨源。飼養者認為交易市場的價值估計有500萬美元；邁耶爾卻認為這個市場的價值僅值這個數字的十分之一。毋庸置疑的是，南加州終年溫潤的地中海氣候為鳥類繁殖提供了理想的條件，且當時有超過三千人仰賴這個行業維生。針對現狀，需要建立統一的制度來檢驗鳥舍和檢查鳥類情況。

然而，這是一個完全不受法規管理的行業，看來也沒有人願意出來扛這個責任。邁耶爾此時嗅到了一個機會。1920年代，當肉毒桿菌恐慌衝擊了加州沙丁魚還有其他罐頭食品的銷售市場時，罐頭廠商曾聘請邁耶爾針對高溫消毒法提出建議，確立了安全的檢查程序，而且很快就成為了全美遵循的標準。現在，他為加州的鳥類飼育者提出了類似的技術性解決方案。

1932年3月，邁耶爾終於等到了適當的時機。125位頂尖的養鳥人接受召集，齊聚在洛杉磯的聯合地產大樓（Associated Realty Building）參加會議。時任加州衛生局長吉爾斯・波特（Giles Porter）曾與邁耶爾在洛杉磯肺炎性鼠疫大爆發時合作過，他在會議開幕的致詞中，向眾人介紹邁耶爾博士是一名研究鸚鵡熱的世界級權威，並且指出邁耶爾的研究將會向大家證明「關於鸚鵡熱的『可怕傳言』並非空穴來風……而是非常嚴重的事情」。

隨後，邁耶爾先以1930年前對所有於鸚鵡熱醫學知識回顧作為開場，提出在鸚鵡熱肆虐期間所採集到的證據，來說明鸚鵡熱是一種濾過性病毒。邁耶爾對養鳥人們說：「你們可能聽過許多捕風捉影、關於鸚鵡熱的不實言論」，但毫無疑問，鸚鵡熱是一種「感染力極高的傳染病」。透過排泄物或黏液狀分泌物，這種病毒很可能在空氣中傳播，造成鳥傳人的現象。衛生實驗室（Hygienic Labiratory，現為美國衛生研究院）所發生的「不幸例子」可以佐證上述的說法，9位人員僅僅是經過一條靠近含有乾燥排泄物籠子的走廊，就感染了鸚鵡熱。邁耶爾表示：「可能是因為風把籠子裡的灰塵吹出了門的間隙，進而造成這樣的接觸。」接著，他簡短敘述了一下自己在舊金山所做的研究。然後便使用圖表直接指出鳥類繁殖機構內可能造成感染的問題點。

為了便於討論，我們假設一個繁殖場中有１００隻鳥。在這１００隻鳥中，爆發了像鸚鵡熱這樣的傳染病。我們預設可能有10隻鳥將死於這樣的傳染病。這10隻鳥應該事前就要接受檢查。但很遺憾，我們通常都沒有達成事前的檢查。在這10 隻鳥發病並且確診為鸚鵡熱後，繁殖場剩下90隻鳥。大家可能會認為剩下的這90隻鳥基本上就安全了。但其實一點都不安全！非常不安全！

問題的癥結在於，每一籠的鳥類中，都具有一定比例的「無症狀帶原者」，牠們的脾臟檢驗結果顯示遭受感染，卻沒有表現出病徵或明顯發病。病毒可能會潛伏於這些乍看之下健康的鳥類體內長達六週或更久，也不會傳染給其他同籠的鳥。但是，一旦這些鳥暴露在較冷的環境中，或感受到突然的溫度變化時，潛伏的感染源便可能會「活化」。這些鳥可能會開始「分泌」出病毒，傳染給同在一個籠中的其他鳥類。邁耶爾推測，帶原者的病毒很可能特別容易傳染給年輕或較為體弱的幼鳥。鸚鵡熱所帶來的威脅不僅只於此。受到感染後康復的鳥類，又稱「康復者」，可能仍會分泌帶病毒的分泌物長達四到六週。在所有的假設中，能夠逃過一劫的只有那些遺傳基因中帶有免疫力的鳥兒，以及擁有免疫能力的成鳥，這些成鳥體內的免疫細胞通常來自前一次的病毒爆發，或者在巢中就曾暴露於病毒之下。

想確切知道一群鳥中是否有個體確診，唯一的方法就是讓養鳥人上繳百分之十到二十的鳥隻，讓邁耶爾檢驗其中是否有潛伏的感染個體。在檢驗過後，邁耶爾就能夠為這些確定沒有病毒的鳥舍開立健康證明，如此一來，來自這些鳥舍的鳥類就不需要限制或隔離。與此同時，邁耶爾也提醒養鳥人，解剖鳥類是一件非常危險且昂貴的工作。做為報酬，他希望養鳥人能夠為這樣的服務提供相應的報酬。邁耶爾提議，1萬美金就能讓他完成這樣的工作。

> 鸚鵡熱是一種厲害的疾病，它讓每一個曾經參與研究的實驗室都傳出疫情；我們甚至可以說，為了找出解決病毒的方法，每位研究者幾乎一隻腳都踏進了棺材。與你們合作的過程中，我承擔了這樣的責任。因此我也希望能夠得到諸位最誠摯的配合——否則，我也可以就此放棄。我本來就沒有必要為了鸚鵡熱這種疾病冒生命危險。

不出所料，養鳥人們認為邁耶爾的開價過高，因此紛紛拒絕了他的提議。他們反過來企圖說服衛生當局這樣的檢測毫無意義，強調一旦鳥類長到四個月大，牠們便不會再有致病的危險。接著，他們向當局提出引進一套許可制度。波特拒絕讓步，但是養鳥人們進一步遊說了州長，最後州長同意並解除了交易限制。1931年的夏天，鳥類交易市場重啟，加州又開始輸出長尾鸚鵡到東部的市場，邁耶爾擔心疫情將再度爆發。

一旦長尾鸚鵡到了紐約的中盤商手中，就無從得知多少鳥兒可能受到感染，也無從追蹤下一個鸚鵡熱帶原者可能會出現在哪些州或國家。直至1931年底，加州愛情鳥已經散布到美國境內的每一個州。這些小鳥在威斯康辛州與明尼蘇達州的市集與園遊會上特別受歡迎，往往被當作抽獎的獎品。接著，1932年9月22日，傳出了愛達荷州參議員夫人——威廉・E・波拉太太在家中病重的消息。經過調查，醫生發現波拉太太是位長尾鸚鵡的愛好者，最近才從加州取得了一對愛情鳥。波拉先生，也是愛達荷州的參議員，因為懷疑太太得了鸚鵡熱，所以連絡了華盛頓政府，請求盡速寄送血清，就此也掀開了衛生學歷史上拍案驚奇的另一篇章。

麥考伊使用煙燻法消毒北棟大樓的兩個月後，國會通過了一項法案，將實驗室更名為國家衛生研究院（National Insitute of Health，縮寫為ＮＩＨ）。不巧的是，當波拉參議員的申請送到麥考伊的桌上時，衛生研究院內所庫存的血清已經用罄。就在此時，阿姆斯壯自告奮勇表示自己可以提供協助。由於已經完全康復了一段時間，他的血液中很可以能還含有抗體。何不物盡其用呢？阿姆斯壯的私人醫生執行了這次的放血術，接著連夜分離出血清。由於情況緊急，也沒有時間檢查血清是否有效。血清就這樣直接被送到了待命的飛機上。救命航班的故事成了媒體爭相報導的焦點，包括美聯社以及國際與地方性的報紙都發布了以小時計的動態紀錄，追蹤血清從華盛頓到愛達荷州波夕市一路的動向。波拉太太在鬼門關前徘徊，就連她的醫生也認為血清起不了太大的作用。最後他們把死馬當活馬醫，將約３５０毫升血清一口氣全注入。五天後，波拉太太逐漸恢復健康，並且在隔年2月以良好的健康狀態造訪了華盛頓特區。波拉太太這趟旅程的第一站便是國家衛生研究院。「我想來答謝你的救命之恩，」她對阿姆斯壯說道：「我的血管中流淌著一部分來自你的血液。」

但波拉太太的康復對於加州地區的養鳥人來說，完全是個壞消息。波拉參議員在妻子康復不久後，隨即敦促胡佛總統重新頒布交易禁令，這次禁止販售的鳥類是來自加州當地的品種，而非阿根廷進口的鳥類。胡佛將這個要求交辦給公共衛生局，驅使卡明頒布禁令，禁止跨州運送加州長尾鸚鵡。但是，卡明也特別指出，如果加州政府能夠找出一套步驟，證明自家的鳥類沒有得到鸚鵡熱，他或許能夠破例。回顧前一年三月的情況，那時養鳥人們無所不用其極地避免送驗自家繁殖的鳥；現在，隨著禁令頒布，養鳥人們開始正視起邁耶爾的提議。

到了1933年，邁耶爾與艾迪已經檢驗了66間的鳥舍，這些鳥舍中合計共有2000隻愛情鳥。他們發現這些鳥兒中，有10%到90%不等的比例可能具有潛伏性的鸚鵡熱，但在飼主的自主分類裡卻都標示這些鳥類為健康。不過他們也發現，雖然許多感染病毒的鳥類都是「慢性無症狀帶原者」，這些帶原的鳥類卻沒有將病毒傳播給鄰近鳥籠裡的長尾鸚鵡。邁耶爾與艾迪發現許多長尾鸚鵡的體內都有鸚鵡熱抗體，代表這些鳥類早先曾經暴露於病毒之下，並且經歷較輕微的感染。而對於人類而言，最主要的風險來自於經手鳥類屍體、直接接觸到鳥類的鼻涕或排泄物、被鳥類咬傷、吸入乾燥的鳥類糞便等途徑。同時，邁耶爾也發現，這些糞便是傳染性很強的懸浮微粒，當鳥兒在受到刺激的情況下拍動翅膀，便能夠輕易散播乾燥糞便到廣大的區域中。在這樣的情況下，整個環境都會「充滿了病毒，並且對吸入的人類構成危險」。因此，他們提醒民眾，鸚鵡熱尤其會對鳥類養鳥人與寵物店老闆造成威脅，還有那些與愛情鳥近距離接觸的人。

他們還發現，只要從患病鳥類的脾臟上取下抹片，加入適當的染色劑，就能輕易在顯微鏡玻片上觀察到鸚鵡熱衣原體。脾臟的大小也能為禽舍內潛伏感染的程度，提供概略的近似值。接種疫苗後的實驗小鼠，脾臟大小若在3到5毫米的中型尺寸，會比脾臟大小7到10毫米的小鼠容易產生「典型、即時且致命」的病徵。邁耶爾和艾迪更發現，年輕雛鳥脾臟腫大（6毫米或更大）的比例，相較於關籠飼養的老鳥高出許多，這也說明了長尾鸚鵡通常早在發育期就感染了鸚鵡熱，而關籠飼養的老鳥脾臟腫大卻無傳染性。他們的結論非常明確。「總體來說，年幼的鳥類比年長的鳥類更常淪為病毒的帶原者。」這樣的結論，意思非常清楚：在鳥類長到至少4個月大之前，都必須要對其進行觀察，才能確定牠們已經脫離了感染的風險，並且不再具有散播疾病的危險性。

到了1934年，邁耶爾與艾迪已經檢驗了將近3萬隻長尾鸚鵡，並認證了加州的加州境內185座鳥舍沒有鸚鵡熱。這項計畫也成為了胡柏基金會（Hooper Foundation）重要的收入來源，邁耶爾隨後運用這些資金投入研究其他自然科學相關問題。邁耶爾不僅身兼細菌學家與獸醫病理學家，也認為自己擁有生物學家與新手生態學家的身分。雖然他接受的是正宗的德式訓練，但到了1930年代，他已經開始對於細菌學界審視微生物的狹隘眼光感到厭倦。在邁耶爾思考關於潛伏感染的現象時，他發現自己反而被「宿主」與「寄生蟲」等字眼深深吸引，同時也開始思考疾病的致病力與免疫力之間的關聯等較為廣泛並與演化相關的問題。他特別想要研究野生的長尾鸚鵡是否與籠飼鳥一樣容易感染鸚鵡熱。為了找出答案，邁耶爾花錢請了一位在客輪上工作的理髮師協助他，這艘客輪專跑太平洋航線，他請理髮師從澳洲的叢林中帶回200隻野生的虎皮長尾鸚鵡。澳洲尚未傳出長尾鸚鵡罹患鸚鵡熱的新聞，邁耶爾認為這些鳥類對病毒可能會有較高的敏感性，所以適合作為對照組來進行病毒暴露和免疫力測驗。不難想像，當他發現在針對澳洲長尾鸚鵡進行隔離的四週內，竟有一隻鸚鵡死亡時，該有多麼震驚。在化驗的過程中，邁耶爾發現死亡的鸚鵡脾臟內布滿了與加州境內的鳥類相同的病癥。

這裡，我們也可以看見邁耶爾善用跨國科學人脈的一個例子，他馬上與澳洲的病毒學者法蘭克・麥克法蘭・柏奈特（Frank Macfarlane Burnet）分享了他的發現，也因此促使柏奈特發起了另一項同時並進的研究。在這項研究裡，柏奈特發現鸚鵡熱是一種澳洲野生長尾鸚鵡的地方性傳染病，而且很可能「在澳洲地區的長尾鸚鵡間流行了幾世紀之久」。柏奈特也假設，1931年加州爆發鸚鵡熱的源頭很可能是來自於澳洲鸚鵡和日本經銷商所販賣的長尾鸚鵡，而非阿根廷鸚鵡。在寫給邁耶爾的信中，柏奈特解釋道：在野外，幼鳥通常是在巢中被感染，但這些天然的、輕度的感染也可能在鳥隻密集的封閉空間下因為壓力導致病況加劇，最後讓鳥類失去後天形成的抵抗力以及擺脫病毒的能力。透過訪問進口商，邁耶爾也確定了運送者經常將野生未經處理的鳥類與乾淨的鳥類關在一起，這種作法大幅促進了病毒的傳播。邁耶爾得到的結論是：在野外，這些病毒株在其禽類宿主的身上有高度的適應性，但像是集運裝箱以及加州鳥舍的環境條件增加了鸚鵡熱的毒性。他用了另外一種說法來詮釋這個現象：「將天秤導向了對病毒有利的那一端」。這也是造成1930年代初期，加州鳥類與人類間爆發了地區性鸚鵡熱的原因。

如今，鸚鵡熱已不再對全民健康構成緊迫的威脅，鸚鵡熱也再次從大眾的視野中消失。此種疾病逐漸從大眾的危機意識中淡去，大部分都要歸功於邁耶爾的努力。1948年，在人們發現金黴素後，邁耶爾與當時美國最大的磨製粒種子供應商——哈茲山脈經銷公司接洽，開發出一系列的藥用小米。到了1950年代中期，另一種方便好用的抗生素——口服四環黴素也已經問世；與此同時，植入四環黴素的小米已成為鳥類養殖業的飼料內容。當然，疫情爆發的狀況還是時有所聞，但這些疫情通常都只會發生在火雞養殖場或家禽加工廠。在大多數情況下，只要好好配合四環黴素的施用，就能使禽類健康。

遺憾的是，時至今日，仍有繁殖業者像１９３０年代的那群人一樣，拒絕相信自己的鳥舍存有潛在的感染源。他們甚至稀釋了藥用種子，或沒有完全按照應有的療程施打抗生素，使得寵物鳥群中持續發生無癥狀的鸚鵡熱感染現象。如果這些鳥兒被運到寵物店，並與剛從隔離檢疫中出來的進口鳥類混居一起，就有可能會形成生物交互作用，爆發新一波的鸚鵡熱感染潮。老實說，１９３０年的鸚鵡熱大流行中，最重要的教訓就是：進口鳥類只不過是代罪羔羊。整起事件的罪魁禍首，是加州鳥舍中所培育出的國產愛情鳥。鸚鵡與長尾鸚鵡不再被視為恐懼與不安的源頭，而管控鸚鵡熱的責任也大部分落在了獸醫與業者的身上。只不過，如果沒有阿根廷鸚鵡引發全球疫情，以及隨之而來的媒體報導，不可能有人會注意到這種肺炎致命的不尋常模式，而諾卡宣稱「鸚鵡熱是由一種沙門氏菌引起」這樣的誤解，恐怕也需要更長時間才能消除。

整起事件中，還有另一個教訓，這個教訓將變得愈發值得人類省思。那就是，在自然界中，鸚鵡和長尾鸚鵡對人類的威脅其實很小。當然，在亞馬遜熱帶雨林深處或澳大利亞叢林中，可能偶爾會爆發大規模的死亡。但是，誠如柏奈特所云，鸚鵡熱「本質上不是一種傳染性很強的疾病」。反之，他認為寄生蟲本來的功能，就是在一個特定生態棲地中，當鳥口過度增加，或分布過於密集時，讓鳥群的數量回歸平衡。問題是，當人類把長尾鸚鵡塞進擁擠的箱子中，破壞了這些生物和生態過程，正是為鳥傳人的病毒傳播創造了理想的條件。1935年，墨爾本爆發了一次鳥疫。「我有理由相信，讓鳳頭鸚鵡自然生活在野外，將不會出現任何感染大流行。」柏奈特解釋。「在封閉，擁擠，骯髒，無法運動也沒有陽光的環境中，當然可以預期潛伏的感染一觸即發。」

柏奈特擔心像這樣的大瘟疫事件將愈來愈普遍，人口過多，加上國際貿易和國際旅遊將愈來愈方便，種種事物都正以嶄新且不可預測的方式破壞自然生態，導致黃熱病等蟲媒傳染病產生致命的疫情大爆發。在這個世界上，每個生命都在生物意義上有著密切的聯繫，理應有利於人類和其他生命體之間達成「平衡」。柏奈特警告大家：「人類習慣生活在因自身活動影響而不斷變化的環境中，因此很難達成這樣的平衡。」

簡言之，快速的經濟與工業變革正在破壞人類與微生物之間的平衡。然而，就鸚鵡熱的事件而言，邁耶爾將責任歸咎於鳥類養鳥人，以及他們冥頑不靈地堅持鸚鵡熱不會構成威脅，即便這種疾病奪走了巴爾的摩和華盛頓地區許多的寵物飼主和醫學研究人員的生命。或許，整起疫情中最重要的肇因，是愛情鳥在美國消費者之間受歡迎的程度，以及有利可圖的州際貿易，促使這些流動小販們挨家挨戶向寡婦和家庭主婦兜售長尾鸚鵡。1930年代，沒有人會認為這些可愛的、土生土長的美國鳥類會是藏著病毒的鳥版特洛伊木馬，這種想法太駭人了。大家寧願將矛頭指向來自南半球的綠羽移民，這樣解釋會讓大眾的心理比較輕鬆。

附註

（1）1911年，麥考伊在加州土拉倫郡（Tulare County）檢驗松鼠是否染疫，過程中首次分離出兔熱病的病原菌。兔熱病在美國各州尤為盛行，壁蝨、塵蟎、蝨子均是傳染源，宿主常為野兔和野鹿。人遭到壁蝨或鹿蠅叮咬染病後，會出現潰瘍及淋巴結腫大的症狀，因此兔熱病與鼠疫十分容易產生混淆。

（2）非鸚鵡科鳥類受感染會將該病稱為鳥病（Ornithosis）。

（3）許多案例都沒有觸碰過病鳥，也未經手病鳥的糞便，而僅僅與病鳥待過同一個空間。但仍有許多人認定傳染源必定是腸道寄生蟲，所以才會鬆懈。

（4）無症狀之病毒帶原者，對於疾病的自然史是重要線索，也解釋了為什麼所有野鳥都死於鸚鵡熱的情況幾乎不可能發生。然而，此研究結果的顯著性直到1930年代中期才逐漸浮現。

－4－

費城殺手

「這次的疫情……呈現出許多異常且複雜的特徵……我們曾以為當代科學無懈可擊，可以解決我們面臨的所有問題，但卻事與願違。」

大衛．J．森瑟，亞特蘭大疾管中心主任，1976年十一月二十四日

費城人現今所稱的「藝術大道」位於核桃街（Walnut Street）和南布羅德街（South Broad Street）的交界處，其中矗立著貝爾維尤凱悅飯店（Hyatt at the Bellevue），一家設備齊全、結合當代奢華與復古魅力的現代商務飯店，不僅有寬敞的客房和雙層床墊，還有位於19樓的木地板餐廳供旅客俯瞰市中心。當你從布羅德街走進大廳，腳下踩著剛打過蠟的地板來到櫃檯前，天花板掛著金碧輝煌的吊燈，大理石與鐵製扶手的優雅樓梯都將映入眼簾。飯店也提供最先進的會議室、室內慢跑跑道、游泳池和9．3萬平方英尺（約為8千平方公尺）的健身房。針對有過敏症狀或注重養生的旅客，飯店也設有一塵不染的「低過敏源」客房，房內配有高科技空氣淨化系統，過濾掉空氣中的過敏原和其他刺激物。飯店的行銷宣傳標語寫著：「凱悅的極致『純淨』，帶給您優良睡眠品質，讓您盡情享受旅行。」

但飯店網站上並沒有提及一件事，也就是這座建築在費城嬰兒潮那一代人記憶中最出名的事蹟。1976年，舊名為「貝爾維尤．史特拉福飯店」的凱悅飯店是當年最令人費解的傳染病爆發地之一。「退伍軍人病」始於七月二十一日星期三，當時來自美國軍團賓州分部的2300名代表和他們的家人，總共約4500人抵達貝爾維尤．史特拉福飯店，參加為期四天的年度狂歡節，這是美國建國兩百週年的夏日慶典，許多二戰和韓戰退伍軍人滿心歡欣地參加這場別具風格的派對。愛德華．霍克（Edward Hoak）是退伍軍隊州副官，也是當年大會的主辦人暨歡送會代表，當時總共約有500人在他的安排下住進貝爾維尤．史特拉福飯店。

貝爾維尤．史特拉福飯店由史特拉福（Stratford）與貝爾維尤（Bellevue）兩間飯店所組成，其中史特拉福飯店位於史特拉福和布羅德街西南側，而貝爾維尤則在西北側。費時兩年，共斥資800萬美金（相當於現今2000萬美金），貝爾維尤．史特拉福飯店終於在1904年開張，當時被大眾盛譽為美國最豪華飯店，不僅採用了法國文藝復興風格的設計，還擁有全美最華麗的宴會廳、四間餐廳，以及1000間客房。到1920年代，儼然成為了費城名人、皇室和國家元首最愛的聚會場所。小說家馬克・吐溫（Mark Twain）、詩人魯德亞德・吉勃林（Rudyard Kipling）、羅馬尼亞王后瑪麗（Marie）和約翰・約瑟夫・潘興（John J. Pershing）將軍都曾現身於該地，甚至從西奧多・羅斯福（Theodore Roosevelt）開始，每一位美國總統都曾住過那裡，甚至包括約翰・甘迺迪（John F. Kennedy）總統。他曾於１９６3年十月，也就是在達拉斯遇刺的前一個月入住過這家飯店。然而，到了１９７０年代，貝爾維尤早已過時，當時正努力與新興連鎖飯店競爭。

無法負擔貝爾維尤飯店的人選擇了附近的本富蘭克林飯店（Ben Franklin），或是其他更便宜的民宿。但因為所有主要會議活動都在貝爾維尤飯店舉行，幾乎所有人都參觀了貝爾維尤的大堂並進行報到。從開幕日的玫瑰園房角石（Keystone Go Getter）俱樂部早餐會到最後一晚的指揮官２００週年紀念舞會，參加會議的人和他們的家人很快就熟悉了這裡的酒吧和飯店套房。軍隊成員最喜歡在熱鬧的氛圍下喝一杯，而費城那一週的氣溫又是90年代中的最高溫，因此套房裡很快就擠滿了急需解渴降溫的軍人。飯店吱吱作響的老舊空調系統以及冰品供應短缺，都令霍克感到無能為力。

一週後，霍克為了參加４７２號哨所的新軍官就職宣誓典禮，來到位於哈里斯堡以西兩百英里的賓州。然而他接獲通知，得知該地區有6名退伍軍人生病，其中一人已經死亡。霍克回到哈里斯堡附近的家中後，又發現一封來自摯友妻子的信，信中寫道她的丈夫得了肺炎後治療無效。接著霍克為了其他事而打給他在錢伯斯堡（Chambersburg）的副官助手，卻得知該名部下曾為了與指揮官查爾斯．張伯倫（Charles Chamberlain）見面，而前往賓州中南部的聖托馬斯（St. Thomas），卻在與會後突然離世。霍克隨即打電話給前州指揮官威廉斯波特（Williamsport），告知他這三人死亡的消息，並意外得知威廉斯波特的六名部下在參加過大會後，也生了重病而住進了當地醫院。雖然退伍軍人多為老年人口，其中的癮君子和酒鬼更是不少，但是在一週內卻有三人死亡、六人住院治療，還是讓霍克感到有些奇怪。當他再透過電話得知境內其他軍人也紛紛生病時，他更是嗅到了不對勁。

七月三十一日星期六，費城急性傳染病控制主任——羅伯特．沙律爾（Robert Sharrar）接到一位名叫卡萊爾（Carlisle）醫生的電話，他表示一名最近參加軍人大會的病人抱怨自己出現發燒和乾咳的症狀，而胸腔X光檢查顯示病人患有右下葉支氣管肺炎。沙律爾告知病人可能是肺炎黴漿菌（mycoplasmal pneumoni），建議他抽血後，於週一國家實驗室開放時送過去檢驗，同時也建議醫師用速效抗生素治療患者。當沙律爾正要結束談話，醫生問他是否知道過去幾天費城還有其他肺炎病例，沙律爾表示沒有。醫生說他耳聞有一位病人最近在賓州西北部的路易士堡因肺炎而離世，而急診室的住院醫師聲稱死亡病因是急性病毒感染所導致的出血性肺炎。

在和費城一樣大小的都市裡，兩例肺炎其實並不罕見，根據沙律爾估計，夏季一週平均會有20到30人死於這種疾病。儘管如此，這些案件還是讓沙律爾左思右想。該年二月，紐澤西州的迪克斯堡美軍基地分離出一種新型豬流感病毒，而基地就在離費城東北56公里處。流感奪去了一名年輕士兵的性命，又讓基地的幾名士兵紛紛染病。檢測結果顯示，該菌株與導致「西班牙流感」大流行的H1N1病毒關係緊密。亞特蘭大疾管中心主任——大衛・森瑟（David Sencer）擔心迪克斯堡的爆發是新一輪疾病大流行的前兆，於是他向總統府提議要讓所有美國人接種疫苗。作為一名受過疾病預防控制中心培訓的流行病學家，沙律爾完全支持森瑟的建議，並確信費城民眾將是首批接種流感疫苗的人。他所要做的，就是等待國會批准政府所申請美金1・34億的資金，以及說服華府的政客們同意為疫苗生產商提供保險。

維多利亞晚期到愛德華時期，肺炎是僅次於結核病、第二大駭人聽聞的疾病。染上肺炎的患者幾乎必死無疑，而年長者及免疫系統受損的患者風險尤其高。在抗生素發明以前，大葉性肺炎（lobar pneumonia）甚至佔全人類死亡人數的四分之一到四分之三左右。

然而，勒內・杜博斯（René Dubos）1927年的發現扭轉了局勢。當時杜博斯在紐約洛克菲勒醫學研究所的埃弗里實驗室，他發現了一種能分解肺炎鏈球菌（polysaccharide capsule of the pneumococcus）外層多醣體莢膜的酶。免疫細胞能輕易地吞噬失去莢膜的肺炎鏈球菌，再加上1930年代成功分離出的磺胺類藥物，新藥物及療法使肺炎患者存活率逐漸攀升。1940年代盤尼西林（青黴素）普及化，1950年代學者發現紅黴素及去氧羥四環素等新型抗生素，加上治療呼吸道疾病的臨床技術也愈趨進步，這些因素都大幅提升治療的功效。到了1970年代，院內死亡率已降至百分之五左右，時至今日仍維持在這個數字。這些變化也削弱年輕學者對肺炎的興趣，相信人類很快就會「徹底戰勝傳染病」而不願再深入研究，研究者們紛紛轉戰由基因遺傳或現代生活方式引起的癌症和慢性病。

然而費城的肺炎大爆發，證明這不過是錯誤的幻想。儘管大部分的細菌性肺炎都是由肺炎鏈球菌引起，但還有多種常見細菌也會造成肺炎症狀，其中包括耶爾辛氏菌（鼠疫桿菌）和鸚鵡熱披衣菌（學名：*Chlamydia psittaci*，引發飼鳥病）。另一種非典型肺炎的病原體是嗜血桿菌（學名：*Haemophilus influenzae*），俄羅斯及西班牙兩場流感大流行就是嗜血桿菌肆虐引起。另外還有介於病毒和細菌之間的微小生物體肺炎黴漿菌（學名：Mycoplasma pneumoniae）。除此之外，還有數場肺炎爆發的病原體至今仍未確定。其中一場疫情發生在1965年，華盛頓特區的聖伊莉莎白療養院，一共造成十四人死亡。另一起疫情爆發於密西根州龐帝亞克（Pontiac）的一棟衛生部大樓，人稱「龐帝亞克熱」。總共一百四十四名工人及訪客身上出現類似流感的症狀，其中甚至包括疾管中心的工作人員。實驗室的天竺鼠接觸到大樓壓縮機內未過濾的水氣後，出現小結節肺炎的症狀，這代表此次傳染病的病原體大小與細菌相仿。然而，不論使用壓縮機水氣還是天竺鼠的肺部組織樣本，都無法成功培養出病原體，而毫無進展的研究也重挫疾管中心的信心。結果，即便流行病學家都知曉龐帝亞克熱和聖伊莉莎白醫院的病例，卻遲遲未見媒體發布相關報導。與之相對，迪克斯堡的豬流感讓群眾陷入恐慌，報紙也上盡是關於政府疫苗的計劃，導致當時無人不知疫情的存在。或許，這也就是為什麼八月二日費城榮民診所的一位醫師會致電疾管中心總部，要求與全國流感防疫計畫的工作人員通話的原因。電話被轉接給流行病情報服務處的年輕事務官羅伯特・克拉文（Robert Craven），當時羅伯特與同事菲爾・葛雷瑟（Phil Graitcer）一同在「A廳」執勤，A廳是疾管中心為了因應豬流感全國大流行而準備的戰情室。致電的醫師在電話的另一端報告著噩耗——該診所負責的其中四名退伍軍人在週末因肺炎過世，而這四名老兵都曾出席費城的州大會。此外，還有二十六名與會者也出現「劇烈的呼吸道症狀」。

起初克拉文與葛雷瑟並沒有對這封通報做處置，畢竟如此大型的聚會，與會者又都是老年人，四例肺炎個案死亡並不稀奇。然而，短短一小時內疾管中心又接獲多通來自賓州的電話，數名醫師和衛生官員都回報了類似的事件。上午剛過一半，累計肺炎死亡個案已經達到十一人，這情況非比尋常，因此克雷文連忙著手聯絡駐守哈里斯堡的吉姆·比齊罕（Jim Beecham）。比齊罕也是流病情報服務的新人，剛赴任賓州州立衛生局。當克雷文順利聯繫到比齊罕時，他才得知霍克於當天稍早發表了一項聲明，霍克說明至少有八名團員過世身亡，而且另外三十名參與過大會的退伍軍人也「生了神祕怪病」，記者也因而開始懷疑這些案例或許與豬流感有所關聯。

流感一般來說有一到四天的潛伏期，而大部分的健康成人發病後五到七天之內都還有傳染力。如果這些退伍軍人是在費城的大會感染豬流感，則第一例個案應該早在七月二十八日就發病，而這同時也代表八月第一週可能還會有第二波疫情。事實是否真是如此？令人聞風喪膽的豬流感是否會再次席捲而來？沒人能確定，頓時間謠言四起，而各大藥廠還需要數個月才能穩定供應足量疫苗，疾管中心勢必得立刻給出答案，否則森瑟的名聲將付之一炬。

負責調查這波疫情的是大衛・費瑟（David Fraser），一名三十二歲的哈佛醫學院畢業生。費瑟被看好未來將接手疾管中心主任一職，近期剛上任特別病原體分部部門主任。他坐鎮於豬流感戰情室上方五層樓，使用一間無對外窗的小辦公室。費瑟率領一支流行病專家小組，隊員包括甫從流病情報服務退役的人員。流病情報服務隊成立於1951年，是一支專門應對生化攻擊的早期預警部隊，現在則成為疾管中心的菁英疫調部隊。流病情報服務的標誌是地球上疊著一隻磨損破洞的鞋底，象徵著部隊能夠踏破鐵鞋追蹤全球各地疫情，且對此深感自豪。每年都有三百人申請流病情報服務為期兩年的密集訓練計畫，但計畫名額只有七十五人，因此競爭十分激烈。實習生來自醫學界各個領域，包括醫師、獸醫、病毒學家、護理師還有牙醫。訓練內容包括應用流行病學的處理程序、生物統計學，以及疫調計畫的規劃與管理，並且特別注重研讀過去病例檔案、名單和圖表，深入分析每個病例及病情擴散的時間及空間模式。除此之外，學員也需要學習如何採集病原體和血清樣本。

為了達成部隊創始人亞歷山大・蘭米爾（Alexander D. Langmuir）的願景，內部訓練非常著重實戰學習。蘭米爾曾在訪談中提到，他最喜歡將實習生推下甲板，看看他們能否學會游泳，如果學不會，那他很樂意「拋出救生圈，將他們拉出水中，然後再丟進水裡一次」。簡而言之，費瑟麾下的前流病情報服務隊員在挖掘出真相前，絕不會善罷甘休。舉例而言，幾年前費瑟曾經解開獅子山拉薩熱（Lassa Fever）之謎，而當時這場疫情差點奪走他一名隊員的性命。這名隊員為了尋找窩藏病原體的鼠類宿主而跋涉穿越許多村莊，一路捕獵老鼠並最後成功鎖定一種當地的棕鼠，圓滿達成任務。森瑟指名費瑟進行調查的另一個原因是費瑟深諳待人處事之道。森瑟心知肚明，一旦費瑟踏進賓州首府哈里斯堡，當地衛生官員就會知道中央打算介入，屆時疾管中心勢必需要強大的外交手腕來應對進退。

根據流行病學家受到的訓練，流行病爆發的第一時間，最先要做的就是制訂對病例的定義，以便後續對疑似個案進行診斷。第二步則是檢視患者以及非患者（即實驗方法中所稱「控制組」）的接觸頻率，如此才能斷定確診個案是否足以構成「流行病」疫情。費瑟於八月三日啟程前往哈里斯堡，他知道當前已有一百位疑似個案，十九人死亡，且所有個案都是曾出席過費城大會的退伍軍人。即便如此，這些消息不過是人為刻意製造的消息，畢竟美國退伍軍人是凝聚力強且交流頻繁的團體，團體內互通有無、消息靈通，疫情當然很快就得到大眾和媒體關注。除此之外，因為媒體早就對傳染病這題材深感興趣，疫情也易因資訊急遽傳播而遭到扭曲。為了確定賓州的流行病疫情屬實，費瑟需要調查有無其他群體或個人也於同一段時間感染肺炎，並確認他們是否也曾經造訪費城。費瑟也需要知道出席軍人大會的退伍軍人及眷屬人數，並以出席人口數作為分母，才能精準計算出流行病的得病率。若一切進行順利，費瑟也需要一份完整病例名單，詳盡列出每位患者的基本資料，包括姓名、年齡以及住址，另外要知道他們出席軍人大會的日期以及下榻的旅館地址。除此之外，表格中還需詳列重要的醫療和病理資訊，包括發病日期以及個案死亡原因。這項工程十分浩大，三十名流病情報服務的官員已至賓州各地，挨家挨戶訪調患者家屬及患者入住接受治療的醫院。疾管中心早已預料到這一步，便於八月二日費瑟啟程前，分別將克拉文和葛雷瑟調派至匹茲堡和費城，剛通過審核的新進事務官——西奧多・蔡（Theodore Tsai）則被派至哈里斯堡。除此之外，還有兩位新進事務官也會加入費瑟的行列，一起前往哈里斯堡，他們分別是大衛・海曼（David Heymann）他是之後的世界衛生組織新興傳染病部門主任（Emerging and Communicable Diseases），以及史蒂芬・柴克（Stephen Thacker）——他是之後的公共衛生局助理局長。

另一項要務是確認這場疫情是否由豬流感引起，葛雷瑟負責主導這項工作，聯繫州政府實驗室，並將咽喉採檢樣本和血清送往疾管中心設於亞特蘭大的實驗室。亞特蘭大實驗室的專家小組會親自檢驗血清是否與H1N1豬流感發生交叉反應。二月時迪克斯堡成功分離出該病毒，並將此株流感病毒標籤為「A／紐澤西／76」。同一時間，其他疾管中心技術員則會檢驗當時北半球最猖獗的流感病毒H3N2，這支病毒的標籤是「A／維多利亞／75」，技術員也會檢驗其他和肺炎有關的常見病原體。

抵達現場四十八小時內，費瑟就有了第一個問題的答案：哈里斯堡的病原體不是豬流感。七十二小時內，技術員也排除了「A／紐澤西」和「A／維多利亞」兩株病毒的可能性。如此一來只剩幾種情況，可能性最高的是造成鸚鵡熱的鸚鵡熱披衣菌，或是造成Q熱（Q Fever）的貝氏考克斯菌（學名：Coxiella burnetii）。Q熱是一種主要感染牛隻、綿羊或山羊等牲畜的疾病，同時也會造成人類感染者染上肺炎。另一種可能性較低的情況則是組織胞漿菌病（Histoplasma），這是一種藉由鳥類和蝙蝠傳播的黴菌感染。費瑟心知肚明，檢測眾多不同種類的病原體需要耗費數週至數月的時間，必須謹慎冷靜地蒐集貝爾維尤的灰塵和生水樣本等其他證據，除此之外，還需要採檢已故退伍軍人的病理樣本。然而，當費瑟踏入賓州衛生官——李奧納德．巴赫曼

（Leonard Bachmann）及流行病學家——威廉・帕金（William Parkin）兩人的辦公室內，他發現辦公室一點也不平靜。電話鈴聲接二連三響個不停，各方民眾憂心忡忡來電詢問和通報，一旁公關室的報社記者則是咄咄逼人，想知道這場疫情是否另有隱情，他們大膽臆測這可能是反戰激進份子為了破壞建國兩百週年活動而策劃的生化恐怖攻擊，或者可能是向福特總統抗議兩年前特赦尼克森涉嫌水門案的爭議事件。媒體記者會問這種問題其實也是情有可原，畢竟大會開幕前，費城市長法蘭克・里佐（Frank Rizzo）在市中心及周圍地區部署便衣警察，刻意營造出戒備恐怖攻擊的緊張氛圍。疫情爆發後，里佐的官方發言人亞伯特・高迪奧西（Albert Gaudiosi）提出了更多陰謀論臆測，其中甚至包括中央情報局使用化學和生物武器執行祕密任務的說法。許多人認為高迪奧西的言論不過是一記顯而易見的煙霧彈，用來轉移大眾對市長無能處理垃圾糾紛的注意力。長達三週的糾紛過程中，遭拒收的垃圾堆積如山，佔滿街道，而垃圾山更是吸引大量老鼠和其他害蟲。老鼠身上是否帶著感染了瘟疫的跳蚤？退伍軍人特殊的肺炎症狀就是鼠疫造成的嗎？記者對這些問題好奇不已。

疾管中心的科學家忙著檢驗痰液和肺部組織等各種病理樣本，流病情報服務的事務官則在賓州各地展開調查，每位事務官平均駕車行駛七百二十四公里，在超過六間醫院裡訪問十名病患，至此，臨床資料已逐漸齊全。退伍軍人病典型初始症狀包括心神不寧、肌肉痠痛，以及輕微的頭痛。發病的二十四小時內，患者會劇烈發燒，並出現寒顫和乾咳等症狀，有時也會伴隨腹部疼痛和胃腸道症狀。兩到三天後，患者體溫會飆升至攝氏三十八到四十度，胸腔X光照射結果則可看到肺炎斑塊已經形成。根據調查結果，專家將病例定義為任何有咳嗽症狀，且發燒高於攝氏三十八度者，或是有發燒症狀且胸腔X光發現肺炎病徵者。除此之外，疫調人員也設定了一項流行病門檻：個案必須曾出席美國軍人大會，或者於七月一日到八月十八日期間進入過貝爾維尤·史特拉福飯店。州立衛生局所登錄的病例全都是出席過大會或曾造訪過貝爾維尤飯店的人，換句話說，疾管中心訂定的臨床流行病學定義非常合理。然而，另一種可能的情況是，貝爾維尤的疫情過於引人注目，導致大眾沒有想到要回報其他地方的病例。有鑑於此，衛生部門設立熱線，邀請民眾通報任何可能是流行病的案例，不限於大會出席者和貝爾維尤的訪客。

到了八月第一週仍沒有發現二代病例，疫情顯然已過高峰，且足以證明該病未有人傳人風險。回溯疫情始末，可以觀察到病例數於七月二十二日至二十五日之間明顯急速增加，接著在七月二十八日進入高原期，到了八月三日則有緩慢減少的趨勢。除此之外，在大會舉辦前並未發現任何病例，也就是說不論病原體為何，潛伏期介於二到十天。總而言之，直到八月十日的四週期間內，共有一百八十二名病例，二十九名死亡，死亡率為百分之十六。吸菸者及老年族群染病風險偏高，六十歲以上的年長者死亡風險更是高達兩倍。幾乎所有的病例都是曾入住貝爾維尤飯店或在招待套房和大廳參與活動的退伍軍人，但也有少數非退伍軍人符合臨床診斷者，其中包括一名貝爾維尤飯店的冷氣維修人員、一名公車司機、以及幾名僅僅路過飯店氣派大門的路人。在布羅德街上感染的案例也歸因於同一起流行病嗎？為何除了冷氣維修員外，貝爾維尤飯店的員工幾乎都安然無恙？

儘管世人希望流行病學能夠成為一門精確的科學，但實際上這個領域卻仰賴大量的歸納式推理。正如曾任教於約翰．霍普金斯大學的流行病學先驅——韋德．漢普頓．弗羅斯特（Wade Hampton Frost）所說：「在歷史上任何一段時間裡，流行病學都不單純只是既定事實的總和，而是透過有序排列，才能推理出非直觀的現象。」換句話說，原始數據能提供的資訊有限。費瑟意識到，為了瞭解退伍軍人症，他需要前往疫情的重症區——貝爾維尤飯店。當時想入住飯店房間並非難事，畢竟大多數客人都因為害怕染病而取消了訂房。八月十日，費瑟和他的10名官員入住飯店，並開始探索大廳和飯店房間，希望能從退伍軍人所使用的設施中找到一點蛛絲馬跡。

為了確認1萬名賓州軍團成員中有多少參與了大會，費瑟向全州的退伍軍人發出問卷調查。除了確認軍團成員在費城的出勤情況、下榻飯店的詳細資料之外，還調查了他們待在貝爾維尤飯店內部與室外的時間長度，長達兩頁的問卷調查表甚至詳盡列出大會活動細節與流程。問卷內容例如：您是否曾於七月二十三日上午前往位於18樓的玫瑰園房角石俱樂部（Keystone Go-Getter Club）吃早餐？當天晚上是否有參加於2樓豪華宴會廳舉辦、需持票入場的指揮官兩百週年紀念舞會？費瑟甚至還調查了他們攝入的食物、咖啡和酒品數量、是否於飲料中添加冰塊和調酒、是否於軍團遊行穿過市中心時，向街頭小販購買商品。此外，疾管中心還與在同一時間入住或參觀過貝爾維尤的客人進行了面談。最後，疾管中心的官員面談了貝爾維尤飯店的員工，以確定他們是否患上任何疾病。為了調查，里佐甚至派遣兩名重案組警探協助費瑟和沙律爾。沙律爾表示這兩名警探「辦案滴水不漏」，而事實證明，他們特別擅長引導退伍軍人敞開心胸回答，他們也很擅長冒充客人進入飯店的女性性工作者互動。

經過一番調查後，很快發現幾乎所有人都曾在一樓大廳待過一段時間，因為大會在那裡設立了報到處，有些人會在那和其他成員交談，或是與各自的家人、朋友聊天。此外，幾乎每個人都曾坐電梯前往頂樓餐廳參觀，或是參觀酒吧和飯店房間。典型案例像是吉米・多蘭（Jimmy Dolan）和約翰・布萊恩特・拉爾夫（Bryant Ralph）。多蘭和拉爾夫分別是39歲和41歲，是威廉士敦退伍軍人協會（Williamstown Legion post）的成員，兩人從小就是好朋友。當時為了省錢，兩人和吉米的表弟——理查德・多蘭（Richard Dolan）一同住進了市中心的假日飯店，理查德・多蘭是任職於賓州239軍團的43歲指揮官。三人身材壯碩，而且都出了名地熱愛派對，因此三人都參加了指揮官兩百週年紀念舞會，並一路飲酒作樂直到午夜時分。三人在大廳待了好幾個小時，但都避開了飯店的酒吧和餐廳。然而回到威廉士敦的幾天內，吉米・多蘭和拉爾夫都發燒、頭痛和咳嗽，直到七月二十九日吉米・多蘭才住進醫院，並在三天後去世。病理學家記錄死因為「雙側肺實變（bilateral consolidation lungs）」，且痰中帶血」。隔天，八月二日，拉爾夫也死於這種神祕的疾病，死因則是「嚴重雙側大葉肺炎（bilateral lobar pneumonia）」。但相比之下，理查德・多蘭卻連一點生病的症狀都沒有。

另一方面，調查問卷中有三項因素呈現顯著差異。首先，染病的軍人平均待在貝爾維尤的時間比未發病者多了4到5個小時，而其停留在大廳的時間也比對照組多很多。「停留於大廳的時間長短」與疾病間的相關性適用於貝爾維尤飯店房客及住在其他飯店的退伍軍人，但這種相關性卻不適用於在大廳工作的飯店員工，即使他們的停留時間比軍人多。事實上，除了一名冷氣維修人員在七月二十一日出現類似流感的症狀，並於四天後重返工作崗位以外，其餘的30名飯店全職員工皆沒有任何一人患病或感到不適。第二，發病和進入飯店房間的次數呈現弱相關，染疫的軍人平均進過2．6間接待室，而其他染疫者平均參觀1．8間，甚至三分之一以上的案例都沒有去過任何一個接待室。第三，雖然發病個案比對照組更有可能在貝爾維尤喝過水，但可能是因為他們更喜歡用酒精或碳酸飲料解渴，僅有三分之二的人表示飲用過飯店提供的水。簡而言之，正如沙律爾所說，典型的個案描述很可能是「一個口渴又年長的男性軍人，長時間在飯店大廳閒晃逗留。」

在任何疫情調查中，一旦確認疫情存在並完成病例定義，接下來就必須調查患者、時間、地點、傳播方式與病原體種類。本次疫調相對應的答案為：感染群無疑是退伍軍人，時間是大會舉辦期間，地點則是貝爾維尤飯店。但「傳播方式」和「病原體種類」仍懸而未解。病媒究竟是粉塵、灰燼顆粒，還是某種氣體？還是說病原體是透過水或食物而傳播？此外，如果病例的共通點是貝爾維尤飯店，那又該如何解釋為何飯店員工能倖免於傳染病？有沒有可能這真的是一場精心策畫的陰謀？

當時各種猜測甚囂塵上，甚至有幾家報紙報導寫：軍人是中了百草枯（paraquat）這種毒，百草枯是一種會引起肺水腫和呼吸問題的除草劑。另一個臆測是肺部毒劑——碳醯氯（phosgene gas）。第一次世界大戰中德國和盟軍就是使用這種毒劑導致敵方呼吸急促，甚至窒息。其他猜測包括：軍團的症狀起因於羰基鎳（nickel carbonyl）中毒，那是一種會引發化學性肺炎和心肺衰竭的劇毒液體；或者是酒吧工作人員調飲料使用的水壺含鎘而造成鎘中毒。面對這些猜測，費瑟要求疾管中心人員從過世的軍人身上篩選出組織樣本，並檢驗是否有毒素殘留的痕跡。費瑟同時下令要求疾管中心的人員檢查餐廳、酒吧、房間和飯店套房是否有殘留化學物質。費瑟認為，如果病原體是碳醯氯，就有可能是被加到飲料中，或者被電梯井吸入，再透過電梯不斷移動而傳播到飯店的上層，這或許能解釋為何調查中無法看出染病者與特定接待室之間的關聯。不過，雖然人人都會乘坐電梯、在大廳進進出出，碳醯氯也能迅速從體內排出，成為理想的毒劑，但該氣體通常會嚴重損害腎臟，然而染病者的腎臟卻沒有出現任何外傷，而且樣本中也沒有發現百草枯殘留的痕跡。相比之下，六名軍人和兩名布羅德街肺炎患者的肺、肝和腎臟裡有微量的鎳，但含量都在正常範圍之內，與對照組相比並沒有特別高。

排除了最大的可能，費瑟開始將較遠的因素納入考量，像是空調系統。大部分現代化的飯店以自家屋頂上的製冷機自豪，因為冷空氣會下沉，不會上升。然而貝爾維尤飯店卻是採用舊式冷水空調，仰賴置於地下二樓的開利牌（Carrier）製冷機。貝爾維尤的製冷機於１９５４年所安裝，共兩組分別為６００噸和８００噸，以一氟三氯甲烷為冷媒降低水溫，並將冷水打上飯店屋頂，冷水會向下循環至六十個空氣調節箱。多數的空氣調節箱都是循環75%的室內空氣和25%的室外空氣，但飯店大廳櫃台上方的空氣調節箱卻是１００%循環室內空氣。

萬一冷水意外洩漏，系統會自動透過附近膨脹槽的浮閥補水。然而因浮閥不幸故障，飯店屋頂的管線全都充滿空氣，十八樓玫瑰花園餐廳內的空氣調節箱也才出了問題。為了克服這個問題，飯店工作人員在水塔和空氣調節箱間臨時接了一條澆花水管，這樣的權宜之計的確解決了膨脹槽的浮閥問題，但假設澆花水管兩端未有閥門擋水或有滲漏，且多個安全閥門都機能失常，知水塔的水會流進屋頂上的另外兩個供飯店飲水的鋼槽。為保養水管，水塔內的水都經鉻酸鹽處理，所以本就有潛在的汙染風險，再加上水塔並未加蓋，暴露於自然環境中，所以陽台上鴿子的排泄物就很容易就混入飲用水中。

另一個潛在危機存在於800噸的地下室製冷機。從五月開始，製冷機就持續外洩一氟三氯甲烷，貝爾維尤飯店的主管不得不接連打電話給開利公司要求維修。然而修繕並不完全，隨著會議高峰期的夏季逼近，飯店主管選擇將後續的維修推遲至秋冬，糟糕的是地下室的空氣竟排向了飯店南側的總理街（Chancellor Street）。理論上來說，排出的空氣中可能含有故障製冷機一氟三氯甲烷冷媒氣體，此外，製冷機體本身的通風管只與地下室的排氣風扇距約一公尺，並對向總理街，這意味著製冷機體很可能會將地下室排出的氣體吸回，費瑟根本無法斷定「這些氣體的最終去向」。同時飯店的地下二樓還有兩個大風扇，會將氣體從延伸至飯店屋頂的通風井排出。事到如今，費瑟再也無法漠視受汙染的空氣在整間飯店內循環的可能。一名空調維修人員於七月二十日——會議開幕前一天請了病假，據報該名空調維修人員有咳嗽症狀且高燒39度，所以也被放入匡列名單中，但他並沒有併發肺炎，且於七月二十四日就康復重返崗位。後來，他的妻子和兩個女兒同時患上呼吸道疾病，種種跡象顯示該名空調維修人員更可能是染上流感，而非退伍軍人症。

到八月底時，美國流行病情報服務處（EIS）已將飯店上上下下徹底搜查完畢。

當時移交亞特蘭大的檢品包括：空調系統中的冷媒（第二代氟利昂）及冰水、飲水機和製冰機裡的水、殺鼠用的管制化學品、漂白水等居家清潔用品、空調箱、電梯、地毯及窗簾上的灰塵，還有大會發放的紀念品袋，裡頭裝有馬克杯、帽子、徽章以及梅利特牌香菸。此外，費瑟還發現地鐵內的空氣會經由百葉通風口排到布羅德街大街上，便下令對地鐵大廳進行全面檢查。最後，他更要求調閱七月二十一日至二十五日間氣象數據。如果少了天氣紀錄，就稱不上是一個完整的流行病調查。根據當時的資料顯示，大會舉行時的天氣非常悶熱，七月二十二日甚至出現嚴重的逆溫現象。正常狀況下，地面溫度會隨海拔高度增加而降低，但當逆溫現象發生時，情況則會完全相反。也就是說，在大會進行時，飯店高樓層以及屋頂的溫度皆處於過熱的狀態，並持續了一天半之久，直至二十四日中午才恢復正常。而根據費瑟的調查也發現，逆溫現象發生當時，空氣中的一氧化碳及大氣污染物濃度也偏高。

在疫情爆發初期，很多人都認為是鸚鵡熱感染。當時距離1930年代的鸚鵡熱大流行已有數十年之久，但鳥類學家及獸醫們仍持續在研究鸚鵡熱及其自然史。隨著相關單位祭出嚴格規範，繁殖場及寵物店的疫情趨緩，焦點便逐漸轉向人畜有大量接觸的環境，如火雞場及家禽屠宰場。學界當時對於血清學及潛伏性感染已經有更深入的了解，因此也發現鸚鵡熱的宿主範圍其實非常廣。1967年，病理學家卡爾・邁耶爾就列出了高達一百三十種鳥類宿主，包括私人飼養的信鴿以及紐約中央公園的野鴿，其中半數以上都帶有鸚鵡熱披衣菌。

根據費瑟的觀察，貝爾維尤酒店的高樓層及屋頂常有鴿群棲息。費城當時也有一位著名的「鴿子夫人」，會在布羅德街街上撒麵包屑餵食鴿子。更有貝爾維尤飯店的住客指出，曾聽見某間房裡傳出長尾鸚鵡的叫聲。不過，最讓費瑟感到棘手的是，許多知名的醫學專家，如蓋瑞・拉泰迪墨（Dr Gary Lattimer），也都認為疫情是由鸚鵡熱引起。拉泰迪墨是非常有威望的傳染性疾病專家，當時在艾倫鎮（Allentown）的聖心醫院（Sacred Heart Hospital）服務。八月初疫情爆發時，他曾替四位退伍軍人做檢查，診斷他們是感染了鸚鵡熱，並使用四環黴素進行治療。四環黴素是一種廣譜抗生素，能用以治療鸚鵡熱及立克次體疾病。這些退伍軍人在接受治療後，症狀馬上出現好轉[1]，拉泰迪墨醫生便敦促費瑟發布公告，將四環黴素列為建議使用的治療藥物。費瑟拒絕了這項提議，他表示拉泰迪墨醫生沒有提出有力的科學證據，若貿然公告，沒有進一步說明為何不建議使用其他藥品，如紅黴素或立汎黴素，是很不負責任的作法。這讓拉泰迪墨覺得很不服氣，他開始舉辦記者會，寫信給朱利葉斯・沙赫特

（Julius Schachter）等知名的披衣菌研究專家。沙赫特是當時在加州大學舊金山分校擔任流行病學教授。拉泰迪墨為了證實自己的論點，還特別指出退伍軍人症狀潛伏期是2到10天，與鸚鵡的3到11天非常接近。此外，兩者的死亡率也很相近，也都沒有出現二次傳播的現象。拉泰迪墨更根據組織病理學的檢驗結果，指出這些退伍軍人患者有廣泛性肺泡炎（extensive alveolitis）或稱肺泡發炎的症狀，肝臟及脾臟也都有受到影響，「與過去曾流行的披衣菌症狀幾乎是如出一徹」。然而，到了九月，有一群病理學專家受命審查拉泰迪墨提出的屍檢證據，否決了他的論點。根據該專家小組的調查，五位退伍軍人以及三位在布羅德街感染肺炎的病例，確實都有出現「急性的瀰漫性肺部損傷」（acute diffuse alveolar damage）症狀，但他們進一步指出這種症狀也有可能是接觸到有毒物質所造成，最後便以「無法作為病理學判斷的基礎」為由作結。

面對這個未解之謎，當時所有的希望都轉向微生物學研究。美國疾病管制中心（CDC）是聯邦政府最高的疾病管制部門，同時也是世界衛生組織的西班牙流感通報中心，遂成為當時的第一選擇。美國疾管中心總部位於亞特蘭大，實驗室座落在克利夫頓路（Clifton Road）上的總部區，與埃默里大學（Emory University）相毗鄰，共有625位科學家及技術人員，研究範圍囊括十七個不同領域，如細菌學、毒理學、真菌學、寄生蟲學、病毒學、蟲媒傳染病、病理學等。實驗室技術人員可以透過電子顯微術直接觀察受感染的組織，找到合適的培養基培養細菌，將受感染的物質接種到細胞上做培養，或置入卵中或小型的實驗室動物體內做實驗。除此之外，他們還能從痰液或血清當中的抗體篩出抗原。

八月底，疾管中心的技術員已經檢驗了上百個組織樣本，也使用螢光抗體法排除掉檢體上數十種不同的微生物。但其中有一位患者，雖然檢測出肺炎支原體（mycoplasmal pneumonia），血清卻沒有出現明顯的抗體反應。在清洗鼻部及喉嚨後，也未檢測出披衣菌、耶爾新氏菌（Y. pestis）或拉薩（Lassa）、馬堡（Marburg）等外來病毒。技術員們在天竺鼠身上注射了患者的肺部懸浮液，最後三隻天竺鼠全死於混合細菌感染。根據後來公開的資料顯示，患者若使用抗生素治療，體內都還會出現這種細菌。也由於檢驗不出結果，科學家們當時試了非常多的方法，其中之一是將血液樣本及多種微生物抗體放入試管當中，測試看是否會出現陽性反應。此外，他們也必須考量到是否有毒性化學物質影響的可能，所以同時也替退伍軍人大體的肺臟、肝臟及腎臟檢體做放射分析，檢驗是否有重金屬毒性反應。最後得出重金屬中毒主要有二十三種，包括水銀、砷、鎳以及鈷。

除了西班牙流感及鸚鵡熱外，另一個最有可能的就是Q熱（Q fever）感染。Q熱主要由貝氏考克斯菌（Coxiella burnetiid）所引起，是一種絕對性細胞寄生微生物，介於細菌及病毒之間。Q熱過去曾被歸類為一種立克次體疾病。然而其與斑疹傷寒、洛磯山斑熱症等立克次體疾病不同，主要是因人類接觸受污染的粉塵所引起，而非透過節肢動物的蟲咬傳遞。帶有病原體的動物在與環境接觸的過程中，會將貝氏考克斯菌傳遞到粉塵上，主要的動物宿主包括牛隻、綿羊以及山羊。常見的Q熱症狀包括發燒、劇烈頭痛和咳嗽，並有半數以上的患者會進一步發展成肺炎，甚至可能伴隨肝炎症狀。而當肺炎及肝炎症狀同時出現，就會被診斷為Q熱感染。除此之外，斑疹傷寒患者的皮膚上通常會出現疹子，但是在Q熱患者身上則非常少見。Q熱雖然屬於急性疾病，但患者通常在沒有抗生素治療的狀況下也能自主痊癒。

當時研究Q熱的任務落到了美國疾管中心的查爾斯・謝巴德（Charles Shepard）及喬・麥克達德（Joe McDade）的身上。謝巴德是當時疾管中心痲瘋病暨立克特次體部的主任，麥克達德則是他的助理，有一雙藍眼睛，戴著眼鏡，做研究非常謹慎。當時他加入疾管中心只有約一年左右，先前在北非的海軍醫學研究部研究立克特次體疾病，也因此成為當時執行Q熱研究的不二人選。然而，他過去並沒有研究公共衛生微生物學的相關經驗，因此時常需要主任謝巴德及其他具備相關經驗的研究員協助。對於麥克達德而言，相較他過去在海外駐紮的經驗，疾管中心的工作其實很耗時費力，內容也有些無趣。疾管中心非常重視規範，須採用特定的標準測試，不鼓勵程序上的更動或調整，只能使用單位規定的演算法，遵循固定的測試程序，將結果輸入到矩陣當中，觀察是否出現與流行病學證據相符的結果，並進一步解開謎團。麥克達德當時主要的工作內容是研究退伍軍人大體的肺部組織，他的第一個任務就是取下大體上的組織，並接種到天竺鼠身上。Q熱有7至10天的潛伏期，因此接種完後就是等待結果出爐。如果天竺鼠有出現發燒的現象，麥克達德就會實施安樂死，取出天竺鼠體內的某些組織，注入雞蛋當中，希望能藉此取得足夠的細菌量，進行接下來的染色及檢驗。

麥克達德對於這項研究任務其實沒什麼熱忱，部分是因為當時「人人都在研究西班牙流感或已知的細菌性肺炎成因」，也沒有任何證據指出這些退伍軍人曾接觸過家禽，意味著傳染病為Q熱的可能性極低。麥克達德將感染物質接種到天竺鼠身上後，不出兩三天，牠們就開始出現發燒症狀，遠比一般貝氏考克斯菌所引發症狀的速度來得快。他接著調整了程序，提前將天竺鼠安樂死，取出牠們脾臟的一部分，在載玻片上做按壓抹片，並進行染色，透過顯微鏡觀察組織上的生物體。他同時也使用取下的組織製作懸浮液，在洋菜培養基上使用劃線法，觀察是否會有生物體生長。最後，由於其中可能存有立克次體，為了避免影響其增生，他加入了抗體，讓可能潛伏在組織當中的污染物不會接種到胚胎蛋上。

他並未發現任何立克次體的蹤跡，所有胚胎蛋的健康狀況過了十多天都仍相當良好，麥克達德也沒有在洋菜平面找到任何細菌。然而當麥克達德透過顯微鏡盯著抹片看時，他偶爾會發現桿狀的革蘭氏陰性菌，散落各處。麥克達德對自己親眼所見感到懷疑，他把載玻片分享給其他資深的同事看，但得到的回應卻只有「天竺鼠可是髒出名的動物」，同事們認為他看到的應該只是「實驗汙染」（experimental contamination）。麥克達德回憶道：「大家跟我說，愈來愈多證據顯示該病並非起因於任何細菌，我的觀察結果必為異常。」

麥克達德和謝巴德的實驗並不順遂，在華盛頓政客的煽動下，其他科學家們又重新提起有毒金屬和化學污染的說法。大力主張有毒金屬說法的是康乃狄克大學（University of Connecticut）醫學院的醫學實驗室主任小威廉・F・桑德曼（William F. Sunderman Jr.）。疫情爆發初期，桑德曼和他父親費城漢那彌醫學院（Hahnemann Medical College）的病理學教授老威廉・桑德曼，二人一同敦促公衛當局採集疑似病例的尿液和血液樣本，以便他們進行毒物分析。就桑德曼父子看來，該病最可能是四羰基鎳（nickel carbonyl）惹的禍。四羰基鎳是工業生產上廣泛應用的金屬，無色、無味，但毒性極強。往往暴露於四羰基鎳後的一到十天內症狀就會浮現，包括劇烈頭痛、暈眩及肌肉痛。僅是暴露其中一小時，一般人就可能會抱怨有呼吸短促和乾咳的狀況，若未接受治療，可能會導致急性肺炎或支氣管肺炎，並伴隨高燒。

九月中旬，小桑德曼研究了六份病患的肺部組織，其中五份含有高濃度的四羰基鎳。這代表患者可能吸入過有毒物質，然而肝臟和腎臟等其他組織和器官的四羰基鎳濃度卻是正常。為了排除實驗意外受汙染而造成高讀數的可能，他也必須檢驗患者的尿液和血液，然而不幸於疫情初期一片混亂時，公衛官員並未成功收集和保存供後續檢驗的樣本。十一月由紐約史丹島（Staten Island）民主黨黨員約翰・M・墨菲（John M. Murphy）所主持的國會聽證會上，桑德曼大力譴責疾管中心及調查中的「錯誤漏洞」，譴責公衛當局竟「樂見」國會頒布法案補貼疫苗生產商。老桑德曼尤為嚴厲，他表明自己贊同當時《華盛頓郵報》上的一篇報導，控訴疾管中心「渴望幾近狂熱……想在賓州找到豬流感案例」。他的證詞明確指出病變是由四羰基鎳中毒所致，內容遠超過小桑德曼預期。國會議員墨菲也同樣厲聲批判，他表示自己完全「不敢置信」，竟遲遲沒人能確定集體患病是謀殺、病毒、毒物意外，還是其他原因，他還特別描述疾管中心與其他機構缺乏協調，堪稱「國恥」，並向國會委員會表示：「遲遲都沒人著手往毒物致病的方向調查，但許多專家早就看出病患有中毒的症狀。」他認為不能排除「謀劃犯案」的可能性，可能有人投毒於電話、食物或退伍軍人們的冰塊中，並於最後下了結論：「某個恐怖組織或瘋子很可能在人群中散布致命毒藥或細菌。」

這並非是第一次墨菲試圖替反戰運動添油加醋。十月時，他的委員會助手向《華盛頓郵報》透露了一個故事，聲稱國會調查員認定，一位懂點化學的「反戰偏執發瘋老兵」要為那些退伍軍人的死負責。這樣的故事操弄著１９７０年代的美國社會。十年前，史學家理查·霍夫士達特（Richard Hofstadter）創造出了「偏執風格」（paranoid style）一詞，用於形容他在極端右翼運動中感受到「過度的浮誇、猜疑和陰謀論」，像是亞利桑那州（Arizona）的好戰反共主義共和黨參議員貝利·高華德（Barry Goldwater）於１９６４年的總統競選活動就是一個例子。時至１９７０年代，這種偏執風格可以說不再侷限於右派，隨著民權運動的重要人士陸續遭到暗殺，左派也逐漸受到影響。該說法的興起得歸咎於美國中央情報、黑手黨、三K黨三者的共業，促成甘迺迪及馬丁・路德・金恩之死。

1970年代初期，人們也逐漸對核能感到不安，並對各種環境和化學污染危機感到憂心，噴灑在越南鄉間的劇毒除草劑——橙劑（Agent Orange）就是其中一個例子。最早正是橙劑導致老兵和小孩開始患上癌症和其他無法解釋的病變。勞里・加勒特（Laurie Garrett）從左派的角度敘述：「費城事件的特徵與當時流行的觀點十分吻合，即未受節制的化學工業將有毒化合物傾倒在美國人民頭上。」相較之下，右翼則更傾向於將這次疫情視為蓄意殺人，或如同過去在外征戰的費城老兵所稱這是對「美國菁英人口的奇襲」。

現在回想起來會覺得這種恐慌根本不合理，甚至可說是十分可笑，但另一方面來說，正因大家對其毫無頭緒，所以才容易在心中投射出最可怕的形象。整起事件宛如神祕殺手開膛手傑克突然出現在貝爾維尤飯店，又消失得無影無蹤，整個過程中都沒有留下什麼線索，或該說疾管中心的疾病偵探無法從中解讀出有用的訊息，才導致普遍公認安全的區域成為危險禁地。經過這次疫病的打擊，本就深陷財務困境的貝爾維尤飯店從此一蹶不振。報上開始用「神祕駭人的疾病」和「費城殺手」形容疫病，本要入住的旅客紛紛取消訂房。十一月十日，貝爾維尤的主管宣布，飯店不再經得住全球負面消息的衝擊，決定關門大吉，不續營業。

不久之後，費瑟決定闔上美國流行病情報服務處的調查卷宗，並開始艱辛起草俗稱EPI-2的最終報告書。儘管他已徹底調查過所有可能的線索，仍沒有找出任何病原體和傳播途徑的端倪。私底下，費瑟對四羰基鎳的說法嗤之以鼻，因為此種金屬致病的潛伏期往往少於三十六小時，且很少會引起攝氏38度以上的高燒。同時，費瑟也不認為該病是食物中毒所致，退伍軍人的食物購買來源眾多，且流行病情報服務處的官員並未能指涉退伍軍人的任何一餐有出問題。同樣，空氣調節箱和貝爾維尤飯店飲水系統間的橫連通路會引人聯想到水源性疾病，但有超過三分之一的病患病堅持自己並未在飯店飲水，相反地，幾乎所有的飯店員工都經常使用飯店大廳的飲水機，卻無人患病。十月，費瑟與他的老闆約翰班．V．班尼特（John V. Bennett）談及此案，班尼特曾是1965年聖伊莉莎白醫院神祕疾病的主要調查員，基於傳染病學的觀點，他懷疑該病是藉由空氣傳播，然而他對鑑定病原體所做的嘗試卻全都失敗。調查後班尼特將聖伊莉莎白醫院患者的血液保存在疾管中心的血清庫中，以其將來能派上用場，他告訴費瑟：「他若解決了退伍軍人團的案子，就會連我聖伊莉莎白醫院的案子都一起搞定。」

幾經思量後，費瑟認為病原體若藉由空氣傳播，的確可能可以解釋退伍軍人和布羅德街的肺炎案例，連從飯店一旁走過就感染的病例也都說得通了。費瑟也指出，疾病與在飯店大廳待的時間長短有極大的關聯，且於會議結束後，大廳的空氣調節箱就出了問題，後於八月六日，飯店的主管不得不清理箱內的濾網，費瑟在他的報告中寫道：「可能無意中減少了研究人員在空氣調節箱內找到毒物或微生物的可能。另一方面，受制於空氣傳播，該病原體可能有較低的致病率。」費瑟唯一能確定的是該疾病與傳染病十分相像，只是並不會造成繼發性傳染。很不幸，儘管進行了一系列的微生物研究，所有檢驗結果卻都呈陰性。隨著新的檢驗方法和技術日新月異，可能就能發現其中引起肺炎的新毒素，只是這一切得靜待時機。費瑟做出結論：「所有毒理學實驗都呈陰性，目前已知的毒素都並非該病的起因。」

自此費瑟沒再遇過類似的案例，他也不得不承認自己的失敗。蘭米爾也曾是如此。談到費城的疫病，他告訴記者這是「本世紀最大的流行病學之謎」。

附註

（1）立克次體指涉的是一類細菌，主要透過恙蟲、壁蝨、跳蚤及蝨子等蟲咬傳遞。最著名的立克次體疾病包括斑疹傷寒（typhus）及落磯山斑疹熱（Rocky Mountain spotted fever）。

— 5 —

退伍軍人症

「排除萬難終於發現了退伍軍人症的病原體。本世紀初以來累積的所有細菌學和病理學經驗，竟都告訴我們這種病原體不是細菌。」

威廉·費格，美國疾病管制與預防中心主任，
參議院衛生與科學研究小組委員會，1997年十一月九日

前章所述之疫病，後被稱為退伍軍人症（Legionnaires），而其爆發挑戰了醫學界對美國邁入無菌時代的信心的爆發挑戰了醫學界對美國邁入無菌時代的信心，也難怪美國疾病管制與預防中心只要一天未能解決這個世紀之謎，不安和焦慮就遲遲無法消散。奇怪的是，即使疾病管制與預防中心的工作人員從二月就對豬流感（Swine Flu）疫情發出警告，然而除了醫學界和公共衛生界以外，社會大眾並沒有產生同等的焦慮。三月底，福特總統在電視上表達了對豬流感即將爆發的擔憂，在沙賓疫苗（polio vaccine，用以對抗小兒麻痺）的兩位專家——科學家阿爾伯特·沙賓（Albert Bruce Sabin）和約納斯·沙克（Jonas Salk）的支持下，福特總統對美國民眾公開發表聲明：「必須採取有效的應對措施，否則這種危險的疾病很有可能會在明年秋冬開始流行。」福特並要求國會撥款1．35億美元，讓美國的每一個男人、女人和孩子都接種疫苗。

國會於四月批准撥款，並在八月中旬同意免除企業宣導疫苗接種的潛在法律責任。諷刺的是，國會願意為疫苗製造商作保，並非因為熱衷於保險業，而是因為疫情使費城人心惶惶。儘管森瑟曾在八月五日告訴參議員疫情並非由豬流感所引起，政客們仍害怕森瑟所言有誤，害怕他們最終會被扣上阻礙發放救命疫苗的大帽子。即使科學家和政治家致力於減緩疫情，但社會大眾卻不領情。九月份的蓋洛普民意調查（Gallup poll）顯示，僅有一半的美國人願意接種疫苗。換句話說，面對1918年大規模流行病捲土重來，公眾的反應也只是聳聳肩、不屑一顧。十月疫苗接種活動展開時，群眾的漠不關心轉變成了抵抗心理。十天內有一百萬名美國人捲起袖子接受注射，但在十月十一日，這場活動卻遭受嚴重的打擊。根據報導，賓州匹茲堡（Pittsburgh）發生三名老人在接種疫苗數小時後驟逝的案件。死亡事件引發了媒體的恐慌，九個州因而暫停疫苗接種計畫。為了安撫社會大眾並重拾人民的信心，福特總統和他的家人釋出在白宮接種疫苗的照片。與此同時，疾病管制與預防中心的科學家們試圖教育大眾，向國民解釋在接種疫苗四十八小時內死亡的機率，每日僅有十萬分之五。相較之下，賓州公民每天因其他原因而死亡的機率為十萬分之十七。換句話說，某些人在注射流感疫苗後死亡，並不意味兩者之間存在絕對的因果關係。

然而到了1976年，社會大眾對科學權威的信任逐漸削弱。其他國家的流感專家也紛紛質疑美國科學界所達成的共識，也就是「在迪克斯堡（Fort Dix）分離出的豬流感是新病毒即將大流行的前兆」，駐日內瓦的世衛組織成員對於該陳述也抱持懷疑態度，採取「觀望」政策。十月到十一月之間都沒有流行病爆發的跡象，這讓質疑聲浪愈來愈大。假如沒有格林—巴利症候群（Guillain-Barre Syndrome，簡稱GBS）病例的報導，這場疫苗接種的計畫可能還有救。格林—巴利症候群是一種罕見且致命的神經系統綜合症，一般發生率少有波動，若有流行病爆發，接種疫苗時併發此症狀則公認為可接受的風險。然而，在沒有流感肆虐的情況之下，十二月有報導指稱，在接種流感疫苗後一個月內，竟有高達30人都患上了這種併發症。這引發了大眾的恐慌，迫使政府暫停計畫，著手調查疫苗的影響。疫苗接種計劃就此中斷，截至十二月底，共有526名格林—巴利症候群病例，其中257例都曾接種過該疫苗。由於綜合症病例激增，華府的媒體和政客都開始尋找該為這場災難負責的替罪羔羊，《紐約時報》尤其嚴厲，指出對於這場未發生的豬流感，政府的所做所為全是浪費時間和精力，並將疫苗計畫歸類為「慘敗」。最後吉米·卡特（Jimmy Carter）一月入主白宮時，即將上任的美國衛生及公共服務部（secretary of Health, Education, and Welfare，簡稱HEW）部長約瑟夫・卡利法諾（Joseph Califano Jr.）要求參議員當即辭職，卡利法諾甚至在預計和森瑟一同出席華盛頓「暫停豬流感計畫」會議的數分鐘前才告知森瑟他被解雇。更糟糕的是，電視攝影機捕捉到兩人在走廊中低聲交談的內容，對森瑟來說簡直是雪上加霜。公共衛生歷史學家喬治・德納（George Dehner）說道：「對於一個曾在疾病管制與預防中心工作過16年，且其中11年甚至任職首長的人來說，簡直『毫不留情面』。」然而德納另一方面也寫道：「森瑟在努力說服政府官員疫苗接種的必要性時，特意淡化了科學上的不確定性，扭曲對新病毒的看法，最後徒留下豬流感大流行的可怕印象。」

就在森瑟遭到解雇的三週前，謝巴德（Shepard）衝進他的辦公室，宣布他和麥克達德（McDade）解決了這個世紀難題。罪魁禍首是一種迄今未知的革蘭氏陰性菌，之前其他研究人員沒有發現，是因為用常規革蘭氏染色法很難看到這種細菌，但麥克達德採用了不同的染色技術，問題因此迎刃而解。加勒特（Garrett）表示，經歷了過去一年的壓力和挫敗後，森瑟不願接受謝巴德所說，並問道：「老謝，你有多確定？」謝巴德也回應道：「高於95%，但在公開前我還想再做幾個實驗。」

醫學研究中有句俗諺：「命運眷顧有備而來之人。」一般認為這句話出於路易・巴斯德（Louis Pasteur）之言。1880年，他的一位同事曾為雞隻接種過往所培養出來的霍亂菌，路易因而偶然發現了一種預防雞霍亂的疫苗。在麥克達德的例子中，正因為他是公共衛生微生物學的新手，所以才沒有像他的同事一樣思緒受到僵化，也才能夠從一次偶然的觀察中尋得以往無解的答案。麥克達德憂慮和完美主義的個性也對研究起了幫助，他在八月時透過顯微鏡瞥見了一種奇特的桿狀細菌，末端向四周散開，當時麥克達德直覺只感到厭惡，直到十二月底，在耶誕節前不久的一個聚會上遇到一位咄咄逼人的男子，才讓他重新思考起這個問題。「我不曉得他怎麼知道我是疾病管制與預防中心的人，但他就是知道。」麥克達德回憶道：「他這樣對我說：『我們知道你們這些科學家都不太正常，但我們也只能相信你們，沒想到最後卻令人大失所望。』我當時愣住了，不知道該說些什麼。這件事令我十分困擾，久久無法忘懷。」

為了邁入新的一年，麥克達德總是習慣利用聖誕節和新年之間的一週來解決未完成的文書工作。整理辦公室的時候，他發現架子上的盒子裡有他從天竺鼠身上所取下的微生物抹片，於是決定再看一眼。他回憶說那次經驗就像「在籃球場上，眼睛離地

10公分尋找丟失的隱形眼鏡。」最終，麥克達德在載玻片的其中一個角落裡發現了一團微生物。在麥克達德眼中，微生物聚集於一處絕非偶然，他認為「這群微生物並非剛好聚集在載玻片上，而是曾在天竺鼠體內滋生繁殖，才會形成如此大的菌落。」麥克達德因此決定進一步培養樣本中的生物體，當時他腦中浮現的想法是：「如果能夠排除這群微生物和疾病的關係，我就能放下心中的大石頭，繼續做我該做的事了。」由於麥克達德專攻立克次體（rickettsial）這種革蘭氏陰性菌，再加上他願意跳脫框架思考，使他想出了以下的檢測方式。麥克達德先從冷凍櫃取出八月時保存的天竺鼠脾臟組織，將之解凍，接著從天竺鼠組織中抽取部分細胞，注射到含有胚胎的雞蛋中。特別的是，麥克達德選擇不注射抗生素，為的是要讓來自天竺鼠體內的所有微生物自由繁殖。五到七天之後，胚胎紛紛死亡，麥克達德便用這些胚胎細胞製作新的抹片。這一次，麥克達德使用立克次體專用的吉曼尼茲染色法（Gimenez stain），並再次發現相同的桿狀細菌大量聚集。是否就是這種細菌造成天竺鼠死亡，也引爆退伍軍人症大流行？為了找出真相，麥克達德將從退伍軍人症患者身上採集的血清與胚胎中的細菌混合。由於患者血液含有退伍軍人症的抗體，若該抗體對應到的抗原就是胚胎樣本中的細菌，應該會發生反應。果不其然，反應相當明顯。麥克達德回憶起這段經驗時說：

「載玻片像燈光四射的舞台一樣亮了起來。我驚訝得寒毛直豎，不確定自己究竟發現了什麼，但我確信這是個重大發現。」

麥克達德立刻將結果和謝巴德分享，兩人更進一步用至少間隔兩週的配對血清來進行檢測。如果第二批採集的血清反應比第一批血清顯著，就能證明反應是由胚胎中的桿菌引起。麥克達德與謝巴德也同時用盲樣測試，一併測試退伍軍人症患者及非患者的血清，其中包含其他類型的肺炎患者以及完全健康的樣本。事件結束將近五十年後，麥克達德仍能細數當年揭曉真相的過程，彷彿一且歷歷在目。

「我們做完所有測試後，當天晚上報告就送回來了，我們開始比對編號，所有健康樣本的結果都呈陰性，其他肺炎樣本的結果也都呈陰性。接著我們開始看退伍軍人症的樣本，發病早期的樣本幾乎沒有抗體反應，或者反應微弱，但發病晚期的樣本抗體反應相當強烈，這代表退伍軍人症患者感染的就是這種細菌。就在那一刻，我們終於確信自己找到了病原體。」

當謝巴德告訴森瑟這個好消息時，森瑟難掩興奮之情，堅持要在疾病管制與預防中心下一期的《發病率和死亡率週報》（Morbidity and Mortality Weekly Report）發布聲明，並在出刊的同一天召開記者會，也就是1977年一月十八日，這個進度比謝巴德和麥克達德預期的還要快速。一般而言，像這樣的學術研究成果需要花費數個月才能書寫完成，接著送交相關領域期刊審查，但森瑟面臨政治壓力，無法耐心等待漫長的同儕審查過程。謝巴德和麥克達德兩人擔心若倉促發布研究，內容疏漏或有誤可能會遭後人笑話，便決定進實驗室再次檢查結果。出於好奇心，麥克達德決定順便檢閱疾病管制與預防中心的庫存，尋找其他尚未結案的傳染病血清，他找到了聖伊莉莎白醫院病患的血液。麥克達德將血液打進胚胎蛋，接著注射他在費城分離出來的菌種，結果胚胎蛋立刻開始發亮，這表明抗體有反應，同時也代表聖伊莉莎白醫院的患者感染的是同一種細菌。班奈特的直覺是對的，費瑟的團隊解決了費城的疫情，先前在華盛頓特區爆發的神祕疫情也隨之而解。

這項大發現的消息很快就傳遍全球，歐洲及世界各地研究機構的科學家開始複製謝巴德和麥克達德的實驗，互相交換資訊、重新檢視檔案庫中的資料，事態逐漸明朗，也發現聖伊莉莎白醫院並不是唯一的退伍軍人症先例。1968年密西根州龐帝亞克曾爆發「龐帝亞克熱」（Pontiac Fever），患者的血液樣本儲存在該州奧克蘭

（Oakland）郡立衛生部門，經過正名為「嗜肺性退伍軍人桿菌」（學名：Legionella pneumophila）的細菌抗體檢驗後，反應亦呈陽性，表示兩種疾病病原體相同。不過，究竟為何龐帝亞克熱沒有導致肺炎症狀，也未造成任何死亡案例，這兩個問題仍是未解之謎。然而事情不只如此。立克次體專家瑪麗蓮·波茲曼（Marilyn Bozeman）任職於華特李德陸軍醫學中心（Walter Reed Army Institute of Research），該機構位在馬里蘭州貝塞斯達（Bethesda）。瑪麗蓮告訴麥克達德，她在檢查１９５９年大爆發的樣本時，於天竺鼠體內見到非常相似的細菌。就像麥克達德一樣，她當初也以為這些菌體遭到污染，並將之描述為「類立克次體」。直到做了新的檢驗後，瑪麗蓮才發現這些菌體其實是新品種的退伍軍人桿菌——波茲曼氏退伍軍人桿菌（學名：Legionella bozemanii）以及麥克達德氏退伍軍人桿菌（學名：Legionella micdadei）。日後也發現，麥克達德氏退伍軍人桿菌是造成１９４３年「布萊格堡熱」（Fort Bragg fever）爆發的元凶，而華特李德也早在１９４７年就曾成功分離出嗜肺性退伍軍人桿菌。

同年初夏，佛蒙特州伯靈頓市（Burlington, Vermont）一間醫療中心傳出疫情，流行病情報服務處（Epidemic Intelligence Service）工作人員火速趕至現場。至九月為止累計共有六十九名退伍軍人症案例，然而感染源頭再次不得而知，全美各地醫院也相繼爆出疫情。最大型的爆發位於洛杉磯的一家榮民醫院——華茲華斯醫學中心（Wordsworth Medical Center），爆發始於夏天，直到年底時已奪走十六條人命。約莫同一時間，英國諾丁漢（Nottingham）一家醫院也有一起小型的爆發，共有十五人染病。這起爆發一樣找不到感染源頭，但患者血清送到疾病管制與預防中心檢驗後，其中兩份檢測出含有退伍軍人桿菌抗體。後續還有更多發展：１９７８年，疾病管制與預防中心團隊證實１９７３年在西班牙貝尼多姆（Benidorm, Spain）里約公園旅館（Rio Park Hotel）爆發的神祕肺炎，也是由退伍軍人桿菌引起，當年曾造成三名在此度假的蘇格蘭旅客染病身亡。結果到了１９８０年，同一間旅館再次傳出疫情，流行病學家採檢水源，發現旅館蓮蓬頭中含有退伍軍人桿菌。原來，在１９８０年爆發開始的五天之前，當地一口受污染的古井被重新啟用，才導致旅館用水充滿桿菌，引發疫情。調查員推斷，每天早上優先盥洗的客人染病風險最高，因為夜間井水滯留在周遭管線內，使得細菌大量增生。這波疫情共有五十八人染病，並造成一名女子死亡。與貝爾維尤的疫情一樣，里約公園飯店的疫情引起大量媒體關注，也啟發英國驚悚小說家戴斯蒙・拜格里（Desmond Bagley）於１９８０年出版作品《巴哈馬危機》（*Bahamas Crisis*），故事描述一間加勒比海度假村的水管系統遭商業間諜惡意投放退伍軍人桿菌。

事到如今可以發現，退伍軍人症明顯與旅館、飯店以及其他大型建築密切相關。但儘管專家懷疑冷卻塔及中央空調系統是協助病菌擴散的元凶，卻遲遲未能成功從醫院的冷卻塔中分離出嗜肺性退伍軍人桿菌。到了1978年，曼哈頓的時裝街傳來一波新疫情，帶來新的發展。截至九月為止，疾病管制與預防中心確認當地共有十七名病例，大部分都以三十五街某棟建築為中心向外擴散，範圍介於第七大道以及百老匯之間。市府聽從疾病管制與預防中心建議，命令該建築周圍店家關閉空調，相關單位即刻進行採檢，範圍包括鄰近建築，以及位在感染中心對街的梅西百貨公司的冷卻塔。冷卻塔樣本檢驗結果顯示含有退伍軍人桿菌，但疾病管制與預防中心掌握的證據不足，無法確認梅西百貨公司的冷卻塔就是源頭。同年稍早，疾病管制與預防中心派員調查另一起位於印第安納紀念聯合大樓（Indiana Memorial Union）的疫情，並在大樓冷卻塔中發現嗜肺性退伍軍人桿菌，幾乎可以確定冷卻塔就是多起爆發的源頭。除此之外，科學家也在附近的溪流發現大量同屬不同種的細菌，可見該菌在自然環境中分布廣泛。

雖然退伍軍人桿菌屬目前總共包含將近四十個不同的種及六十一個血清型[1]，但百分之九十的退伍軍人症都是由「嗜肺性退伍軍人桿菌」（L. pneumophila）所造成。退伍軍人桿菌屬於兼性胞內寄生菌，無法在細胞外部存活。這種細菌經過演化，主要棲息在各種水域，如湖泊、溪流、池塘或地下水。這些水域中的阿米巴原蟲和其他原生生物以環境中大量的細菌為食，但退伍軍人桿菌不但不會被消化，還會誘使阿米巴原蟲捕食自己。一旦進入阿米巴原蟲體內，退伍軍人桿菌便開始在細胞內繁殖，最後大量新生細菌會回到水中，並再次重複這個過程。因此，退伍軍人桿菌也被視為細菌界的「特洛伊木馬」。

退伍軍人桿菌的最佳繁殖溫度是攝氏二十二度到四十五度之間，自然條件下的水溫通常不適合此菌繁殖，因此其繁殖的數量並不會造成危害。相形之下，旅館、醫院和其他大型建築等人造環境的情況則截然不同，這些建築安裝了各種用水設備，且不少設備完美符合退伍軍人桿菌繁殖所需要的溫度，例如：蓮蓬頭、浴缸、按摩池、飲水機、加濕器、噴霧機、還有庭園裡的噴泉等。其中，冷卻塔中適合細菌繁殖的溫水會與大氣直接接觸，所以風險特別高。不論是黏液還是淤泥風乾後形成的硬塊，水塔表面的菌膜都曾多次檢測出退伍軍人桿菌，調查結果更顯示全美國將近一半的冷卻塔都可能遭到汙染。若這些遭到細菌汙染的冷卻塔沒有頻繁運作，汙水可能會形成氣溶膠。夾帶著退伍軍人桿菌的小水珠隨風飄揚，人類可能將其吸入肺部，進而造成感染。從冷凝器流出的溫水噴灑在冷卻塔的散熱片上，大部分的水會滴入集水盤，循環回空調系統繼續為冷媒降溫，但仍會有部分小水珠滯留在空中，在塔頂形成一層水霧。塔頂若未安裝除霧器，或除霧器功效不彰，霧氣可能會飄入附近的抽風管或通風口。在特定溫度下，霧氣甚至會沿大樓壁面流下，最後流進敞開的窗戶，或者被路上行人吸入。輸送飲用水和浴室用水的管線則是第三種傳染途徑，因為用戶會間歇使用這些系統，所以熱水可能會長時間滯留在管線內。理論上，若水塔和冷卻水系統之間有直接連通，也可能會造成細菌污染，這是最後一種可能的傳播途徑。

退伍軍人桿菌之所以如此危險，是因為桿菌不只可以抵禦變形蟲，就連肺泡巨噬細胞的吞噬也對其束手無策。肺泡巨噬細胞是對抗肺部感染的第一道防禦機制，退伍軍人桿菌不只不會遭到消化，還會在巨噬細胞體內不斷增生，最後傾巢而出，入侵其他肺部細胞。如果人體的其他免疫機制未能及時啟動，就會引發肺炎和系統性疾病。

美國各州的退伍軍人症疫情有所不同，但夏秋兩季發病率最高。六十歲以上的年長者發病風險更高，若有慢性肺病和其他隱疾，則更加危險。相對於女性，退伍軍人症更好發於男性身上，可能是由於男性吸菸及患有肺病的比例高於女性（吸菸者的退伍軍人發病率是非吸煙者的二到四倍）。醫院的感染風險特別高，因為熱水系統通常保養不良，而且院內有大量免疫系統受損的病患。患者長期臥病在床，為其他疾病所苦且免疫功能低落，成為退伍軍人桿菌的理想宿主。調查發現當代醫學中常用的免疫抑制劑、氣管插管、麻醉藥、鼻胃管裝置等各種醫療措施都會增加感染退伍軍人肺炎的風險。

1978年，疾病管制與預防中心召開國際會議，回顧當時已知的退伍軍人症情報，其中包括了傳染病學和生態學的層面。當時麥克達德已完整開發出一套讓退伍軍人桿菌現形的方法，即是使用一種能將革蘭氏陰性菌細胞壁染色的特殊銀製染劑。與此同時，其他學者積極學習如何用碳酵母萃取物培養基來培養退伍軍人桿菌，此種培養基含有豐富的鐵質和半胱氨酸。除此之外，疾病管制與預防中心的研究人員使用螢光抗體技術，確認了當初病理學家在菲律賓退伍軍人症病例肺部組織所觀察到的細菌，正是嗜肺性退伍軍人桿菌。然而，解開謎題的關鍵證據卻與研究人員擦肩而過。貝爾維尤飯店早已歇業，樓頂水塔和空調系統已經過徹底清洗，因此無法檢驗出退伍軍人桿菌。即便如此，由於見證了全美各大醫院和大樓的疫情爆發，費瑟相當確定水塔就是造成感染的元凶。費瑟發現飯店舉辦大會的時間正好是費城溫度驟變的時候，他認為溫度變化可能造成霧氣從冷卻塔逸散，水氣溢出屋頂外簷後，沿著大樓外牆一路飄下。受細菌污染的水氣可能附著在行人身上，或者藉由一樓的通風管進到飯店大廳，才會使得代表團及布羅德街遊客皆有肺炎發病案例。貝爾維尤的疫情相關證據還有兩項：其一，兩年前造訪過該旅館的另一組代表團中，共有十一名成員檢測出退伍軍人症的抗體，且成員們皆有相似的發燒和肺炎症狀；其二，研究人員對同一時期的工作人員進行檢驗，同樣發現退伍軍人症的抗體，這代表旅館員工因為不時接觸到該種細菌，而產生抗體，這也解釋了為何1976年的疫情爆發時，旅館員工幾乎平安無事，而毫無感染先例的退伍軍人卻嚴重發病。

這次疫情說明了一件事：為了改善生活環境和衛生條件而研發新科技和改造建築，有時反而會為公共衛生帶來新的威脅，退伍軍人症就是個經典案例。同時我們也明白，在特定的政治環境和文化脈絡下，原本可能微不足道的流行病也會引起大眾的熱切關注，甚至引發嚴重恐慌。

嗜肺性退伍軍人桿菌已經存在數百萬年，但直到現代化建築林立、室內管線和熱水系統普及後，它們才有適合大量繁殖的環境。而空調系統、淋浴間、加濕器和噴霧器等各種用水系統，更是給了細菌有效入侵人體呼吸道的管道。即便如此，醫生和公衛專家仍花費數年時間才意識到這種遠古細菌在大都會中心帶來的傳染病危機。

造成這個情況的其中一個原因是：研發出退伍軍人症的診斷法和桿菌的培養方式前，退伍軍人症與其他不明原因感染造成的非典型肺炎毫無區別。醫生和呼吸道疾病專家認為肺炎早已成為過去式，這也使得退伍軍人桿菌得以逃過醫事人員的眼睛。即使疫情嚴重到能引起醫生和公衛專家關注，一如1965年的聖伊莉莎白醫院和1968年的密西根龐帝亞克區域，調查行動往往陷入膠著，最後不了了之。原本疾病管制與預防中心也可能如此結案貝爾維尤的疫情，但由於爆發當時全國正因另一場流行病焦頭爛額，使全體國民憂心忡忡；另一方面，由於豬流感導致疫情議題升溫，加上退伍軍人患者的特殊性，使得媒體密切關注退伍軍人症的疫情。雖然疾病管制與預防中心因此得以調度多方資源，但回顧歷史我們可以發現，上述因素也許都不足為道——退伍軍人症之謎能得到解決，或許全因一位科學家的堅持不懈，以及他願意跳脫框架思考、不落窠臼的求知態度。

到了1976年，醫學研究人員確信他們已經掌握肺炎的所有主要原因，且青黴素或新一代抗生素（如紅黴素和利福平）對治療很有效果。然而很少有人意識到，既存的檢測方式只能確定一半的肺炎病例，過往幾次肺炎大流行時能夠發現病因的更是少之又少。檢查病理樣本和細菌的培養物時，實驗室人員首先會檢驗肺炎鏈球菌（pneumococcus），接著才會將目標轉移到已知的細菌或分枝桿菌（mycobacterial）。透過長期發展的培養和染色技術，就能夠用革蘭氏染色劑或其他染料為實驗室所培養的細菌染色。但是，如果一個有機體無法藉由普通的培養基培養，而且又因為缺乏細胞壁，而無法用現有的染色劑觀察時，又該怎麼辦呢？換句話說，該如何發現未知的細菌？這正是麥克達德面臨的問題。當時他用染色劑觀察立克次體，卻在顯微鏡下隱約發現一種桿狀有機體正成簇生長。這種微生物不是任何已知的肺炎細菌，麥克達德的同事因此根據在天竺鼠體內培養細菌的經驗和微生物學的訓練，果斷認定這必然是一種「污染物質」。相較之下，麥克達德以前並沒有這種觀察經驗，因此他愈想愈不對勁。如果不是實驗出現紕漏，而是染色劑導致細菌終於現形了呢？如果他的觀察結果並非異常，這次真的發現了新細菌呢？一次偶然的實驗觀察中，麥克達德的選擇與同事背道而馳，最終解開了這個謎題。

退伍軍人症展示了醫療科技和人類行為在我們面對病原體時所帶來的影響。除了水塔和空調系統為這種古老的細菌提供新的繁殖場所以外，細菌還必須遇到一群易感染的個體才會構成疫情爆發。首次爆發發生在醫院和醫療中心，1960年代因重症病患床位數量增加，以及愈來愈多老年人或精神病患入住醫療機構，使得細菌更容易找到合適的宿主。此外，疫情也發生在肉類加工廠和其他設有冷卻裝置的大型工業場所，以及豪華飯店與其他備有冷卻塔和先進空調系統的大型建築中。1950年代，貝爾維尤並不是唯一安裝開利製冷機的飯店。1952年，為籌備當年共和黨和民主黨的會議，開利的工程師曾為芝加哥的國際圓形劇場安裝空調設備（International Amphitheatre）。六年後，開利也為洛杉磯的富達大樓（Fidelity Building）安裝了類似的設備，使之成為加州第一棟全空調辦公大樓。1959年，空調設備遍及家家戶戶，大量人口進而移入佛羅里達和陽光帶等州。到了1969年，開利公司宣布美國紐約世貿中心（New York's World Trade Center）將採用自家的冷暖氣系統，當空調系統已經成為全美大大小小辦公室和家庭不可或缺的一部分。

當時沒有人意識到冷卻塔和空調會帶來傳染病的危險，直到1977年一月，喬・麥克達德分離出嗜肺性退伍軍人桿菌，科學家們最終才能在美國其他建築物中發現這種生物。一旦確定是嗜肺性退伍軍人桿菌，研究人員便接著證明紅黴素和利福平能有效治療，進而成為標準用藥。如今退伍軍人桿菌是全世界公認為社區爆發肺炎的關鍵原因，這促使旅館和醫院的冷卻塔必須進行例行檢查。但這並非表示威脅已不在。儘管診斷測試的可用性愈來愈廣泛，在美國，退伍軍人桿菌仍被認定是每年引發2%肺炎病例（約五萬例）的原因。此外，在任何有公共用水或私人水塔的地方仍不時爆發疾病，令民眾人心惶惶。例如2014年與2015年之間，密西根州弗林特市（Flint, Michigan）有90人罹患退伍軍人症，該鎮將水源從底特律換到弗林特河後，另有12人喪生。2015年，紐約市爆發有史以來最大規模的退伍軍人症疫情，造成南布朗克斯（South Bronx）區133人罹病，16人喪生。後來調查指出，爆發的原因為旅館水塔內累積的大量退伍軍人菌。2000年至2014年的資料顯示，美國疾病管制與預防中心發現境內退伍軍人菌幾乎增長了三倍，並引發退伍軍人病與龐帝亞克熱，其中，每年僅有五千起退伍軍人症病例，死亡率為9%。當然，疫情爆發並非全都是因為用水系統維護不良或水管老化所造成，美國人口老齡化、更多元的診斷檢測方法，甚至是地方、州立衛生部門和疾病管制與預防中心通報系統可信度提高，都會造成確診紀錄增加。另一個因素可能是氣候變化：隨著夏天變得愈來愈熱，秋天持續異常溫暖，若不採用氯化或其他消毒措施，水塔極有可能會產生污染，造成細菌滋長。很不幸，消毒措施往往都沒能做全。

某種程度上來說，美國似乎又回到了1950年代的冷戰時期，退伍軍人症的出現喚醒了人們對於生化武器和化學毒藥的恐懼；因此，國會才擔心這是一個「誤判的警訊」。醫學上，這是一種全新的疾病，可以追溯至新技術的開發以及人造環境的改變。退伍軍人病也奠定了新的公共衛生學典範，並在二十世紀的最後幾十年中變得愈來愈重要。1994年，勞里・加勒特出版的《瘟疫來臨》（*The Coming Plague*）一書中，將退伍軍人症被列為眾多「新興傳染病」（EID）之一。戰後醫學突飛猛進，入住先進工業化社會的現代人確信自己不再需要害怕曾經折磨歷代祖先的瘟疫，但這些新興疾病的出現卻否定了人們的信心。1976年費城爆發疫情的同時，在南非的薩伊共和國揚布庫（Yambuku）地區，一家靠近伊波拉河（Ebola River）的教會醫院裡，病患也出現了因病毒而引發的出血熱症狀，因兩地疫情有共同點，該病因也被列入1992年醫學研究所制訂的一份指標性新興傳染病清單中。然而，筆者最擔心的並不是退伍軍人桿菌或伊波拉病毒，而是愛滋病病毒。醫學界於1981年左右首次發現這種未知病毒，並於1992年時認定該病是歷史上最大的流行病之一。詳細請見次章。

附註

（1）「血清型」係指具有相同抗原的一群細菌。

－6－

美國與非洲，愛滋兩樣情

「這種病的病情變化非常急遽，十之八九是一種新疾病。」

流行病學家詹姆斯．柯倫（James Curran），1982

1981年12月，免疫學助理教授麥可．高利伯（Michael Gottlieb）醫生尋找著特殊教學個案，準備做為教材，分享給加州大學洛杉磯分校醫學中心（University of California Medical Center Los Angeles，以下均簡稱為UCLA醫學中心）的住院醫師。這時，他的同事接收到一名也叫麥可的病患：33歲的藝術家麥可，日前因體重急遽下降被送進急診室，看起來有厭食症狀。除此之外，他的口腔有非常嚴重的鵝口瘡（thrush）。鵝口瘡又稱念珠菌感染（candidiasis），是一種酵母菌感染症，好發於免疫系統衰弱的病患。高利伯聽同事一講，覺得很值得探究，因此帶著住院醫師來到麥可的床邊進行問診，並回到研究室討論個案狀況。高利伯回想當時情況表示：「這名個案的臨床表現很有意思，我從他身上嗅到免疫缺乏症的味道。」

高利伯的直覺沒有錯，麥可體內製造抗體的機制似乎運作正常，但一名同事使用最新的單株抗體技術進行專項檢測時，發現麥可的T細胞數量非常少。進一步分析後，他發現麥可體內T細胞的其中一類「CD4細胞」數量極低，可能因此有生命危險。CD4細胞就像免疫系統的中央控制台，是調節各種免疫反應不可或缺的細胞。無論是將訊息傳達給「殺手T細胞」CD8（負責消滅受病毒感染的細胞）、活化巨噬細胞（負責偵查病原體的白血球），或警示B細胞（負責生產抗體對抗外來入侵物）等，都需要CD4細胞。CD4細胞一旦遭全數消滅，整個免疫系統很快就會崩壞。麥可出現鵝口瘡感染，應該就是缺乏CD4細胞所引起。依照高利伯的說法，麥可口腔內的念珠菌感染範圍非常廣，讓他的嘴巴看起來好像塞滿「豆腐渣」。由於現階段還無法明確診斷，只能讓麥可先行出院，結果不到一個禮拜，麥可又因為感染肺炎再次入院。

高利伯擔心麥可罹患肺部伺機性感染，因此請來肺部專科醫生進行支氣管鏡檢查，並將肺部組織檢體送往實驗室分析。組織切片經檢驗後，呈現卡氏肺囊蟲肺炎（pneumocystis carinii pneumonia）陽性，讓高利伯跌破眼鏡。這種肺炎是一種罕見的真菌感染，幾乎只出現在免疫系統嚴重受損的患者身上，例如嚴重營養不良的重症新生兒與嬰兒、癌末病患，或接受器官移植的患者，年輕男性罹患卡氏肺囊蟲肺炎可說是前所未聞。高利伯指出：「之前健康無虞、好端端的一個人，來就診時卻虛弱得不成人形，這真是非比尋常。我們所知的疾病或病症中，沒有這樣的臨床表徵。」隔年3月，麥可已經住院多時，但任何藥物或實驗性療法都無法阻止感染擴散，他於1981年5月不治死亡。病理解剖發現麥可的肺部到處都有肺囊蟲感染的狀況。為了找出麥可免疫系統崩潰的原因，高利伯細查了他的病歷表，發現麥可生前罹患多種性病，也想起他曾提過自己是同志。不過，洛杉磯本來就以同志村聞名，所以很難斷定身為同志對於麥可的病況是否有影響。

那年秋冬，多名醫生也在洛杉磯市男性同志身上發現許多特殊症狀。前年10月，收治許多同志病患的在地醫生喬爾．韋斯曼（Joel Weisman），也曾為兩名患者治療鵝口瘡。這兩名患者同時還有反覆發燒、腹瀉與淋巴結腫大（lymphadenopathy）的症狀。2月時，其中一名患者病情惡化，轉診至UCLA醫學中心，並由高利伯看診。高利伯進行血液檢查後，在他身上觀察到和麥可同樣的異狀：CD4細胞數量低於標準值。不久後，這名患者也染上卡氏肺囊蟲肺炎，而在韋斯曼診所的另一名病患也同樣出現肺炎症狀。不只如此，兩名病患體內的巨細胞病毒（cytomegalovirus）都極為活躍，這種疱疹病毒會透過親吻與性行為等體液交換傳染，在健康成人身上通常保持潛伏靜止狀態。到了4月，高利伯警覺事態嚴重，因此打電話給之前的學生偉恩・珊德拉（Wayne Shandera）。珊德拉當時任職於美國CDC位在洛杉磯市的流行病疫情調查服務處。高利伯於電話中表示，洛杉磯市可能有新疾病正在流行，希望珊德拉協助調閱洛杉磯郡的公衛資料庫，查詢是否有其他卡氏肺囊蟲肺炎或巨細胞病毒通報案例。珊德拉很快找到一筆位於聖塔莫尼卡市（Santa Monica）的男性個案，近期被診斷出肺囊蟲感染，已經處於病危狀態。珊德拉到醫院探訪他不久後，該名男子便不幸病逝，病理解剖顯示肺部遭巨細胞病毒侵犯。

高利伯與韋斯曼並不知道，遠在另一頭的紐約市，醫生也在男性同志患者身上注意到淋巴結腫大、CD4細胞數極低以及卡氏肺囊蟲肺炎等症狀。許多患者死後的解剖也顯示巨細胞病毒感染。就近觀察這些病患實在讓人怵目驚心，唐娜・米爾德文（Donna Mildvan）是紐約市貝絲以色列醫院（Beth Israel Hospital）的感染科主任，她負責的一名德國男性患者曾在海地擔任廚師，發病後於12月死亡。唐娜記錄自己從患者的眼球中，直接培養出巨細胞病毒的經歷：「我們完全不知道怎麼會這樣……我沒辦法形容那次經驗有多難熬。」紐約大學醫學中心的皮膚科醫師暨病毒學家艾文・佛里曼肯恩（Alvin Friedman-Kien）也同樣百思不得其解，除了以上症狀，他發現許多患者也罹患卡波西氏肉瘤（Kaposi's sarcoma）。這種疾病是一種極罕見的皮膚癌，好發於有東歐與地中海血統的男性，或年長猶太人男性。多數皮膚科醫生可能一輩子也只會碰到一位卡波西氏肉瘤病患，但截至2月，據佛里曼肯恩了解，光是在紐約市區就出現20個卡波西氏肉瘤個案。其中一名患者還很年輕，是莎士比亞舞台劇演員。1月時，他帶著滿臉的紫紅色斑塊來到佛里曼肯恩的診所。一張原本清秀的臉竟布滿醜陋的紫斑，佛里曼肯恩很是惋惜：「情況太嚴重，他怎麼遮都遮不住」。

醫學界和其他領域一樣，搶第一永遠最重要，沒有人會記得第二個提出新疾病出現的人。6月時，高利伯已經準備投書《新英格蘭醫學期刊》（New England Journal of Medicine），向編輯報告這項可能比退伍軍人症更重大的消息。加上一位由比佛利山市（Beverly Hills）的醫生轉介的個案後，高利伯已經掌握5名肺炎重症個案，都是男性同志，年齡介於29到36歲之間。5名患者都有卡氏肺囊蟲肺炎、鵝口瘡與巨細胞病毒感染，其中3名有CD4細胞數不足的情形，剩下2名由於未做免疫機能檢查，因此不清楚實際CD4細胞數目。此外，高利伯和韋斯曼也注意到，5名患者都有使用亞硝酸戊酯（amyl nitrite）或亞硝酸丁酯（butyl nitrate）吸入器。這是一種催情芳香劑，因為折斷安瓿瓶頸嗅聞時會發出「啵」的聲響，又俗稱「Poppers」。不過，現階段他們推測疾病是由巨細胞病毒引起，也許巨細胞病毒與ＥＢ病毒（Epstein-Barr virus）之類的其他病毒彼此作用，造成免疫系統損壞。從公共衛生的角度而言，眼前的狀況非同小可。全美性健康診所的巨細胞病毒個案數遽增，在同志族群間的傳播速度幾乎達到傳染病等級，流行程度直逼Ｂ型肝炎、淋病或其他性病。

《新英格蘭醫學期刊》的編輯考量到愈早發布消息愈有利，因此建議高利伯另撰一篇短文，先投書到ＣＤＣ性病組的旗下刊物《發病率與死亡率週報》（Morbidity and Mortality Weekly Report），並保證《新英格蘭醫學期刊》後續會考慮刊載高利伯的完整文章。ＣＤＣ性病組主管吉姆．柯倫（Jim Curran）立刻注意到這篇文章事關重大，主要原因在於近期男同志性病案例增加，讓他非常憂心，再加上他前陣子才深入研究同志族群，進行Ｂ型肝炎的風險因子評估。不過，刊載文章前，他請一位同事搜尋資料庫，查詢未罹癌族群，以及未接受器官移植、但有服用藥物抑制免疫系統的族群中，是否有任何卡氏肺囊蟲肺炎的通報案例。調閱過去15年的紀錄，同事只找到一筆案例。倒是有一件事不太對勁，抗卡氏肺囊蟲肺炎藥物「pentamidine」過去每年平均申請量只有15筆，但１９８１年前5個月內卻突然竄升到30筆。由於這種藥物已經停產，ＣＤＣ也只有少量急用庫存，當前狀況無疑是一大警訊，柯倫也不需要再進一步驗證。

1981年6月5日，他在《發病率與死亡率週報》中刊出高利伯的文章，自己也主筆了一篇隨文評論。柯倫指出，卡氏肺囊蟲肺炎過去幾乎只出現在免疫機轉受嚴重抑制的病患身上，而今卻在健康的人身上觀察到，實在非常可疑，而且5名個案都是同志，表示同志的生活型態或透過性行為感染的疾病，可能與同志族群的肺囊蟲肺炎案例存在關聯。雖然還不能斷定巨細胞病毒感染所扮演的角色，柯倫卻也指出近期研究顯示，許多男性同志的精液都帶有巨細胞病毒，而且精液可能是巨細胞病毒的主要傳播途徑。換言之，當前沒有證據顯示巨細胞病毒導致這種謎樣的新疾病，但性行為傳染是可疑凶手。柯倫的結論寫得保守，卻有如神諭般準確：「以上觀察皆顯示，目前可能有一種因接觸共同病原體引起的細胞免疫機能障礙症，造成患者容易併發肺囊蟲肺炎與鵝口瘡等伺機性感染。」沒有人料到，文章提及的這些離奇症狀，會在幾個月後成為好萊塢界的焦點話題。隔年夏天，這種疾病的簡稱更讓世界各國聞之色變。柯倫當時也許不知道，但他所描述的病症就是愛滋病（AIDS），全稱為後天免疫缺乏症候群（Acquired Immunodeficiency Syndrome）。

1982年，CDC開始採用AIDS此一簡稱。之後40年間，社會大眾對於愛滋病的態度從冷漠、害怕，轉為釋然，了解愛滋病只是一般傳染病，雖然無法治癒，但能透過多種藥物有效控制。愛滋病的元凶是人類免疫缺乏病毒（Ｈｕｍａｎ Immunodeficiency Virus，簡稱ＨＩＶ，以下均簡稱為愛滋病毒），感染後會導致免疫缺乏之症，因此容易併發多種愛滋病常見的伺機性感染。從恐懼到理解的轉變過程中，第一批愛滋病患者的可怕模樣、醫生束手無策的愁容，都容易隨著時間被淡忘。洛杉磯市西達賽奈醫學中心（Cedars-Sinai Medical Center）的醫生何大一（David Ho）回想起最早被診斷出愛滋病的患者，表示他們看起來像集中營倖存者，再加上醫生完全找不出病因，一頭霧水之餘，更感挫敗。１９８２年，美國共有５９３例愛滋病病例，２年後病例數飆升到近７０００例，並有超過４０００例死亡。隨著愛滋疫情的全貌開始浮現，大眾開始將愛滋病視為一種「同志瘟疫」，認為愛滋病肆虐是一種徵兆，預告人類社會將倒退回黑死病與其他流行病肆虐的黑暗時期。如果退伍軍人症對於過度自負的公衛界是一項警訊，愛滋病則給了全世界一記當頭棒喝，揭示即使有疫苗、抗生素與其他醫療科技，傳染病仍未被徹底根除，反而持續威脅科技先進的國家。尤有甚者，隨著科學家對愛滋病與病毒起源的了解愈多，病毒傳播的途徑也愈加明朗，原來大幅加速病毒傳播的關鍵不只危險性行為，醫療科技也是幫凶。非洲許多公共衛生與其他人道醫療計畫，常使用大量皮下注射針頭與可重複使用針筒，再加上今日血庫與輸血治療普及，種種因素導致原本散落在非洲的個案，演變成大規模傳染，最終釀成全球大流行。即便如此，沒人能料到二十世紀末時，全世界有1400萬人會因愛滋病死亡，超過3300萬人成為愛滋病毒帶原者；更沒有人能預見，截至2015年，全球愛滋病毒感染個案會再增添3600萬人，以及約4000萬人染病死亡，罹病死亡率直逼西班牙流感。

愛滋病蔓延全球，科技並非唯一主因，經濟、社會與文化也造成重大影響。探究其根源，愛滋病的出現可以回溯到殖民時期的中非赤道地區。當時殖民國家大量興建鐵路與道路，帶動大量男性勞工湧入鄉村地區，造成嚴重性別失衡問題，利奧波德維爾（Leopoldville，之後易名為金夏沙，今日剛果民主共和國首都）與其他大城鎮更因此發展出嫖妓風氣。1960年代以來的同志解放運動，促成性禁忌話題鬆綁，也是助長愛滋病在美國蔓延的重要因素，尤其在紐約市和舊金山市等地，公共澡堂在同志間相當流行，也成了有多重性伴侶的男性進行無戴套肛交的場所。因此，1960年代晚期，愛滋病毒從海地被帶到美國後，這些社會文化環境為病毒提供了理想溫床，愛滋疫情也一觸即發。

在本書提到的地方傳染病與全球大流行當中，愛滋病其實是一個特例。不同於流感或退伍軍人症疫情，1981年當時，醫學研究人員並沒有被過度自信沖昏了頭。1980年代初期，CDC也沒有輕忽性病構成的威脅，或因為懈怠而未能及早辨識出愛滋病的特殊併發症。那個年代適逢癌症醫學在重要觀念上有所突破，加上新實驗室技術問世，臨床醫師首次有工具能檢測CD4細胞數量，用以判斷患者是否為愛滋病毒感染重症，醫學研究人員也因此能不斷培養T細胞。如果不是這些醫學進展，愛滋病可能會潛伏更多年，繼續無聲無息地散播。羅伯特．加洛（Robert Gallo）是美國國家衛生研究院癌症專家，與法國巴斯德研究院病毒學家呂克．蒙塔尼耶（Luc Montagnier）同為發現愛滋病毒的科學家。回顧愛滋病的歷史，加洛認為如果愛滋病提早在1955年來襲，科學家將完全摸不著頭緒，因為當時學界對反轉錄病毒（retrovirus）所知甚少，深入研究病毒的能力也非常有限。1994年，加洛在受訪時表示：「沒有人會相信有這種病毒存在，科學家連這種病毒叫什麼都不知道。」他進一步指出，即使到了1960年代與1970年代初期，專精癌症醫學與人類反轉錄病毒學的科學家，應該也沒辦法釐清愛滋病毒的全貌。換言之，愛滋疫情爆發在最剛好的時間點，科學家有史以來頭一次提出反轉錄病毒可能是新傳染病的主因，而且正好有工具及檢測技術能驗證假設。雖說如此，科學家開始追查愛滋病毒的下落時，各種關於愛滋病毒屬於何種反轉錄病毒的假說早就充斥學界，加洛的心中也充滿各種猜測。

・・・

如今，抗反轉錄病毒藥物普及，愛滋病確診不再等同宣判死刑，在這樣的背景下，疫情爆發初期引發的群眾恐慌與焦慮、社會對愛滋病的污名化，都很容易被拋諸腦後。北卡羅萊納州前共和黨參議員傑西・赫姆斯（Jesse Helms），以及基督教政治遊說團體「道德多數」（Moral Majority）領袖傑瑞・法威爾（Jerry Falwell）等保守派政治人物，認為同志的生活荒淫無度，而愛滋病就是「上帝的審判」，是同志族群應得的報應。有些人則說愛滋病毒和巫毒教有關，有大批巫毒教信眾的海地才會飽受愛滋病肆虐。有一派理論指出病毒乘著彗星的彗尾，從外太空來到地球，還有人指出愛滋病毒是美國中情局在國防部與大藥廠的默許下，在生化武器實驗室培養出的產物。

愛滋病毒其實是一種特殊的反轉錄病毒。由於潛伏期長、病程發展緩慢，愛滋病毒也被歸類為一種慢病毒（lentivirus，字首lenti在拉丁文中有慢的意思）。感染病毒初期，體內的免疫系統會製造抗體來擊退病毒，這個急性感染階段可能歷時兩週到3個月不等。這段期間內，病患血液中的病毒量非常高，傳染力也極高。患者通常會出現類似感冒的症狀，例如發燒、起疹、肌肉痠痛、關節痛等，但症狀通常很輕微，因此不容易被發現。在抗原轉成抗體的血清轉換（seroconversion）期後，愛滋病毒通常會在瞬間銷聲匿跡，進入長達數年的潛伏期。不過，病毒在這段期間可沒有閒著，而是在不引起注意的情況下，慢慢癱瘓CD4細胞、入侵淋巴系統。在此無症狀感染階段，愛滋病毒運用CD4細胞的機制複製自己，之後分布到全身。在每個發病階段，CD4細胞不斷被活化，之後凋亡。這種細胞活化後死亡的週期會持續進行，直到身體製造CD4細胞的能力崩潰為止，一般會花上十年，但也可能更短或更長。最後，由於CD4細胞數量不足，免疫系統無力通知B細胞製造抗體，也沒辦法派遣CD8細胞（又稱T細胞）殺死受感染的細胞。到了這個地步，患者的免疫力極度衰弱，因此容易發生伺機性感染，也開始出現明顯病徵。但在那之前，愛滋病毒只是靜靜潛藏在CD4細胞和其他免疫細胞裡，暗中為自己的十年大業布局。

CD4細胞數是衡量個體免疫力的重要檢測指標，能用來判斷免疫系統對抗病毒的情形。病毒量（viral load）為血液中的病毒數量，顯示病情惡化與傳染他人的風險。縱使有病毒量數據，如果無法計算麥可的CD4細胞數，高利伯便無法得知他的免疫系統受損，研判感染新疾病的可能。回想起來，洛杉磯市與其他美國城市傳出愛滋病個案時，這項檢測技術剛好開始普及，時間上的巧合實在讓人難以置信。這項技術能及時派上用場，協助ＵＣＬＡ醫學中心和其他醫院的免疫科醫生進行診斷，幕後的大功臣是阿根廷裔科學家色薩・米爾斯坦（César Milstein）以及德國生物學家喬治・柯勒（Georges Köhler）。１９７５年，兩位科學家研究出一種培養細胞株的方法，這種細胞株能不斷製造專一性極高的抗體，也就是單株抗體（monoclonal antibody）。有了單株抗體技術，研究人員就不必再辛苦從培養基中分離出抗體並加以純化，這項技術之後也很快應用於多種領域，包含血型與組織快速鑑定、傳染病新藥開發等，不久後更成為推進白血病（leukemia）研究的一大助力。１９８１年，能用於辨識各類Ｔ細胞的單株抗體技術大為普及，多虧了這項發展，那年冬天，高利伯的同事才能發現麥可的血液中幾乎沒有ＣＤ４細胞的蹤影，也表示他的症狀是由免疫缺乏引起。

如果沒有創新的單株抗體技術，愛滋病幾乎無法被及時診斷，同樣的，如果不是癌症醫學在概念上有所突破、學界對慢病毒有新的認知，愛滋病毒也不可能被分離出來。慢病毒於１９５４年在科學上首度被記載，當時一位冰島研究員在調查羊群的慢性進行性間質性肺炎（visna）疫情。這種病發作緩慢，染病羊隻通常會有肺炎症狀，且腦部出現斑塊病變，類似多發性硬化症（multiple sclerosis）的中樞神經系統髓鞘脫失現象。3年後，慢病毒以庫魯病（kuru）的形式再次出現，最著名的案例是居住在巴布亞紐幾內亞高地的弗雷族（Fore）。庫魯病是一種神經退化性疾病，會造成患者腦部組織逐漸退化，情況類似牛海綿狀腦病（bovine spongiform encephalopathy），也就是俗稱的「狂牛病」。庫魯病和狂牛病一樣，一般認為是具感染性的變性蛋白質（prion，又稱普利昂蛋白）引起。不同的是，罹患狂牛病是因為吃下肚的食物中，含有病牛腦部與脊髓的普利昂蛋白，而庫魯病散播的主因是弗雷族「食人」的葬禮儀式，族人在親人死後分食其大腦，因而得病。

1950年代，隨著新型慢病毒逐漸為學界所知，科學家也開始發現新型致癌病毒（oncovirus）[1]。鼠類白血病（mouse leukemia）及布凱特氏淋巴瘤（Burkitt's lymphoma）的病原體都屬於慢病毒。布凱特氏淋巴瘤是一種罕見的下巴腫瘤，在烏干達與瘧疾盛行的東非地區十分常見，尤其好發於兒童。科學家後來發現這種淋巴瘤是由皰疹的近親「EB病毒」引起。在1960年代以前，科學家普遍認為連同致癌病毒在內，所有病毒都採用同一套自我複製機制，透過將自己的DNA注入宿主細胞，劫持細胞的合成機制，進而不斷複製增生。不過，致癌病毒與其他病毒的關鍵差異，在於致癌病毒不會進入裂解期（lytic）而造成受感染細胞凋亡，而是與宿主細胞處於共生狀態，進一步導致細胞增生。然而，後來科學家在貓白血病（feline leukemia）的致癌病毒上，發現病毒的遺傳物質並不是ＤＮＡ，而是ＲＮＡ。根據分子生物學的中心法則，遺傳訊息只會從ＤＮＡ傳到ＲＮＡ，再傳到蛋白質，不可能有其他例外，但這項發現完全打破了中心法則。

１９７０年，醫學界有了一項重大突破。麻省理工學院的大衛．巴爾的摩（David Baltimore）教授以及威斯康辛大學的霍華德．特明（Howard Temin）教授，證明了特定ＲＮＡ病毒只要藉著一種稱為「反轉錄酶」（reverse transcriptase）的酵素，就能與宿主細胞的基因組嵌合。這種酵素只存在部分ＲＮＡ病毒身上，能幫助病毒以ＲＮＡ遺傳物質為模板組成ＤＮＡ。巴爾的摩與特明的發現最初被斥為「邪說」，但最終獲得平反，兩人並於１９７５年獲頒諾貝爾生理醫學獎。自那時起，學界開始以「反轉錄病毒」一詞指稱具有這項特殊能力的病毒，他們的貢獻也為流行病學開創新的里程碑，揭曉病毒基因誘發細胞癌變的機制。反轉錄病毒感染細胞時，反轉錄酶會將順時針的單股ＲＮＡ螺旋，反方向轉錄為雙股ＤＮＡ。這種ＤＮＡ又稱為「病毒原」（provirus），之後會在另一種病毒酵素「嵌合酶」（integrase）的協助下，嵌入宿主的染色體ＤＮＡ。由於病毒原的嵌入位置並不固定，常會造成鄰近基因變異，因此引發癌症。另一方面，病毒嵌入宿主細胞後，就能潛伏其中，躲過免疫系統的攻擊，也很難被科學儀器偵測到。病毒就這樣寄生在宿主細胞中，跟著細胞ＤＮＡ一起被複製，並傳遞到子細胞中。

１９７５年當時，只有誘發動物癌症的反轉錄病毒為學界所知，典型案例包含雞的肉瘤病毒（chicken sarcoma）與貓白血病。另外，多年前傳出研究用的細胞株受到其他物種的傳染病病毒汙染，因此許多癌症研究人員心灰意冷，早已放棄找到人類致癌病毒的希望。然而，在馬里蘭州貝塞斯達市（Bethesda）的國家癌症研究院（National Cancer Institute，國家衞生研究院的分支機構），一名充滿抱負的年輕研究員卻不這麼想。他是羅伯特・加洛，頂著一頭蓬亂捲髮，一看就知道有義大利血統，父親在康乃狄克州沃特伯里（Waterbury）從事冶金。打從一開始，加洛就篤定反轉錄酶能為癌症研究開創新局。他開始在人類白血病患者的白血球中，尋找這種酵素的蹤影。加洛個性好強，任誰都看得出他想抱回一座諾貝爾獎的野心，再加上能持續培養T細胞的新技術問世，讓他如虎添翼，眼裡燃燒著旺盛鬥志。這項新技術的關鍵是T細胞生長因子「介白素—２」（Interleukin-2）。１９７０年代晚期以前，研究白血病的腫瘤學家多以洋菜培養基培養惡性白血球，必須費好一番功夫才能累積足夠的數量，用來偵測反轉錄酶。然而，白血病細胞多半不願意配合，造成研究失敗，努力全都付諸流水。不過情況在1976年有所轉變，在加洛的腫瘤與細胞生物學實驗室中，2位同事發現一種植物衍生物能刺激特定T淋巴細胞（T-lymphocyte），促使其釋放一種生長因子，也就是介白素—2。不久之後，加洛的實驗室證明介白素—2能促進白血病細胞生長與增殖，因此能無限複製細胞株。雖然有了這個新方法，加洛的研究團隊還是持續摸索了3年，最後終於在1979年有所斬獲。他們從一名患有蕈狀肉芽腫（mycosis fungoides，一種T細胞淋巴瘤）的28歲非裔男性身上取得淋巴細胞，並成功檢測出反轉錄酶。不久之後，加洛的研究團隊與日本的研究人員，分別在其他白血病患者身上發現同樣的病毒，並在1980年將病毒命名為「人類T細胞白血病病毒」（human T-cell leukemia virus）。這項發現震驚全球，也讓加洛獲頒醫學界僅次於諾貝爾獎的拉斯克獎（Lasker Prize），他後續於1982年分離出同一病毒科的第二個人類反轉錄病毒，並稱其為第二型人類T細胞白血病病毒。

在所著《尋找病毒：愛滋病、癌症與人類反轉錄病毒（暫譯）》（*Virus Hunting: AIDS, Cancer & The Human Retrovirus*）一書中，加洛回顧愛滋病發現史，並提到自己對人類T細胞白血病病毒的研究興趣可以回溯到10年前，當時科學界發現貓感染了貓白血病病毒之後，通常會出現類似愛滋病的免疫缺乏症狀，而非典型白血病症狀。另一個讓他想深入探究的原因是哈佛同事邁倫．艾瑟斯（Myron Essex）的研究，艾瑟斯發現在日本傳染科病房裡，許多病患都驗出第一型人類T細胞白血病病毒陽性。無論如何，人類T細胞白血病病毒的發現都奠定了重要科學基礎，協助法國巴斯德研究院的弗朗索瓦絲．巴爾—西諾西（Françoise Barré-Sinoussi）與呂克．蒙塔尼耶成功在1983年分離出淋巴腺病相關病毒（lymphadenopathy associated virus，LAV），也就是今日所知的愛滋病毒。

人類T細胞白血病病毒會感染CD4細胞，並透過血液與性行為傳播，通常在感染後數十年才會引發白血病症狀。不同於愛滋病毒，人類T細胞白血病病毒是一種致癌病毒，會造成細胞增生，而非凋亡。科學家至今還未全然了解背後原因，只知道與一種稱為「Tax」的致癌蛋白質有關。即便如此，研究人員仍需要使用類似的技術在培養基裡持續培養病毒。如果不是加洛發現了人類T細胞白血病病毒需要仰賴反轉錄酶，而且證明了該病毒與CD4細胞大量減少有關，巴爾—西諾西和蒙塔尼耶應該不會想到，他們正在研究的反轉錄病毒也可能帶有同樣特性。只可惜加洛一口咬定愛滋病毒和貓白血病病毒一樣，都是致癌病毒，排除了其他研究方向，否則應該能比法國團隊早一步分離出愛滋病毒。1983年5月，加洛在《發病率與死亡率週報》的一篇研究紀要中，提出第一型人類T細胞白血病病毒的變異株，也就是其近親「第二型人類T細胞白血病病毒」，極有可能是愛滋病的病原體，他之後又在《科學》（Science）期刊發表了一系列文章加以闡述。但就在同一期的《科學》中，法國團隊也宣布他們發現了淋巴腺病相關病毒。由於淋巴腺病相關病毒與第一型人類T細胞白血病病毒僅有微弱的交叉反應，因此兩種病毒顯然並不相同。雖然如此，在期刊編輯的要求下，蒙塔尼耶仍同意由加洛撰寫一篇摘要，其中肯定法國團隊發現了一種反轉錄病毒，與近期發現的人類T細胞白血病病毒屬於同一科，但與之前的分離株皆不同。這一句話讓巴斯德研究院的團隊心裡非常不是滋味，後續更在國際間引發一場激烈論戰，美法雙邊對於病毒的正式名稱與發現團隊各執一詞，結果造成大眾對愛滋病毒的真實身分有諸多誤解，模糊了病毒與愛滋病的確切關聯，更衍生出延續至今的陰謀論。

加洛與蒙塔尼耶之間的鬥爭，以及背後牽扯的科學與商業利益，不只被兩人各自寫成書出版，也是許多評論家深入分析的議題。舉例來說，誰有權獲得愛滋病毒檢驗試劑的權利金就是眾說紛紜的爭議話題。豈料，1984年4月，美國衛生及公共服務部（Department of Health and Human Services）在未經全盤考量下便召開記者會，加洛並在會中宣布自己成功分離出愛滋病的病毒，進一步加深了美法兩國科學家之間的嫌隙。加洛隨後在《科學》期刊又發表了四篇論文，將病毒命名為第三型人類T細胞白血病病毒[2]。後來，國際病毒分類委員會（International Committee on the Taxonomy of Viruses）在1986年拍板定案，正式將病毒命名為人類免疫缺乏病毒，才稍微平息了這場紛爭。不久後，美國總統雷根（Ronald Reagan）與時任法國總統的密特朗（François Mitterrand）也宣布兩國的科學家團隊共同享有發現病毒的殊榮。結果，1990年時，新的基因檢測結果卻顯示事情另有蹊蹺，揭發加洛當時不當使用巴斯德研究院於1983年提供的檢體，兩邊的衝突再度浮上檯面。事發至今，已經不必再回顧那段複雜曲折的歷史。加洛將病毒命名為第三型人類T細胞白血病病毒，是否想暗示該病毒與人類T細胞白血病病毒科的其他病毒有關？又或者他想表明這種病毒就是愛滋病的主因？儘管他後來表示自己從未如此宣稱，事實已經不得而知。這場愛滋病毒論戰雖然引起軒然大波，卻也揭示了兩國科學家當初假定病毒是愛滋病的病原體時，對病毒的正確認知到底有多少。外界也從中看到，加洛堅信愛滋病病毒屬於反轉錄致癌病毒，竟然到了如此剛愎自用的地步。

在第二批發表於《科學》的論文中，加洛說明自己如何從48名患者身上分離出第三型人類T細胞白血病病毒，並解釋在實驗室持續培養病毒的過程。這其實是不得了的創舉，愛滋病毒一般會殺死其感染的細胞，因此很難培養出大量病毒進行特性研究和血液試劑開發，更不用說疫苗開發了。愛滋病毒的檢驗可分為篩檢及確認試驗，一般篩檢常用的方法為酵素聯結免疫吸附分析法（enzyme-linked immunosorbent assay），通常以ELISA簡稱，確認試驗則常使用西方墨點法（Western blot）。透過新的細胞株，加洛的團隊距離成功開發篩檢原型以及確認試驗已經不遠。然而，在1983年發表的早期論文中，加洛並沒有提到病毒會摧毀宿主細胞的特性，僅指出病毒在體外具有免疫抑制的能力，在實驗室培養中會造成T細胞機能損壞。如果人類T細胞白血病病毒已知會造成淋巴細胞分裂增生，病毒又如何同時造成細胞凋亡？其中機制是加洛的團隊想不透的問題。

相較之下，法國團隊考量到病毒會大幅減少血液中的T細胞數量，因此很難從周邊血液分離。當時，蒙塔尼耶的團隊認為病毒很有可能是與人類T細胞白血病病毒非常相近，甚至是相同的反轉錄病毒。團隊推測在患者發病初期，體內的T細胞還沒被趕盡殺絕，病毒量應該比較高。基於這樣的邏輯，團隊並不打算在血液中尋找病毒，而是計畫從一名假定愛滋病患者的淋巴結中取得體液，希望從中發現病毒的蹤影。1983年1月3日，研究團隊來到巴黎市硝石庫慈善醫院（Pitié-Salpêtrière Hospital），從一名患有淋巴腺病變（lymphadenopathy syndrome，一種慢性淋巴腺腫大）的33歲男性身上移除了一個淋巴結[3]，之後加入介白素—2刺激細胞株生長。如果病毒真的是人類T細胞白血病病毒的一種，理論上加入介白素—2之後應該能繼續培養，T細胞數量也不會受影響，但情況並非如此。1月25日，巴爾—西諾西在淋巴細胞中發現反轉錄酶生成之後，酵素增殖情況很快達到高峰，之後開始下降。病毒似乎沒有造成T細胞繁殖，反而在殺害T細胞。巴爾—西諾西擔心如果沒有及時供應新的淋巴細胞，就無法維持病毒存活，影響研究進行，因此急忙請同事從附近血庫取來新鮮血液。在培養基中加入新的淋巴細胞後，她再一次觀察到反轉錄酶生成，之後同樣伴隨細胞凋亡。帶有新鮮淋巴細胞的血漿，似乎能引誘病毒現形，再度開始吞噬T細胞，留下的反轉錄酶便是病毒出手的明證，這就好比鯊魚攻擊獵物之後，在海中留下的斑斑血跡。巴爾—西諾西當下立刻看出病毒正在消滅T細胞，顯示這是一種新的反轉錄病毒，應該和加洛的人類T細胞白血病病毒不一樣。她之後表示：「其實很容易判斷。我們在1983年初拿到第一批檢體，十五天過後，我們就在培養基裡觀察到病毒的蹤影。」

巴爾—西諾西如果以為外界能立刻體認到她的實驗意義不凡，可就錯了。1983年5月，她在《科學》期刊上發表有關淋巴腺病相關病毒的文章，但眾人的目光完全集中在加洛與艾瑟斯的研究上。不只如此，那年秋天，蒙塔尼耶前往紐約市冷泉港（Cold Spring Harbor）參加每年9月舉辦的國際病毒學會議。在會中，蒙塔尼耶發表研究發現，指出團隊在60％的淋巴腺病患者與20％的愛滋病患者身上，都發現淋巴腺病相關病毒，但這些患者都沒有感染人類T細胞白血病病毒的症狀，結果遭到加洛大力駁斥。在所著書中，加洛對於自己嚴厲質問蒙塔尼耶表示後悔，也承認自己未能及早發現淋巴腺病相關病毒會殺死細胞的特性。他指出這一敗筆有兩個原因。一來，檢測通常在感染後期才開始進行，但到了那個時候，多數T細胞早已被破壞殆盡或正在衰亡，造成實驗室在反轉錄酶的量測上失準。另一個因素是免疫螢光分析（immunofluorescent assay）有時呈現第一型人類T細胞白血病病毒陽性，有時卻呈陰性。之所以有這種未確定結果，可能是因為一些受試者同時帶有愛滋病毒與人類T細胞白血病病毒，或者前後感染了兩種病毒。然而，蒙塔尼耶在自己的書中提到這件事時，一針見血地指出美國的研究資金如此充裕，如果加洛一開始願意相信法國的病毒是新病毒，不要一意孤行，早就遙遙領先法國團隊了。縱使心裡千百個不願意，加洛對這樣的結論也只能點頭同意，坦言自己太過自信，一口咬定愛滋病的病原體是和人類T細胞白血病病毒相同的反轉錄病毒，因此浪費了6個月的時間，否則他早在法國團隊進行第一次實驗之前，就破解整個謎團了。加洛承認：「第一個和第二個人類反轉錄病毒被發現後，愛滋病又隨即被鑑定出來……讓我一下子轉不過來。實在是成也在此，敗也在此。」科學史學家米爾可．格梅克（Mirko Grmek）說得更為直白：「如果加洛沒發現第一型人類T細胞白血病病毒，他搞不好就能發現愛滋病毒。」

・・・

文化評論家蘇珊．桑塔格（Susan Sontag）在《疾病的隱喻》（*Illness as Metaphor*）提到，如果某種疾病的起因讓人摸不著頭緒、治療又毫無成效，通常會成為影響後世甚鉅的重要疾病。「起初，腐敗、衰亡、汙染、失序、脆弱等引發深層恐懼的元素都與疾病畫上等號。疾病本身成了一種隱喻。接著，只要引疾病之名，以疾病作為隱喻，那股恐懼就加諸在其他事物上了。」1978年，桑塔格以自身與乳癌搏鬥的經驗出發，寫下這些字句，描述身旁一切讓她覺得罹癌是一種恥辱，彷彿是自己一手造成的問題。愛滋疫情過後，她重讀自己的論述，發現這些字句用來描述愛滋病患者的處境更適合不過。1989年時，她指出1970年代癌症病患所經歷的遮遮掩掩、羞愧與罪惡感，大都已轉嫁到愛滋病患身上，男性同志與其他特定高風險群（例如靜脈注射藥癮者）尤其深受其害。大眾認為這些族群的行為本來就遊走在危險邊緣，感染愛滋也只是理所當然。桑塔格表示，社會氛圍讓這些族群覺得自己好像「一群賤民」。更糟的是，如果是一般癌症，患者會有罪惡感通常是因為自己不健康的生活習慣，例如抽菸、酗酒。相較之下，大眾卻認為導致愛滋病的不安全行為，不只是一種意志薄弱的展現，更是放蕩、罪惡，是對非法藥物成癮、對偏差的性愛成癮。罹患愛滋病原本只是個人的不幸遭遇，應該要能引發他人對患者的同情，結果卻受到嚴厲批判，被貼上「縱慾、性變態」的標籤，造成愛滋病被嚴重汙名化。

不知從什麼時候開始，汙名化現象慢慢消失，取而代之的是恐慌與歇斯底里的情緒，大眾開始擔心愛滋病患對廣大社會造成的威脅。愛滋疫情剛爆發時，民眾對於相關新聞並沒有太大反應，也許是受到白宮新聞祕書賴瑞・史必克斯（Larry Speakes）的冷淡態度影響。1982年10月，在一場白宮記者會上，有記者提到CDC宣布未知新型傳染病已經累積超過600例，並詢問史必克斯雷根政府是否有任何表示。結果史必克斯只說了一句：「我完全不知道有這件事。」這種冷漠一部分出於無知，一部分則出於偏見，以為只有同志會染病。只要愛滋病被定位成同志的疾病，不是整個「異性戀社會」需要擔心的事，主流政治人物就能假裝沒這回事，蒙混過關。在共和黨主導的參議院支持下，雷根政府刪減愛滋病研究經費，國家衛生研究院與CDC的科學家因此不得不四處伸手要錢，或想方設法挪用其他計畫經費。疫情爆發前3年，雷根總統拒絕提到「愛滋病」這三個字，直到1985年秋天才首度在公開場合提及愛滋病。當時，演員大衛．哈德森（David Hudson）被迫證實自己不幸染病，從巴黎市美國醫院（American Hospital）的病床上發布新聞稿，而CDC接獲的愛滋病案例已經超過一萬人，其中許多個案是兒童與血友病患者。大衛．法蘭斯（David France）是著名同志報紙《紐約人》（New York Native）的撰稿作家，他後來拍攝了一部以愛滋病為主題的紀錄片，述說愛滋平權運動人士為了找到能讓自己多活幾年的藥物，不惜走上街頭與主流科學機構抗爭，該片並獲得奧斯卡獎提名。法蘭斯表示，哈德森的聲明是個轉捩點，他寫道：「我們祈禱有一天，一位重要人士會得愛滋。」哈德森坦言得病後，記者開始追問一系列讓人難以啟齒的問題，想了解堂堂一位好萊塢影星，為什麼得逃到巴黎尋求治療。媒體接二連三的報導引來各界關注，最後終於讓漠視愛滋疫情多時的政府有所動作，白宮同意釋出有如及時雨的研究經費，協助科學家研究抗病毒藥物「AZT」等實驗性療法。法蘭斯和其他社運人士萬萬沒想到，媒體大幅報導雖然換來了資金，卻也引發群眾恐慌，甚至過度反應。

造成民眾情緒躁動的因素有三項，首先，研究指出愛滋病是血體液傳染病，能透過靜脈藥物注射與共用針頭傳播，而且國家血庫中也有愛滋病毒的身影。第二個因素是公共衛生宣導不力，衛生當局使用「體液」這類模稜兩可的詞彙，讓民眾誤以為接觸到患者的口水或鼻涕，或是摸到患者使用過的物品都會感染愛滋。第三個因素是科學家發現愛滋病的起因是一種致命的新型病毒，異性戀族群也可能遭感染，而且沒有藥物能治療，確診等同被宣判死刑。一時之間，大眾頓失依靠，四周環境不再安全，隨處都可能有病毒潛伏。不消多久，愛滋病就以可怕傳染病之姿崛起，引發記者藍迪・席爾茲（Randy Shilts）所謂的「愛滋恐慌症」。

回顧歷史，席爾茲深信愛滋病造成大眾恐慌，主要得歸咎於科學家與醫學專家，而不是媒體。1983年3月，CDC宣布愛滋病的四大風險群，其中包含有多重性伴侶的男性同志、海洛因注射成癮者、海地人以及血友病患者。然而，2個月後，《美國醫學會期刊》（Journal of the American Medical Association）卻傳達出截然不同的訊息，讓大眾一頭霧水。期刊的一篇文章探究在紐澤西州紐華克（Newark）八個原因不明的免疫缺乏個案，8名個案都是兒童，且其中4名已經死亡。作者指出性行為、藥物濫用或接觸血液製劑並非疾病散播的必要因素。當期期刊中，美國國家過敏與傳染病研究院（National Institute of Allergy and Infectious Diseases）主任暨首席聯邦愛滋病研究員安東尼·弗契（Anthony Fauci）也發表評論，表示定期近距離接觸，例如同一家庭成員之間的互動，可能會散播病毒。這一番話更進一步造成大眾混淆。美國醫學會好像生怕媒體弄錯重點，還特地發布了一篇新聞稿，標題清楚寫著：「證據顯示家庭成員接觸可能傳染愛滋」，內容引述弗契所言，指出病毒可能透過非性行為、非血體液途徑傳染，不能等閒視之。新聞稿更提出警語，表示定期近距離接觸如果能造成疾病散播，愛滋病將是難以應付的全新傳染病。美聯社馬上深入注意到這則新聞稿，研判美國醫學會想藉此表達一般民眾感染愛滋病的風險，恐怕比之前設想的還要高。美聯社刊出新聞後，內容類似但偏頗誇大的新聞很快登上《今日美國報》（USA Today）與其他報紙版面。不消幾天，舊金山市當局就開始發放口罩和乳膠手套給警察和消防員，員警穿戴口罩的畫面出現在許多捷運小報上，成了席爾茲口中席捲全美的「愛滋恐慌症現象」。不久，其他警察局也開始要求發配口罩，加州牙醫也開始採取類似預防措施。

弗契之後控訴媒體斷章取義，沒有讀出自己所寫評論的真正重點，然而，衛生官員擔心明確指出愛滋病是透過「精液」與血液傳染，可能引起社會不良觀感，因此採用較委婉的「體液」一詞，卻不知道這麼做只加深了大眾恐懼，更模糊弗契評論的焦點。一年之後，弗契在另一份著名期刊中發表文章，澄清沒有證據顯示定期與家庭成員或他人接觸會感染愛滋病，才化解了這場誤會。

從1985年7月的一起事件，就能看出愛滋病被定位為可怕傳染病之後，大眾的恐慌與焦慮已經到了失控的地步。當時，一所位於印第安納州科科莫（Kokomo）的中學校，拒絕讓14歲的雷恩．懷特（Ryan White）重新入學。懷特是血友病患者，一年前因為定期輸血感染愛滋病。雖然醫生認定懷特健康狀況良好，家長卻擔心自己的孩子可能和愛滋病「帶原者」在同一間教室上課，頻頻對校方施壓。學校不敵家長壓力，因此拒絕懷特重回學校。這股恐慌很快蔓延到其他學區，紐約市也未能倖免。《時代》雜誌一篇標題為「我們與愛滋的距離」（The New Untouchables）的文章，報導了皇后區（Queens）的一所國小傳出一名二年級生感染愛滋病，九百多位家長因此發起抗議，拒絕讓孩子上學。不久後，其他國家的報紙上也出現類似的過度反應事件，都是源於民眾對愛滋病的恐懼與誤解。在英國，《太陽報》報導愛滋疫情如野火迅速蔓延，並指出在北約克郡（North Yorkshire），一名患者死後被放入混凝土棺材裡下葬，作為杜絕病毒散播的預防措施。在比利時布魯塞爾，《每日鏡報》（Daily Mirror）報導，一名囚犯在開庭時表示自己感染愛滋病毒，眾人聞之色變，法官、書記官與多名獄警倉皇逃離現場，法庭幾乎瞬間淨空。場景回到美國，研究人員威廉・麥斯特（William H. Masters）與維吉尼亞・強生（Virginia E. Johnson）呼籲大眾如廁時須小心，馬桶坐墊上可能有愛滋病毒殘留；在芝加哥，一名機車騎士在撞倒同志路人之後，神情緊張地撥打愛滋病熱線，詢問需不需要幫機車消毒。面對愛滋疫情，就連家庭醫師也如臨大敵。即使在行醫前以希波克拉底誓詞立誓，承諾對所有病患一視同仁，負有悉心照顧的責任，許多家庭醫師仍藉故避免治療愛滋病患，或將其轉介至其他專科醫師。

愛滋疫情爆發的前幾個月，新聞主播常把愛滋病描述成一種生活型態的疾病，與同志性向和追求刺激、縱慾的生活有關。現在回頭看，這種觀念可能來自CDC流行病學家在辨別愛滋高風險群時，採用的初期個案描述。舉例來說，愛滋病尚未被鑑定時，柯倫在《發病率與死亡率週報》發表第一篇關於這項新病症的文章，他提出假說，認為高利伯UCLA醫學中心的病患罹患卡氏肺囊蟲肺炎，可能與同志生活型態或透過性行為感染的疾病有關。1981年7月，《發病率與死亡率週報》刊出第二篇專論文章，說明了紐約市區26位男性患者確診卡波西氏肉瘤的經過。與此同時，《紐約時報》也刊出一篇專訪報導，受訪的佛里曼肯恩醫師本身也是同志，他並在受訪時提到另外15名卡波西氏肉瘤個案。隨著相關資訊一波接一波冒出，這種「罕見癌症」終於獲得醫學界和各家媒體的關注，之後更被掛上「同志瘟疫」的稱號。

CDC加深同志汙名化的關鍵一擊，也許要屬1982年發布的一篇研究。這篇研究探討洛杉磯郡與橘郡（Orange County）境內的卡波西氏肉瘤與其他伺機性感染患者，又稱為「洛杉磯群聚研究」。若不是這篇研究，大眾不會知道傳染病史上知名度僅次於「傷寒瑪麗」（Typhoid Mary）的超級傳播者：法裔加拿大籍空服員蓋坦·杜加斯（Gaetan Dugas）。在講述愛滋歷史的暢銷書《世紀的哭泣》（*And the Band Played On*）中，作者藍迪·席爾茲給了杜加斯一個永世不朽的稱號——「零號病患」，也讓他被妖魔化成愛滋疫情的「始作俑者」。杜加斯性生活複雜，自稱有上百位性伴侶。即使身體遭受卡波西氏肉瘤摧殘，眼前愈來愈多證據顯示愛滋病會透過性行為傳染，他還是常跑公共澡堂，樂此不疲。杜加斯在1984年3月去世後，佛里曼肯恩和多位醫生便批評他有「反社會人格」，但這麼說其實對杜加斯並不公平，畢竟在疫情爆發的前幾年，醫學界還不完全了解愛滋病的病因與傳染途徑，許多時候也只能臆測。再說，杜加斯雖然不太相信「同志生活型態會導致愛滋」這樣的醫學推論，卻還是非常樂意協助主持研究的CDC社會學家威廉．達羅（William Darrow），表明自己過去三年曾與近750名男性發生關係，並提供其中72人的名字。杜加斯對自己的性生活據實以告，也樂於協助流行病學家建構傳染途徑，然而這份坦誠與熱心，卻也讓他在達羅的研究和席爾茲的書中成為最大亮點，被封為疫情始作俑者，醫學史學家理查．麥凱（Richard McKay）還說杜加斯「死後遺臭萬年」。如此遭遇，實在讓人同情。

不同於微生物學家或其他實驗室試驗主持人，流行病學家在研究疾病時，通常優先選用多因子模型。換言之，他們相信一種疾病可能有多個病因或前提要件，其中幾個加總起來才可能引發疾病。透過探究病因脈絡，流行病學家希望找出疾病的弱點並加以介入，才能在確定病原體之前，先阻止傳染進一步擴散。1983年鑑定出愛滋病毒之前，CDC性病組主管柯倫和同仁正是面臨這樣的棘手情況。當時沒有人知道，引發疫情的元凶是醫學界未知的一種新病毒，更不可能知道傳染途徑是血液與精液。不過，前面提到，拜賜於新醫學技術，醫學研究人員能在患者身上觀察到CD4細胞急遽減少，讓醫師與流行病學家注意到患者的免疫缺乏症狀，也就是愛滋病的關鍵警訊。除此之外，CDC也才剛完成一項多年、多中心試驗的B型肝炎研究。B肝通常透過性行為傳染，在男同志之間的盛行率非常高。分析資料時，研究人員發現B型肝炎的血液標記（blood marker），與多重男性性伴侶、從事包含肛門接觸的性行為呈現高度相關。另一方面，在國家衛生研究院等研究機構，科學家愈來愈擔心巨細胞病毒在同志族群加速傳播的趨勢，這種擴散規模在成人、同志或非同志族群間都前所未見。研讀這些研究的分析師多為異性戀，年屆中年，而且對同志的生活型態不甚了解，也難怪他們馬上將巨細胞傳染疫情與同志聯想在一起，認為禍首可能是同志解放運動、遍地開花的公共澡堂以及一夜情文化。防疫專家加勒特也指出，許多研究人員開始擔憂這些同志生活型態正在改變性病的「生態」。如此一來，讓流行病學家首次能觀察到新症狀的關鍵，其實也造成男同志與同志文化的污名化。CDC不久之後，就將這種病稱為同志相關免疫缺乏症候群（Gay-Related Immune Deficiency）。

男同志的生活型態遭到污名化幾乎是無心插柳的意外。柯倫身為CDC新設的卡波西氏肉瘤與伺機性感染調查小組負責人，先前曾為了評估B型肝炎的疫苗成效，深入同志族群了解狀況，知道他們其實非常敏感。但他身為性病專家，也不免支持性傳染理論。為了調查疫情，柯倫下令針對舊金山市、紐約市與亞特蘭大市性病診所收治的420位男性病患，進行簡便的初步問卷調查，並篩選出35位病患進行訪談，調查結果更讓他相信性傳播的嫌疑不小。調查小組進行分析後，注意到兩種特殊行為模式。首先，許多男性在過去一年擁有大量性伴侶（中位數為87），另外，許多病患經常使用大麻、古柯鹼與亞硝酸戊酯催情劑。其中，性伴侶數量與使用催情劑有非常顯著的關聯，研究人員因此立刻推測，造成免疫缺乏的原因可能是吸入亞硝酸戊酯，而不是從事性行為。這項理論後續得到一些證據支持，一項紐約市的研究指出，亞硝酸戊酯暴露與罹患卡波西氏肉瘤的風險升高有關聯，另外一項調查同樣在紐約市進行，發現11位免疫機能受損的男性患者中，7位自稱有濫用藥物情形。有意思的是，雖然其中5名患者表示自己是異性戀，但這件事並沒有受到太多注意。後來，達羅發表了洛杉磯群聚研究的初步成果，之後又在後續衍伸研究中，指出分散於美國10座城市的40位男同志愛滋患者，彼此其實透過性行為互有關連。在這些證據支持下，亞硝酸戊酯導致免疫缺乏一說逐漸站不住腳，性行為傳染假說漸成主流，導致新聞媒體以「同志瘟疫」一詞稱呼愛滋病。達羅在研究中更指出，這些病患更有傾向在公共澡堂認識性伴侶並從事「拳交」（fisting，以手插入伴侶肛門的性行為）。達羅也指出，群聚研究分析圖中的指標個案（index patient）在1979到1980年間，每年共有約250位不同的男性性伴侶，他透露姓名的的伴侶中，有8位是愛滋病患，其中4位來自南加州，另外4位來自紐約。達羅之後表示，分析圖中用來代稱指標個案的英文字母「O」，意思是「加州以外的案例」（Outside of California），而不是阿拉伯數字「0」。然而，席爾茲卻指出，他前往CDC採訪工作小組成員時，有些官員已經開始使用「零號病患」一詞[4]，他當下聽到便覺得：「哦，這個稱呼好記又有力。」

達羅當初將杜加斯標記為指標個案，是否有意將他定位為「零號病患」，如今已無從得知，但無論如何，洛杉磯群聚研究發表後，大眾開始認為洛杉磯市就是美國愛滋病的源頭。席爾茲揭曉零號病患身分之後，更強化了這一認知。席爾茲指出，身為空服員的杜加斯常飛往法國，也可能飛往被大眾視為瘟疫集散地的非洲。結果，在席爾茲與其他記者渲染之下，杜加斯很快變成「超級傳播者」，也是導致數百位年輕男性喪命的頭號嫌疑犯。《世紀的哭泣》出版不久後，1987年10月6日，八卦媒體《紐約郵報》（New York Post）刊出一則封面故事，標題為：「帶來愛滋的男人」。就連以嚴謹著稱的新聞媒體也相信席爾茲的片面說詞，CBS新聞台的「60分鐘」節目指出，杜加斯同時是愛滋疫情的「核心受害者與加害者」，保守派雜誌《國家評論》

（National Review）稱杜加斯為「帶著愛滋病的哥倫布」。年底時，《時人》（People）雜誌刊出一篇文章，將杜加斯列入「1987年度熱議25大人物榜」名單，以極盡諷刺的文筆，推測杜加斯對性愛的饑渴導致疫情一發不可收拾。有讀者讀了文章之後，用紅筆在杜加斯的照片旁寫上大大兩字「變態」，然後寄給舊金山愛滋病基金會（San Francisco AIDS Foundation）。

2016年，科學家檢驗1970年代晚期來自舊金山市及紐約市的血液檢體，全都取自男性同志與雙性戀，並發現血液中已經帶有愛滋病毒主要病毒株的抗體，表示指標個案大約於1970年前後來到紐約，才終於還給杜加斯一個清白，讓他不必再背負美國愛滋帶原者的罵名。不只如此，科學家深入檢驗基因序列時，還發現抗體與加勒比海地區（尤其是海地）發現的愛滋病毒株類似，但又有一定程度的差異，顯見病毒自1970年以來，便已經在美國東西兩岸散播、突變。科學家將血液檢體與杜加斯的血液加以比對時，發現在病毒的親緣關係樹（phylogenetic tree）上，杜加斯的愛滋病毒基因體就在這些病毒株的中間，證明他沒有將愛滋病傳入美國，他的性生活也不是導致愛滋病在美國蔓延的主要因素。

杜加斯被妖魔化著實是引人同情的故事。其實早在1982年初，CDC手中就握有足夠證據，指出同志不是愛滋病的唯一受害者，性行為也不是唯一傳播途徑，但卻無法修正自己偏狹的眼光，堅信愛滋與同志危險性行為的關聯。第一個線索出現於1981年9九月，當時在邁阿密市的傑克森紀念醫院（Jackson Memorial Hospital），傳染科醫生注意到不論男性或女性海地籍病患，都出現了類似症狀。同一個月，邁阿密市與紐約市的小兒科醫師，也在海地裔兒童身上注意到同樣症狀。然而，醫生向CDC通報這些個案時，官員卻不太願意採信。隔年夏天，CDC工作小組接獲愈來愈多卡氏肺囊蟲肺炎的個案通報，病患都是有注射藥癮的同志，讓他們推測同志相關免疫缺乏症候群也可能透過靜脈注射傳染。幾乎在同個時間點，CDC首度接獲血友病患者感染嚴重卡氏肺囊蟲肺炎的個案通報。3名男性血友病患者來自科羅拉多州的丹佛郡，以及紐約的韋斯切斯特郡（Westchester），但兩個區域當時都還未傳出疫情。更引人不安的是，3名男性都不是同志，也沒有共用針頭的經驗，不過3人都曾多次注射補充第八凝血因子（Factor VIII），也就是以美國上千名捐贈者的血漿為原料，濃縮製成的凝血因子製劑。接著，1982年7月，一份報告指出34名海地移民都罹患了一種免疫缺乏症候群，多數人都是異性戀男性，在過去兩年內相繼來到美國。此外，海地首都太子港（Port Au Prince）更傳出11個卡波西氏肉瘤案例。即使線索接連冒出，

CDC還是視而不見。直到1982年9月，CDC得知加州大學醫學中心（University of California Medical Center）的小兒科醫生，正在治療一名感染卡氏肺囊蟲肺炎的嬰兒，而且這名年僅兩歲的兒童在出生時曾接受多次輸血。在那之後，CDC終於放棄使用「同志相關免疫缺乏症候群」一詞，將其正名為愛滋病。

．．．

1980年代晚期，全美半數的血友病患者都感染了愛滋病毒，而且70％的個案都是重症，專家因此一致認定愛滋病也是一種血體液傳染病。不過，這並沒有解釋病毒到底從何而來，又如何躲過醫學界的耳目，悄悄感染了同志、海地人、海洛因成癮者、血友病患者等如此迥異多元的族群。當時，全球每個區域都至少有一例愛滋病個案，世界衛生組織因此認為愛滋病疫情同時在三大洲出現，但是沒什麼人相信這個理論，主要原因是愛滋病在非洲的傳播速度最快。此外，在1980年代的尾聲，科學家針對歷史血清檢體進行檢測，發現1970年代時，薩伊（Zaire，剛果民主共和國舊稱）與烏干達就已經有愛滋病毒的蹤影，而且感染者包含女性與兒童，表示愛滋病毒在傳到美國的幾十年之前，主要感染對象是中非的異性戀族群。這些證據，加上愛滋病好發於海地人的事實，都將愛滋病的源頭指向非洲。

第一個支持證據出現於1983年。當時，在剛果首都金夏沙的瑪瑪．那模醫院（Mama Yemo Hospital）婦產科病房中，一名女性患者的血清檢體在檢測後，呈現淋巴腺病相關病毒陽性。蒙塔尼耶得知這項消息後，開始針對1970年代以來，來自薩伊的血液檢體庫存做進一步檢測，結果發現許多檢體也對病毒有陽性反應。同一時間，加洛使用ELISA篩檢，開始檢驗由國家癌症研究院於1972及1973年採集的血液檢體。這些檢體來自烏干達的學童，原本蒐集的目的是用於布凱特氏淋巴瘤研究。結果顯示，三分之二的烏干達兒童都感染了第三型人類T細胞白血病病毒，讓加洛大吃一驚。

1983年，比利時微生物學家彼得．皮奧特〔注意字元有顯現〕（Peter Piot）發現，他在安特衛普（Antwerp）開設的熱帶疾病專科診所中，有愈來愈多有錢的薩伊人病患出現免疫缺乏的症狀。他覺得情況不太對勁，決定著手調查這個問題在薩伊究竟有多嚴重。早在1970年代晚期，瑪瑪．那模醫院的醫生便首度注意到病患出現像愛滋病一樣的消瘦情形，皮奧特因此鎖定瑪瑪．那模醫院，發現在短短三週之內，醫院裡竟有大量病患感染愛滋病。之後，前CDC流行病學家，後來成為世界衛生組織全球愛滋病防治計畫（Global Program on AIDS）主持人的強納森．曼恩（Jonathan Mann）加入皮奧特的團隊，兩人開始蒐集其他流行病數據，展開非洲第一個且規模最大的愛滋研究計畫「Project SIDA」。到了1986年，兩人斷定薩伊與盧安達的愛滋疫情逐漸升溫，高達18％的捐血者與懷孕婦女都感染了愛滋病毒。他們也發現男性及女性罹患愛滋的機率差不多，而且多數受訪的男性患者表示自己是異性戀。另外有研究報告指出，在金夏沙與盧安達首都吉佳利市（Kigali），高達88％的性工作者都遭到病毒感染，尋芳客感染愛滋的比率也高得嚇人，這些證據都足以破除愛滋是同志瘟疫的迷思。

證明病毒已經在非洲活躍一段時間的最佳證據，也許是1976年伊波拉疫情期間，於剛果北方小鎮楊布庫（Yambuku）採集的血清檢體。庫存檢體共有659份，採自一家天主教醫院附近村落的病患，經過回溯性檢測後，發現0．8％的檢體呈現愛滋病毒陽性。當時，伊波拉在患者身上產生的可怕症狀與高死亡率，馬上引起CDC與其他單位研究員的注意，卻沒人注意到這些愛滋病毒感染案例。這就是愛滋病毒陰險狡猾之處，不同於伊波拉病毒或其他新型動物病毒，愛滋病毒行事低調，不會大動作或一下子殺死宿主細胞。這種病毒已經發展出緩慢穩健的策略，能在不被察覺之下感染人類細胞並自我複製。也因為這樣，遭愛滋病毒寄生後，患者在十年之內依然能正常生活，無形中持續散播病毒，之後才會出現病徵。果不其然，在1985∼1986年間，3名楊布庫村民陸續出現愛滋病症狀，科學家這時才認為應該對當地居民進行愛滋病毒篩檢。有意思的是，篩檢出的愛滋病毒感染率與十年前相近，表示至少在非洲鄉村地區，病毒在十年內並沒有太大進展。這是研究病毒流行病學的重要線索。

隨著科學家開始對其他庫存血清進行篩檢，過去疏忽的警訊開始浮上檯面，這次的線索來自歐洲。丹麥籍外科醫生葛萊特・拉斯克（Grethe Rask）是一個特別有意思的案例。除了卡氏肺囊蟲肺炎，拉斯克也併發多種類似愛滋病的伺機性感染，之後於1977年在哥本哈根市病逝。1975年發病時，她曾在金夏沙工作過一段時間，然而，1972∼1975年間，拉斯克主要在阿布蒙巴其（Abumonbazi）這間鄉下醫院為病患看診，與楊布庫距離60英里。1985年時，拉斯克以第一代ELISA檢測進行自我篩檢，結果呈現愛滋病毒陰性，但是兩年後再次以更精準的檢測篩檢，這次她的檢體卻出現陽性反應。另一個案例是一個挪威家庭，父親、母親與9歲的女兒全都於1976年因類似愛滋病的症狀死亡。1988年，回溯性檢測結果顯示3人都染有愛滋病毒，而且因為女兒是1967年出生，表示母親在當時已經被病毒感染。特別的是，父親過去是個水手，曾在1960年代初期停駐西非多個港口，其中1961∫1962年間曾前往奈及利亞與喀麥隆（Cameroon）。研究人員推測，父親可能在某個港口靠岸時曾下船買春，因此感染病毒。

到了1980年代中期，愛滋病初期個案在非洲出現的證據，也逐漸在世人面前揭曉。第一個愛滋病毒陽性檢體來自一名班圖族（Bantu，非洲中南部黑人語族）男性，他於1959年曾在比利時殖民下的利奧波德維爾接受輸血。這名班圖人的血液檢體就這樣躺在冰庫整整27年，當時還沒有辦法辨別檢體屬於哪一個愛滋病毒類群，但是到了1990年代，一項稱為「聚合酶連鎖反應」（polymerase chain reaction，常以PCR簡稱）的新技術問世，能用於在生物體外擴增特定遺傳物質片段。1998年，科學家在新技術輔助下，研判檢體與造成愛滋感染症狀的病毒屬於同一類群。後來，2008年時，一群科學家投稿《自然》期刊，宣布團隊使用另一個來自利奧波德維爾的檢體，成功測定愛滋病毒的基因序列。這份檢體採自1960年，來自一名女性的淋巴腺，之後保存於金夏沙大學（University of Kinshasa）的病理學系。雖然檢體所含的遺傳物質非常破碎，在亞利桑那大學（University of Arizona）的演化生物學教授麥可·沃洛比（Michael Worobey）的帶領下，團隊使用聚合酶連鎖反應技術，仍成功為病毒的DNA及RNA片段定序。將遺傳物質擴增放大後，沃洛比將病毒與來自利奧波德維爾的早期病毒分離株比較，推定病毒是非常相近的一種亞型。下一步是使用分子時鐘（molecular clock）分析法，估算兩種病毒在多久以前開始分化並各自發展，結果顯示兩者的共同祖先病毒在1908～1933年間出現，中位數為1921年。由於RNA的突變速率與DNA不同，分子時鐘的估算不一定準確，這些數據也不能全然採信。不過，學界一致認為，1959年當時，愛滋病毒便已存在利奧波德維爾，而且如果沃洛比的計算正確，病毒很可能早在1921年就現身非洲大陸。

運用聚合酶連鎖反應技術，科學家也開始研究目前流行的愛滋病毒株。相關研究指出現今愛滋病毒主要可分為兩型，第一種是HIV-1，傳染性極高，也是造成全球多數感染案例的主因；第二種是HIV-2，主要流行於西非，感染後患者血液中病毒量較低。然而，讓人頭痛的是，HIV-1病毒目前已經分化為四群，其中的「M組」（group M）又可分為10種亞型。如果同一個人感染超過一種亞型，這些病毒亞型彼此還能交換基因，重組成全新的病毒株。正是因為這種機制，M組之下才會有10個亞型，各以不同英文字母代稱，外行人乍看之下根本是一頭霧水。

儘管如此，今日多數科學家都認為愛滋病起源於非洲。不只因為最古老的兩個愛滋病毒分離株皆來自金夏沙，也因為病毒展現的多樣性在非洲最高。愛滋病毒的演化方向只有一個，一般從單一病毒模型開始，逐漸演化變異成多種複雜的亞型與重組病毒。因此，病毒多樣性可說是找出疾病起源的關鍵線索。到目前為止，愛滋病的非洲起源說已是不爭的事實。然而，學界雖然已經確定愛滋病毒的起源，以及其與愛滋病的關聯，其他一切卻還有許多爭議。舉例而言，即使科學界所有權威機構都肯定愛滋病毒是導致愛滋病的起因，一些反轉錄病毒專家卻持不同看法，加州大學的生物學教授彼得・杜埃斯伯格（Peter Duesberg）就是一例。英國作家兼記者愛德華・胡伯（Edward Hooper）主張愛滋病的起源要追溯到１９５０年代晚期，在中非實施的小兒麻痺預防接種計劃。胡伯認為，當時生產口服小兒麻痺疫苗「ＣＨＡＴ」的原料是非洲猩猩（chimpanzee）細胞，其中一些細胞可能帶有猿猴免疫缺乏病毒（simian immune-deficiency virus）。因此，比利時殖民時期的剛果、盧安達與蒲隆地（Burundi）居民服用的其實是遭到猿猴免疫缺乏病毒汙染的疫苗。胡伯在１９９９年出版的書《血色剛果河：探尋愛滋病毒與愛滋病的起源（暫譯）》（*The River: A Journey Back to the Source of HIV and AIDS*）中，鉅細靡遺地解釋自己的理論。許多科學家認為胡伯的理論有太多漏洞，根本站不住腳，但胡伯仍在個人網站上為自己護航，只是支持他的聲量愈來愈小。究竟誰對誰錯，胡伯或是他的批評者？唯一能確定的是，杜埃斯伯格與胡伯的評論主張愛滋疫情爆發都是醫學界在背後搞鬼，因此助長了「人為愛滋病」的陰謀論。兩人的理論也讓大眾對抗病毒藥物「AZT」，以及其他可能拯救生命的治療藥物失去信心。南非便是深受其害的一個案例，1999至2008年間擔任南非總統的塔博・姆貝基（Thabo Mbeki）聽取了杜埃斯伯格的建議，堅持不提供民眾抗病毒藥物。研究指出，姆貝基的決策造成2000～2005年間，33萬人因愛滋不幸喪生。另外也有證據指出，胡伯的疫苗感染理論可能造成民眾懷疑現代小兒麻痺疫苗的效用。尤其在奈及利亞、阿富汗與巴基斯坦等重點疫區，社會大眾對於疫苗與國際醫護人員的背後動機存有猜忌，導致預防接種計畫窒礙難行，也讓世界衛生組織遲遲無法將小兒麻痺症根除。

雖然愛滋陰謀論鬧得沸沸揚揚，唯一沒有爭議的是HIV-1與HIV-2的來源。各界普遍認為這兩種病毒都來自猿猴免疫缺乏病毒，而且分別寄生在中西非特有種非洲猩猩與白鬢白眉猴（sooty mangabey）身上，在動物宿主身上引發愛滋病症狀。問題是，這些病毒如何跨越不同物種，從猿猴「跳到」人類身上，造成大流行呢？

這類跨物種傳播在學理上又稱為「溢出」事件。一般認為獵人捕殺猿猴是病毒溢出的主要管道。喀麥隆、加彭（Gabon）與剛果地區的熱帶雨林是黑猩猩（Pan troglodytes troglodytes）的棲息地，獵人在獵捕猿猴的過程如果被抓傷或咬傷，或是在宰殺動物的時候，猿猴帶有的病毒就很容易散播到人類身上。靈長類動物身上常見的猴泡沫病毒（simian foamy virus）、伊波拉以及馬堡病毒（Marburg virus）都是以這種途徑傳染給人類。針對匹美矮黑人（pygmy）與班圖獵人的血清檢測結果指出，許多人都帶有猿猴免疫缺乏病毒的抗體，表示人類接觸猴類病毒的情形非常普遍。此外，科學家分析HIV-1與HIV-2的基因體，以及病毒的各種類群與亞型之後，發現現代愛滋病毒與親緣最近的猿猴免疫缺乏病毒非常相近，愛滋病毒彼此間的差異反而還比較大。這項發現證明了人類愛滋病毒的猿猴祖先病毒在演化過程中，可能多次傳染給人類。但是，全球99％的HIV-1感染個案都是由HIV-1病毒的M組引起，換言之，愛滋病演變為全球疫情，不是因為許多人直接與黑猩猩接觸而感染，而是病毒以一個罕見的感染個案作為跳板，成功感染人類並加以繁殖。在歷史上，沒有其他猿猴類病毒傳出類似的成功案例。後來，科學家分析1959年採自利奧波德維爾班圖族男性的檢體，發現其病毒分離株屬於HIV-1病毒的M組，也就是病毒基因多樣性最豐富的一組。愛滋病毒於何時、何處跨種傳染給人類的謎團也就此水落石出：在1959年的利奧波德維爾或鄰近比屬或法屬剛果境內的小鎮，釀成全球疫情的愛滋病毒株想必已經在人群間傳播。病毒如何跨種傳播眾說紛紜，而追查背後真相正是讓一切更有看頭的原因。

愛滋病毒跨物種傳播的原因，主要可分為兩派生態學說。第一派學說認為獵食野生動物、殖民主義帶來的經濟與社會變遷，加上全球化下四通八達的交通網絡，就足以說明HIV-1病毒的M組如何在非洲快速擴散，之後蔓延至全球。第二派學說則指出，以上因素當然都很重要，但還不足以解釋M組的分布範圍為何如此廣大，病毒能從感染非洲都市人口開始，接著傳播到鄉村地區，再一路擴散到全世界。這派學說認為癥結點在於，猿猴病毒其實很難在新的人類宿主身上存活。許多猿猴免疫缺乏病毒雖然能在短期內造成人類感染，卻也很快被宿主的免疫機制消滅。即使病毒成功造成一個人感染發病，也不一定能輕鬆傳染給其他人。為了提高傳染力，病毒需要額外幫手，而醫藥正是最佳助攻人選。提倡此派學說的主要學者是加拿大傳染病專家與流行病學家賈克・裴平（Jacques Pepin）。裴平指出，非洲許多診所在治療梅毒（syphilis）等性病，或是瘧疾、雅司病（yaws）等熱帶傳染病時，會使用皮下注射針頭與針筒給藥，但是針頭與針筒如果未經徹底滅菌消毒，一旦重複使用，就很可能幫助病毒跨種傳染給人類。憑藉在非洲工作多年的豐富經驗，裴平表示，HIV-1透過共用針頭與針筒傳播的效果，是透過性行為傳播的10倍。因此，這些殖民時期推出的治療計畫雖然立意良善，卻也為病毒開通了一條大路，從區區一個利奧波德維爾（金夏沙）的地方性傳染病，演變成全球疫情，足跡遠至海地、紐約市與舊金山市。

可惜科學家無法回到過去，為殖民時期剛果等地的診所患者進行血清檢測，進一步驗證裴平的理論。學界目前掌握的唯一證據是帶有愛滋病毒殘存碎片的歷史血清檢體，另外一個做法是參考過去人道醫療計畫因為使用針筒及針頭，意外造成血源性病毒（blood-borne virus）散播的類似案例，並作出可能推測。埃及政府為了控制血吸蟲病（schistosomiasis）疫情而釀成的慘劇就是很貼切的例子。血吸蟲病是一種可能致死的疾病，由一種血吸蟲類（blood fluke）引起，透過尼羅河灌溉溝渠與其他水道中的蝸牛作為中間宿主傳播。在1964到1982年間，政府推動血吸蟲病治療計畫，每一年都有25萬名埃及人接受共200萬次以上的酒石酸銻鉀（tartar emetic，又稱吐酒石）藥物注射。病患每週平均接受10到12次靜脈藥物注射，但是使用的針頭與針筒只經過草率滅菌消毒，結果引爆嚴重C型肝炎疫情。在提供血吸蟲病治療的地區，40歲以上的人過半數都驗出C肝陽性。另一起因為醫材消毒不嚴謹而造成醫源性（iatrogenic）傳染的事件，發生於1950年代的利奧波德維爾，當時性病診所透過靜脈注射藥物，為患者治療梅毒與淋病（gonorrhea），結果不慎引發B型肝炎傳染疫情。這類案例雖然能支持裴平的理論，卻也只是依事實推測得出的間接證據，就好比一位殺人嫌犯被帶到陪審團面前，但沒有明確的殺人凶器，這時陪審團必須審慎評估證據，決定誰才是最有可能犯案的人。

陪審團第一個要思考的問題是：喀麥隆、加彭、幾內亞（Guinea）和剛果首都布拉薩市（Brazzaville）的居民，與帶有猿猴免疫缺乏病毒（HIV-1病毒始祖）的黑猩猩接觸，已經有至少2000年歷史，為何愛滋傳染病卻出現得這麼晚？一個原因在於殖民時期，由於缺乏槍枝，獵捕猿猴非常不易，加上中非森林茂密地區少有道路、交通不便，也大幅減少人類與猩猩接觸的機會。即使真的有狩獵者不小心感染了愛滋病毒，又將病毒傳染給他的伴侶，最糟糕的狀況頂多是兩人都在十年後因為愛滋病去世。即使兩人生活的村莊並非實行一夫一妻制，在如此偏遠的地方，病毒的傳播範圍也不太可能超出所在村莊太多。因此，在殖民前時期，感染人類對愛滋病毒來說只是一條死路，鬧不出什麼大規模疫情。然而，進入19世紀後，流行病學傳播條件開始改變，讓愛滋病毒的始祖病毒有機會在人類之間傳播，擴張傳染範圍。第一個改變發生於

1982年，當時開始有蒸汽船從利奧波德維爾出發，開往剛果的心臟地帶斯坦利維爾（Stanleyville，今日剛果民主共和國城市基桑加尼〔Kisangani〕）。船運服務連結了過去互不往來的居民，原本可能埋沒偏鄉地區的病毒彷彿獲得一線生機，能將觸角延伸到愈漸蓬勃的市區。1898年，港都馬塔迪（Matadi）至利奧波德維爾的鐵路啟用後，大批經濟移民與比利時行政官員湧入，進一步推升利奧波德維爾的人口。經過數十年發展，1923年，利奧波德維爾已經成為比屬剛果的首都，之後更有機場經營國內航線，並於1936年開通飛往布魯塞爾的國際直航。更重要的里程碑也許是法國人興建的鐵公路，例如511公里長的剛果—海洋鐵路線（Chemin de Fer Congo-Ocean）。布拉薩與利奧波德維爾隔著剛果河相對，而這條鐵路線連結了內陸的布拉薩與濱海城市黑角（Pointe-Noire），由於工程浩大，需要徵召約12萬7千名男性工人。因此，在1920與1930年代，大批成人男性湧入鄉村地區，也就是帶有HIV-1始祖病毒的黑猩猩棲居地。鐵路線啟用也促成非洲人與歐洲人頻繁進出布拉薩，帶動城市發展，也讓布拉薩之後成為法屬剛果的首都。

開通都市與鄉村之間的交通連結之後，無論是在布拉薩或利奧波德維爾，病毒不費吹灰之力就能透過性行為傳播。裴平指出，一個關鍵因素是殖民時期被破壞的社會關係。比利時殖民政府徵召大量男性到異地作為勞力，而且不鼓勵其妻子或家人離開原居村落，這種政策造成嚴重性別失衡。這種性別比不均的現象在利奧波德維爾尤其嚴重，1920年代，男性與女性的性別比是4：1。在這種情況下，未婚的職業婦女，也就是所謂的「自由女性」（femmes libres）改當兼職應召女來貼補收入。也許一名叢林獵人來到利奧波德維爾，與一名妓女發生性關係，也許一名工人搭火車到布拉薩，然後搭船前往剛果河對岸的利奧波德維爾，在當地買春尋歡。也可能是一名移工從剛果河上游，順著連接喀麥隆的一條支流，將病毒帶到了布拉薩。如果這名移工之前又曾在鐵路附近的基層醫院接受熱帶疾病治療，從被汙染的針筒感染了病毒的話，病毒大幅傳播的機率又會更高。聽起來也許牽強，但確實有可能發生。根據裴平的說法，1930年代當時，政府順著鐵路沿線推行昏睡症（sleeping sickness，又稱錐蟲病）與雅司病防治計畫。同一時期，喀麥隆南部的醫院為瘧疾患者注射奎寧（quinine）藥物後，隨即爆發大規模C型肝炎的醫源性傳染。另一個可能協助病毒擴散的情況是，受病毒感染的叢林獵人前往利奧波德維爾的性病診所，接受梅毒治療，或者被客戶傳染病毒的妓女在同一家診所接受靜脈注射藥物治療。這名妓女之後可能又透過賣淫，將病毒傳染給其他客戶，這些客戶之後又傳染給其他性工作者，愛滋病毒因此不斷擴大傳染範圍，後續更蔓延到其他剛果城鎮。助長愛滋病毒流行的另一個關鍵時刻是1960年，適逢剛果宣布獨立，結束比利時殖民統治，但國家隨後陷入政治動亂與內戰，造成上千名難民逃往金夏沙，又在當地發展出賣淫產業。裴平認為，這件事很可能是愛滋病毒演變成大眾傳染病的主因，也解釋了1970年代晚期到1980年代初期，瑪瑪．那模醫院醫師觀察到的愛滋病個案。病毒以金夏沙為據點，透過貨車司機和商務人士散播到其他非洲城市，之後又搭飛機前往其他國家與大陸。

但這只是眾多理論的其中一個，其他理論將重點放在非洲城市快速發展、性病盛行率增加，其中包含可能提高愛滋病毒傳染力的生殖部位潰瘍（genital ulcers）。也有理論著重生態與環境因素，例如：企業為了掠奪赤道非洲區的木材資源，興建穿越剛果盆地的道路。這些道路提供了病毒在人群間傳播的大好機會，一來，道路讓叢林獵人能更深入黑猩猩的棲息地獵捕野生動物。二來，木業公司的工人就在道路旁的營地休息，成了性工作者另一個潛在市場。從這個論點來看，愛滋病毒可能與伊波拉等其他病毒類似，各自佔有獨特的生態棲位（ecological niche），由於生態退化、環境變遷，人類與野生動物更容易接觸，病毒因此能傳給人類，才為世人所知。不過，愛滋病毒的親緣分析結果打破了過去對愛滋病如何流行全球的既有認知，其中一個關鍵就是來自非洲的病毒分離株，又稱為B亞型（subtype B）。

一切要回到2008年，當時沃洛比正在研究6名海地籍愛滋病患的血液檢體，他們都在1980年代初期於邁阿密接受治療。除了非洲以外，這些分離株呈現的基因多樣性，比全球其他地方的B亞型分離株都還高，證明這種病毒亞型離開非洲後，先散播到海地，之後才輾轉來到美國。沃洛比曾使用分子時鐘技術，以利奧波德維爾病毒分離株為基準，推斷共同祖先病毒出現的年代，這次他借助同樣技術，估算出元祖病毒大約在1966年來到海地，並於1969年左右散播到美國。可能的傳染來源是曾於1960年代初期前往薩伊的海地人。他們參與世界衛生組織與聯合國教科文組織（UNESCO）的計畫，在當地擔任老師、醫生與護士。其中一名海地人在回國時，可能一起將病毒帶回國內。裴平另外指出，加速B亞型病毒傳播的幫凶，可能是海地一家環境消毒不完全的私人抽血公司。這家公司叫做「加勒比海血漿公司」（Hemo-Caribbean），負責人是時任海地總統弗朗索瓦・杜瓦利埃（François Duvalier）的親信。裴平認為病毒在海地的異性戀族群開始散播後，其中的雙性戀者又將病毒傳染給美國的性觀光客，其中包含到海地度假的紐約市與舊金山市同志。另一種可能是，考量到加勒比海血漿公司每個月都出口1600加侖的血漿到美國，多數美國血友病患者也都會使用凝血因子血漿製劑（plasma clotting factor），而且許多血友病患者最後都死於愛滋病，B亞型病毒也可能是透過一名血友病患者傳染給紐約市與舊金山市的同志。

其實，1976年當時，紐約市的同志族群就已經感染了B亞型病毒株，同樣的病毒株也在1983年從杜加斯身上被分離出來。換句話說，杜加斯根本不可能是零號病患，紐約市或舊金山市的同志把愛滋病毒帶到海地的可能性也微乎其微。病毒反倒可能是從海地被帶到美國。不幸的是，紐約市與舊金山市的男性同志在海地感染了來自非洲的B亞型病毒後，由於男同志較少人擁有固定性伴侶，加上肛交等危險性行為，病毒因此迅速擴散、釀成大流行，最終才會讓高利伯等美國醫生在1981年注意到愛滋病疫情。

・・・

繼退伍軍人症之後，愛滋大流行再次迫使科學家認清現實，了解「醫學能夠攻克傳染病」這種想法實在太過天真。愛滋病患出現的多種病症，例如卡氏肺囊蟲肺炎、卡波西氏肉瘤、鵝口瘡等，都讓醫學界摸不著頭緒，而且專家發現這是一種全新疾病時，愛滋病毒早已廣為擴散，足跡遍及全球多地。回顧歷史，可以了解愛滋疫情並非流行病學家或癌症專家鑄下的錯誤。愛滋病成為全球傳染病的時間點，剛好是有史以來，科學家首次能透過技術與分析工具，鑑定出新型反轉錄病毒，並針對病毒設計篩檢與治療。然而，自從1980年世界衛生組織宣布全球根除天花（smallpox）之後，愛滋病也點出科學家與公共衛生官員忽略的幾個重點。首先，病原體不斷以無法預料的方式進行突變。另外，人類的社會風俗與文化變遷，或者這些變遷對環境、動物與昆蟲生態的影響，都會對細菌、病毒等微寄生物（microparasite）造成極大的演化壓力（evolutionary pressure）。這些壓力有時會篩選出一個毒性特別強的病毒株或菌株，有時則會讓病菌發展出移生（colonize）新宿主的能力，藉此擴大分布範圍。在鼠疫（plague）、黃熱病與登革熱等由鼠類、昆蟲病媒（insect vector）傳播的人畜共通傳染病（zoonotic disease）中，這種風險尤其須注意。然而，隨著世界逐漸全球化，其他移動力不是那麼高的人畜共通傳染病，也可能造成隱憂。有學者便指出，如果人類沒有改寫「病毒交通」（viral traffic）規則，也許愛滋病不可能逃出非洲，繼而蔓延全球。根據提出這個概念的病毒學家史蒂芬·摩爾斯（Stephen Morse），這些規則包含環境與社會變遷，例如，在愛滋病的案例中，這類變遷讓愛滋病毒的猿猴始祖病毒有機會跨物種散播，在人類社會釀成流行疫情。病毒交通規則也包含更完善便捷的道路與鐵路建設，以及跨國飛行等因素。摩爾斯的疑慮很快獲得其他科學家響應，包含細菌遺傳學家與洛克菲勒大學（Rockefeller University）校長約書亞・賴德堡（Joshua Lederberg）。1989年，賴德堡與摩爾斯在華盛頓特區舉辦了一場會議，之後並於1991年發表科學報告，探討新興傳染病（emerging infectious diseases）帶來的威脅。根據美國醫學研究院的定義，新興傳染病包含愛滋病與伊波拉等之前未出現在人類身上的疾病，且疾病出現的原因可能是引入新病原、辨識出過去未偵測到的既有傳染病，或者環境變化提供了病毒跨物種傳播的「橋梁」。賴德堡延續美國微生物學家勒內・杜博斯的研究主題，指出在今日全球化的時代，航空旅行的普及，加上大批貨物與人員的快速跨境流動，讓微生物能乘勢崛起，現代人與100年前的人類也幾乎是截然不同的物種。賴德堡指出，正因如此，即使醫療技術不斷有新突破，疫苗與抗生素更容易取得，人類卻比以往都更加不堪一擊。

身兼記者與科學作家的勞里・加勒特曾在薩伊親眼見證愛滋疫情的可怕，因此對賴德堡的警告嚴肅以待。加勒特在她1994年出版的暢銷書《逼近的瘟疫》（*The Coming Plague*）中，指出在全球化影響下，今日地球上幾乎沒有完全與世隔絕或人跡未至之地，而且因為國際航空非常便利，帶有致命病菌的旅客能輕鬆登上飛機，在另一塊大陸降落後發病。在結論中，加勒特以憂心的口吻重申：愛滋病絕非例外，而是後續各種傳染病與流行疫情的預告。

附註

（1）致癌病毒係指任何會引發癌症或形成腫瘤的病毒。

（2）後來發現加洛的第三型人類Ｔ細胞白血病病毒，與法國團隊的淋巴腺病相關病毒完全一樣，而且幾乎能確定受到蒙塔尼耶分享給加洛實驗室的病毒汙染。

（3）在蒙塔尼耶的實驗室紀錄中，這名病患以姓名的前三個字母「ＢＲＵ」代稱。新聞媒體後來找出他的全名是弗雷德里克．布魯吉爾（Frédéric Brugière）。布魯吉爾是一名同志，據稱一年內至少有五十名性伴侶，並曾於１９７９年到訪紐約市。

（4）「零號病患」是傳染病論述中偶爾會使用的比喻。在流行病學中，零號病患其實就是指標個案，但是在非小說與小說文學中，零號病患通常象徵病原體，或以擬人化的手法比喻即將在社會上引爆的傳染疫情。

— 7 —

SARS「超級傳播者」

「香港島已經是中國最容易害病的一處……維多利亞市（Victoria）貴為首府與政府機關重地，竟然還落在全島瘴癘之氣最重的一帶，在港島這塊不毛之地的一角，終年被熱帶太陽毒辣辣的光線照射。」

亨利・查爾斯・瑟爾（Henry Charles Sirr）爵士
《中國與中國人》（China and the Chinese），1849

說到中國境內最具有國際大都會之姿的城市，能超越香港的大概沒有幾個，更不用說今日香港已是人口超過700萬人的繁華之都。1997年，香港卸下英國直轄殖民地身分，回歸中國，自此成為中共治下的特別行政區。位於中國南端，往西距澳門60英里的香港，土地面積約400平方英里，然而，由於香港離島眾多，加以崎嶇山丘廣布、海岸線狹長，多數人口都擠到了香港島北側臨維多利亞灣（Victoria Bay）的一小塊陸地，以及九龍半島與毗鄰的新界，也因此造就了地球上人口密度數一數二的都市，催生出一片壯闊的都會景觀。

無論是搭郵輪遠眺，或乘著波音747客機從空中鳥瞰，香港的景色映入眼簾之際，總是美得讓人屏息。香港的摩天大樓數量位居全球都市之冠，許多標誌性建築似乎完全不受地心引力限制，高聳入雲。中銀大廈即是一例，不只由知名建築師貝聿銘操刀設計，更一度拿下亞洲最高辦公大樓的殊榮。但是除了這些，香港真正迷人之處，在於它完美調和了鋼筋水泥的冰冷堅硬，以及山巒丘陵的柔和蓊鬱。不管一家銀行口袋多深，建築設計師的眼光多麼創新獨到，任何人為工程都無法媲美太平山的鬼斧神工。攀越海拔近3300英尺，登上最高峰大帽山後所見美景，更是難以言喻。就連王牌證券交易員也要對香港的萬種風情讚嘆不已，早晨抵達證券交易廳後，抬頭望向頭頂一片湛藍，或是深夜時分在奢華的頂層公寓小酌怡情，將城市夜色盡收眼底，香港的景色讓人不由得佩服大自然奧妙萬千，人類想像遠遠不及。

造成香港不適人居的因素不只險惡的地勢環境，特殊的地形與亞熱帶氣候也為瘧疾與其他蚊媒傳染病（mosquito-borne disease）提供了理想溫床，尤其在夏季季風期間或秋天颱風頻仍時，蚊蠅大量孳生，居民不勝其擾。也因為香港充滿「瘴癘之氣」的惡名實在太過響亮，早期英國殖民者寧可將船停靠在維多利亞港，直接睡在甲板上，也不願冒著感染「香港熱」（Hong Kong fever）的風險下船。在那個年代，坊間相傳地表與石縫間冒出的有毒氣體會引起發燒，因此睡在船上確實是合理的應變方法。殖民時期第二任總督，亨利·璞鼎查爵士（Henry Pottinger）於1843年寫道：「香港的地質構造含有能快速吸附大量雨水的地層，雨水流經礦層之後，以有害氣體的形式回到地表。然而，市鎮所在位置無法有效排除這種氣體，地質組成又讓這種致命毒氣停留在地表，久久不會逸散。」其他行政官員也大表認同，指出：「大雨過後，近乎直射的太陽讓水氣瞬間蒸發，隨後有害蒸氣自腐臭土壤陣陣飄出，成為一股侵蝕人體健康的瘴癘之氣。」璞鼎查接著寫道，這種氣體使人身心抑鬱，再強健的體魄都難以抵擋。

在毒氣蒸騰的港島，最令眾人聞之色變、退避三尺的一區，要屬海港區以及華人為主的太平山街區。這一帶滿是雜亂無章的破棚屋，街坊擁擠、環境髒亂，家戶汙水在地表恣意竄流，居民、豬隻與老鼠在狹小空間共同生活。1894年，太平山爆發腺鼠疫情（bubonic plague），英國政府下令將全區夷為平地，進行徹底清潔，但在那之前，當地早就以疾病大本營的惡名著稱，霍亂、傷寒與天花極為盛行。為了避免受傳染疫情波及，香港的有錢人在蓋新房舍時，都盡量遠離濱水區，而是往太平山山腳坡地與山腰處靠近，這一區也就是今日的豪宅地段「半山區」。第一批遷至半山區的達官顯貴包含1848～1854年間擔任總督的喬治・文翰（George Bonham）。有了他的氣派宅院開先例，其他住戶很快跟進，名為「玫瑰山」、「克林格福」、「紅行」

等宅第紛紛出現。前美國總統小羅斯福的母親莎拉・羅斯福（Sara Roosevelt）在美國南北戰爭期間，也曾與家人來此暫居。

景觀美、空間大的頂級住宅當然不是人人都住得起。1980年代初期，來自中國內地的勞工看準香港的蓬勃經濟與自由的政治氛圍，大批湧入港島。為了容納漸增的都市人口，建築師靈機一動，推出公共住宅計畫，開始興建許多40樓以上、可容納多戶的高樓大廈。這些社區大樓每層有20間公寓，而且10幢大樓的總占地面積不超過5英畝，儼然是一座迷你城市。一戶家庭就這樣擠進其中一間單人公寓，香港成人的平均居住面積也因此降到了2平方公尺以下。

夏天時，沒有冷氣的公寓成了悶熱的大烤箱，居民只能打開窗戶通風，但必須忍受下方車輛往來產生的濃煙廢氣。另一個做法是在貫穿各樓層的天井附近加裝強力風扇，這也是富裕人家通常會選擇的方案。通風問題解決了，但水管震動的噪音和流水聲實在無可奈何，而且這麼多住戶同時洗澡、沖馬桶，管線阻塞破損也是常有的事。

受限於這樣的生活空間，難怪一到週末，許多民眾便傾巢而出，前往石澳郊野公園（Shek O Country Park）或太平山一帶的森林步道踏青，呼吸新鮮空氣、享受寬廣綠地。然而，即便登上高山、遠離蚊蚋干擾，一顆心卻不能完全鬆懈，因為港島依然危機四伏。長年居住香港的人都知道，當地雖然有現代化的地鐵系統，但本質上還是一座熱帶叢林。舉例來說，那些看似普通無害的山林裡，其實充斥野豬與毒蛇，常可見標示提醒登山遊客留意腳下草叢，注意蟒蛇出沒。

不過，香港居民的頭號敵人不是蟒蛇，也非蚊蟲。雖然香港偶爾會傳出瘧疾與登革熱境外移入個案，但這兩種疾病都已經從地方性傳染病除名。香港主要的公衛威脅其實來自北方的大鄰居。另外，現代化與都市化進程加速了微生物在動物與人類之間流動，也構成一大隱憂。在維多利亞灣另一頭的九龍，搭火車只要90分鐘就能抵達深圳市，前往廣東省的交通更是四通八達。廣東省是中國人口最多的一省，約有8000萬人，自1970年代晚期以來，中國實施改革開放與市場自由化，深圳市以及廣東省會廣州市的經濟因此突飛猛進。在球鞋、廉價玩具與電子產品代工推波助瀾之下，1978～2002年間，廣東省的GDP每年平均成長13．4%，包含廣州市在內的珠三角一帶更飛速成長，帶動都市人口遽增，現在幾乎佔有廣東省總人口的七成。製造業蓬勃發展的同時，也對生態環境造成兩大衝擊。一來，為了填飽無數生產線勞工的肚子，廣東省以工業化養雞場模式飼養了上百萬隻雞。1997年，廣東省約有7億隻雞，到了2008年，當地每年飼養的「高品質」白肉雞更高達10億隻。另一方面，稻農與小型畜牧業者在自家後院養肥雞、鴨等家禽，待其發育成熟、肉質鮮美時，便載到市郊的菜市場屠宰販售。美國社會學家與城市史學家麥克・戴維斯（Mike Davis）指出，這種農牧型態造成土地劃分混雜，菜圃緊鄰農舍與工廠，提高都市人口與家畜近距離接觸的可能。由於許多小農也會在雞舍附近養豬，無形中也提高了傳染病散播風險，雞群帶有的病菌很可能透過排泄物間接傳播給豬隻，而豬隻又會將病原菌傳染給人類。簡單來說，廣東省已然成了一顆疫情未爆彈，戴維斯所謂「一觸即發的生態浩劫」隨時可能來襲。

2000年代初期，為了滿足廣東省新貴階級的口腹之慾，許多餐廳開始提供具有異國風味的美食，其中包含過去被視為罕見珍饈的季節性野味。野生動物販賣商注意到野味需求漸增，便從寮國、越南等地進口野生動物，或在不受管制的小型飼養場繁殖野生動物。這些動物發育成熟後，會被商人載到廣州市與深圳市的動物市場兜售。在這種風氣下，動物市場可見千奇百怪的各式物種，這些動物在大自然中其實很少碰到彼此，而今卻一起被關在狹小的籠子裡。

所幸香港比廣州市與廣東省其他城鎮好一點，除了擁有國際級醫療設施與教學醫院，還具備最先進的醫療診斷技術。在中國「一國兩制」的政策下，香港、九龍與新界在政治上享有較多自由，也不受官僚體制綁架。此外，中國內地官員常因畏懼中央威權，生怕引起中共當局不悅，做事通常報喜不報憂，香港則較無此弊病。香港的公共衛生官員多半在歐美大學接受醫學訓練，積極效仿先進國家，採行國際通用的臨床與公共衛生標準。對醫學的嚴謹態度，加上特殊的政治地位與地理位置，讓香港成為全球公共衛生的「前哨站」。換言之，中國境內一旦出現新疫情或流行病毒，第一個發出警訊的通常都是香港。

· · ·

裴偉士（Malik Peiris）教授的辦公室在香港大學（Hong Kong University）公共衛生學院六樓，從那裡可以清楚看到薄扶林郊野公園（Pok Fu Lam Country Park）與瑪麗醫院（Queen Mary Hospital）。裴偉士是一名微生物學家，待人和氣，熱中研究流行病學以及跨物種傳播的病毒，現在的生活步調對他來說再舒服不過。冬天時，野雁、小水鴨等野生候鳥會飛過他的窗前，一路往內后海灣（Inner Deep Bay）一帶的米埔自然保護區（Mai Po Nature Reserve）飛去。北半球冬季時，候鳥成群從西伯利亞往紐西蘭南遷，米埔自然保護區內的溼地提供了良好棲地，是過境候鳥的重要中途站。由於瑪麗醫院就在附近，急診室如果出現特殊呼吸道疾病個案，裴偉士的研究團隊也能迅速協助進行病毒檢測。因此，2002年11月，公共衛生官員耳聞廣州省爆發特殊呼吸道傳染病時，裴偉士的實驗室團隊立刻提高警覺，開始密切注意瑪麗醫院與香港其他公立醫院是否出現類似個案。

談到裴偉士投入病毒生態研究的契機，不得不回到1987年。從牛津大學取得微生物學博士學位後，裴偉士受任調查母國斯里蘭卡的日本腦炎（Japanese encephalitis）疫情。日本腦炎是一種病毒性疾病，由水田邊孳生的病媒蚊傳播，當年斯里蘭卡北部的阿努拉德普勒市（Anuradhapura）爆發疫情。在這座以歷史遺跡聞名的古城，約360人相繼染病，而且多數都是稻農。這起傳染事件極不尋常，原因在於病毒雖然能感染人類，但傳染範圍一般不會超出鳥類、蚊蟲與豬隻。再說，雖然過去日本與亞洲其他地區曾傳出人類感染日本腦炎的疫情，在斯里蘭卡發生如此大規模傳染卻是頭一遭。一定有什麼因素造成這種改變，但究竟是什麼因素？

裴偉士與研究團隊最初認為，引發疫情的原因是病毒的毒性（virulence，指病原體的致病力）突然改變。然而，進行實驗室分析時，團隊發現病毒並無突變。他們接下來在染病稻農的水田四周誘捕蚊子，想研究日本腦炎的傳播動態是否有改變。團隊推測，也許現在傳播病毒的媒蚊已經不是一般認為的家蚊（Culex），而是其他物種，蚊子數量遽增也是可能原因，但這兩種推測也接連被推翻。團隊接下來將焦點轉向豬隻。為了推動農業多元化發展、補貼農民收入，當地省政府先前曾免費送給每位農民20頭豬，這些豬就放養在田邊農舍的後院。裴偉士發現，在這種畜牧形態下，豬隻不僅讓蚊子能隨時飽餐一頓，也大幅提升日本腦炎感染人類的風險。他指出：「豬是非常理想的增幅宿主（amplifier），病毒會在動物體內大量繁殖，再透過蚊蟲傳播。政府雖然是一片好意，但豬加上蚊子，就好像拿火柴去點炸藥，剛好引爆疫情。」這次調查之後，裴偉士開始投入獸醫流行病學（veterinary epidemiology）研究，探討動物與人類疾病的關聯，也開始思考其他人為介入是否也會改變微生物生態的平衡。

裴偉士的第二個研究契機出現於１９９７年。當時他受香港大學醫學院所聘，擔任微生物學的資深講師，他開始任教的這一年，也出現了史上第一個由禽鳥傳染給人類的禽流感（avian influenza）案例。當年，一種稱為「Ｈ５Ｎ１」的流感病毒，首度從一名3歲幼童的呼吸道檢體中被分離出來。這名男童在5月初出現普通的上呼吸道感染症狀，隨後被送到九龍的伊利沙伯醫院（Queen Elizabeth Hospital）接受治療。醫師一開始以阿斯匹靈減輕男童的發燒與喉嚨痛症狀，但病情在幾天內急轉直下，男童因此轉進加護病房。不久後，他小小的身體開始被多種病症攻擊，出現病毒性肺炎（viral pneumonia）、急性呼吸窘迫症候群（Acute Respiratory Distress Syndrome）與雷氏症候群（Reye's Syndrome）等。最後，由於病情持續惡化，男童於5月21日死亡，醫師斷定死因為多重器官衰竭。

１９９７年時，流感專家對Ｈ５流感病毒並非全然陌生。病毒在將近40年前就在蘇格蘭被分離出來，但自此之後，獸醫病毒學家也只與病毒交手過兩次，一次是１９８４年在美國賓州爆發的嚴重雞瘟（fowl plague），當時２０００萬隻雞遭到撲殺；另一次是１９９１年英國養雞場的火雞禽流感疫情。重點在於，在１９９７年以前，沒有人料到Ｈ５Ｎ１或其他禽流感病毒，竟然能跨物種傳播，導致人類發病，甚至死亡。

美國ＣＤＣ團隊得知後開始進行調查，團隊負責人是日裔美籍臨床流行病學家福田敬二（Keiji Fukuda），也是後續帶領世界衛生組織「全球流感計畫」（Global Influenza Program）的主持人。ＣＤＣ團隊發現，幾個月前在香港西北部鄉村地區的元朗，以及近九龍的米埔濕地一帶，都有傳出養雞場的雞感染不明傳染病的案例，這些案例的背後元凶似乎都是H5N1。更啟人疑竇的是，其中一處養雞場距離發病男童的家，只有15英里遠。不只如此，男童發病幾週前，幼稚園的老師才帶了3隻小雞和2隻小鴨到班上給同學玩。福田敬二8月前往該所幼稚園時，其中2隻小鴨及2隻小雞都已死亡。

對流感生態學家來說，小鴨死亡是非常不尋常的事。水鴨向來是禽流感病毒「沉默」的天然宿主（reservoir，又稱傳染窩），之所以「沉默」，是因為水鴨能夠感染並傳播流感病毒，而且不會因此發病或出現明顯症狀。和水禽相比，雞則非常容易受病毒感染。雞隻如果接觸到帶病毒的鴨，透過鴨排出的排泄物首次感染病毒時，會出現很嚴重的症狀。前一秒還活蹦亂跳的雞，下一秒就可能因為腦部、內臟、肺部與眼角出血，連站都站不穩。正因為病情可怕，養雞農才會將禽流感稱為一場「瘟疫」，全球禽流感權威羅伯特・韋伯斯特（Robert Webster）更將野鴨與小水鴨等水禽戲稱為「特洛伊水鴨」。

雞與鴨都能將禽流感傳染給豬，由於豬也能同時感染人流感病毒，因此成了最佳的中間宿主，方便禽流感與人流感病毒進行基因重組。科學家推測，禽流感與人流感的病毒株互換基因時，表面蛋白會發生變異，產生的新型混合病毒很容易引爆全球疫情。1957年引起「亞洲流感」（Asian Flu）疫情的H2N2病毒，以及1968年引起「香港流感」（Hong Kong Flu）疫情的H3N2病毒，都是禽類與哺乳類流感病毒發生基因重組的結果。

除此之外，科學家懷疑禽類病毒的自發性突變（spontaneous mutation）也可能造成流行疫情。病毒在自我複製時常會出錯，禽類病毒當然不例外。有一派理論認為某些突變可能造成病毒表面分子稍微改變，讓病毒能與人類呼吸道細胞更緊密嵌合。這派理論也指出，人類一般不太會感染禽流感，但病毒如果找到了能有效感染人類的途徑，就能長驅直入，因為人體的免疫系統無法產生抗體反應，拿病毒一點辦法都沒有，而且感染後很可能併發一連串症狀，最後像3歲香港男童一樣不幸病逝。科學家深入研究H5N1的基因體時，發現病毒的表面蛋白能夠與禽類細胞受體以及人類肺部深處的細胞結合。這項發現引發學界對流感自然史（natural history）的新一波研究熱潮，科學家也開始討論造成水禽類野生病毒變異的生態因子。有學者更推測1918年的西班牙流感也起源於同樣的機制。一份研究指出，1918年當時的流感病毒在所有哺乳類流感病毒中，最像禽類病毒，而且在年輕成人病患身上造成的特殊症狀和禽流感病毒類似。

時序由春入夏，又漸轉入秋，香港繼續嚴陣以待。從西伯利亞的繁殖地啟程南遷的小水鴨與其他冬候鳥，現在已經來到香港后海灣與米埔濕地棲息，各界擔憂這些候鳥可能會把H5N1病毒傳染給當地家禽。11月時，香港又出現2例人類感染個案。到了12月，病例數持數升高。香港當局在情急之下，暫時停止菜市場營業，並下令撲殺境內150萬隻雞，希望遏止疫情擴散。這個方法似乎奏效了，雖然偶爾仍會從野鳥的檢體中驗出病毒，但養雞場已經不再傳出任何感染事件。不過，這波疫情在1998年劃下句點時，已經有18人被感染，6人死亡，其中5名死者都是成人。

裴偉士認為這波疫情是一個警訊，他與香港大學同事管軼和邵力殊共同發出警語，指出H5N1病毒可能只差一、兩次突變就足以釀成全球大流行。所幸，香港地理位置特殊，又有許多微生物學專業人才，如果禽流感病毒突然脫離水禽宿主、開始跨種傳播，香港作為提出預警的「流感前哨站」再適合不過。到了2002年，除了H5N1，還出現另一種禽類病毒H9N2，在中國南部的鴿子、雉雞、鵪鶉與珠雞身上特別常見。讓人擔心的是，香港也傳出2名兒童無症狀感染H9N2病毒的案例，而且病毒的蛋白組成有多處與H5N1相同。裴偉士、管軼和邵力殊深入研究活體家禽市場中傳播的病毒時，逐漸發現病毒基因重組的現象其實非常普遍，而且禽流感病毒在水禽體內並非處於演化停滯（evolutionary stasis）狀態，而是不斷在鴨子與家禽之間來回移動，產生出多個重組病毒。

結果，2002年12月時，在香港的兩座熱門公園內，鴨子、野雁、紅鶴、天鵝、鷺鷥等禽鳥開始相繼死亡，不久後裴偉士也聽聞廣州市出現不尋常的呼吸道個案。基於之前病毒基因重組的發現，裴偉士推論禽流感捲土重來，而且這次毒性更甚以往。2個月後，也就是2003年2月初，世界衛生組織使用網路爬蟲軟體抓取資料，搜尋有無不尋常的呼吸道疫情通報時，注意到一筆搜尋結果。這筆資訊指出廣州市有3家醫院爆發「非典型肺炎」（atypical pneumonia）疫情。之後，世界衛生組織攔截到的文字訊息顯示，第四家廣州醫院也出現大規模傳染，當地民眾更瘋狂搶購口罩與抗生素。同樣成為搶購物資的還有白醋，原因在於中國傳統療法常以白醋袪除呼吸道感染。疫情爆發的消息傳出後，瑞士羅氏大藥廠（Roche）的中國子公司隨後刊出廣告，宣傳旗下抗病毒藥物克流感（Tamiflu）能有效對抗禽流感。世衛流感疫苗接種計畫負責人克勞斯．斯托爾（Klaus Stohr）指出：「羅氏藥廠的廣告讓民眾以為出現禽流感疫情。」然而，真正證實大眾恐慌的是一名來自香港的7歲女童個案。女童隨家人前往福建拜訪親戚時，突然因呼吸道疾病死亡。雖然在斷定死因前家屬就已將女童下葬，女童父親卻在9天後也出現症狀，疑似感染同種疾病，之後於2月中在香港病逝。他的兒子後來也出現呼吸窘迫症狀，但之後逐漸康復。事後實驗室檢測顯示，父子兩人都感染了H5N1病毒株，與造成香港公園內禽鳥死亡的病毒株完全一樣。在這些事件之後，裴偉士肯定自己眼前所見是一場新型禽流感疫情，而且規模可能超越1997年出現在香港的疫情。針對呼吸道疾病疫情，廣東省中共當局表示可能起因為一種披衣菌（chlamydia），但裴偉士對這套官方說詞不敢苟同，因此請來兩位先前在廣州呼吸疾病研究所（Institute for Respiratory Diseases）的中國同事進行暗中調查。兩位醫學專家繞過一般外交管道，獨自前往廣州，並從20名中國籍呼吸道病患身上採集了呼吸道檢體。裴偉士與管軼將檢體加入帶有H5N1病毒的血清中，預期檢體因陽性反應而發光，結果什麼事都沒發生，出乎兩人意料。之後，他們以其他常見的呼吸道病毒進行檢測，結果血清檢查卻同樣呈現陰性反應，因此又以漢他病毒（Hantavirus）等外源性病毒測試。最後，裴偉士與管軼索性將檢體加入各種現有的細胞培養基，看看能不能培養出任何東西。結果，無論在呼吸道檢體中的是什麼，都無法在一般實驗室的培養基中複製增生。他們只能確定，呼吸道檢體裡的東西並不是禽流感，也不是其他呼吸道疾病的常見病原體。

・・・

許多香港街道都以英國歷史上的重要事件命名，藉此緬懷昔日榮景，而窩打老道（Waterloo Road）似乎和這些街道一樣，屬於過往時代的產物。窩打老道以滑鐵盧戰役命名，紀念威靈頓公爵（Duke of Wellington）在比利時的滑鐵盧擊敗拿破崙。今日的窩打老道是九龍的主要幹道，往東經過渡船街與彌敦道，之後急轉往北，往獅子山郊野公園的方向延伸而去。窩打老道的街景並不美，撇除車多擁擠不說，夾道的高樓大廈醜陋又突兀，只適合迅速通行穿越，不宜散步逗留。窩打老道的一端是廣華醫院，另一端則是擁有487間客房的中價位飯店京華國際酒店（今改名為九龍維景酒店〔Metropark Hotel Kowloon〕）。若不是要前往這兩個地方，一般人不會特別來窩打老道。

2月21日，64歲的劉劍倫住進了京華國際酒店九樓的九一一號房，覺得身體不太舒服。劉劍倫是一名腎臟學教授，也在廣州中山大學附屬第二醫院擔任醫師。幾個禮拜前，一名廣東海鮮批發商因為特殊呼吸道症狀前往附屬第二醫院就診。雖然商人只在急診室待了短短18小時，卻成功感染28名醫院工作人員。被轉往附屬第三醫院後，他又引發另一起院內群聚感染，波及多名醫護人員，也因此獲得「毒王」的封號。2月15日，劉劍倫開始出現類似的呼吸道症狀，但在服用抗生素後，他覺得精神好了一點，因此在廣州市搭上客運，經過3個小時的車程來到九龍。入住飯店後，劉劍倫打起精神去逛街購物，但隔天早上起床時，他卻發了高燒。結果，劉劍倫並沒有依原定計畫參加外甥的婚禮，走出飯店後反而右轉前往廣華醫院。到了醫院，劉劍倫請院方讓他住進病房，告訴醫護人員廣州市出現許多非典型肺炎病患，起因是一種毒性非常高的疾病。他也提到自己曾在附屬第二醫院的門診為患者看診，但期間都有戴口罩與手套，因此不可能感染任何病菌。劉劍倫萬萬沒想到自己錯了。

3月4日，劉劍倫不治死亡，死因就是後來世人所知的SARS，全名為嚴重急性呼吸道症候群（Severe Acute Respiratory Syndrome）。不只如此，劉劍倫入住京華國際酒店的這段期間，又將疾病傳染給同一層樓的16位房客與一位訪客，實際傳播途徑至今仍不清楚，奇蹟的是旅館工作人員全數倖免。在接下來72小時內，這16位房客（其中包含航空機組人員）分別將SARS帶到了越南、新加坡與加拿大等7個國家，在河內市與多倫多市的醫院引發類似的呼吸道傳染。那時還沒有人懷疑這一切可能與劉劍倫或京華國際酒店九一一號房有關，世界衛生組織以為長久以來擔心的禽流感疫情再度爆發，因此於3月12日發布全球旅遊警示。隨著香港通勤族戴口罩的畫面登上全球新聞版面，飛往東南亞的航空需求急凍，金融市場也隨之崩跌。在一架中華航空由香港飛往北京的飛機上，一名72歲的老先生將SARS傳染給同班機的22名乘客，以及2名機組人員。他先前到香港時遭到感染，自己卻不知道，機上也沒任何人發現。同一時間在泰國，3月底時，這個不知名的病原體讓亞洲醫界痛失英才，奪去了義大利籍醫生卡羅．歐巴尼（Carlo Urbani）的生命。備受敬重的歐巴尼身兼寄生蟲學家與臨床醫師，也是世界衛生組織在越南的傳染病處主任。2月26日時，一名經商的美籍華僑出現嚴重呼吸道症狀，前往河內市的越法醫院（French Hospital）就診，歐巴尼便是在為他診治時遭到感染。這位年輕商人叫做陳強尼（音譯自Johnny Chen），幾天前，他也和劉劍倫同住在京華國際酒店九樓，但這項關鍵線索直到後期才獲得重視。

治療陳強尼後，歐巴尼飛到泰國首都曼谷市，不知道自己已遭感染。臨終前，46歲的歐巴尼被安置在一家醫院臨時改裝的隔離病房內，因為注射高劑量的嗎啡進入鎮靜狀態，並依靠呼吸器維持呼吸，宛如癌末病患。他的死訊震驚東南亞的外籍醫療人士，眾人想不透在醫學已算發達的21世紀初，堂堂一個專門治療高度傳染性疾病的醫生，怎麼會染上嚴重呼吸道疾病，就這樣一命嗚呼？另外，為什麼抗生素與抗病毒藥物對治療這種肺炎完全無效？討論到最後，同樣的問題又浮上檯面：病因究竟是H5N1，還是其他禽流感病毒？

2003年3月，沒有人能回答這些問題，而且除了裴偉士與幾位病毒生態專家，沒什麼人正視SARS的威脅。這其實並不意外，因為當時全世界都緊盯中東情勢變化。那一年，美國當局接獲情報，指出伊拉克獨裁者海珊（Saddam Hussein）持有大規模毀滅性武器，違反了聯合國安全理事會（United Nations Security Council）的決議。英美兩國於是在伊拉克邊境整軍待發，準備發動攻擊。不到兩年前，伊斯蘭主義的恐怖份子打著跨國恐怖主義的旗幟，劫持了4架民航客機，以自殺攻擊的方式，主導其中3架飛機撞毀世貿大樓（World Trade Center）與國防部所在地五角大廈（Pentagon），也就是眾人所知的「九一一恐怖攻擊」。布希政府報復心切，決定在伊拉克發動復仇攻擊，一雪兩年前的恥辱。不過，事實上並沒有證據指出海珊參與九一一恐攻行動，後續也有消息證實，海珊早在幾年前就摧毀了持有的致命毀滅性武器。真正的大規模毀滅性武器其實一直在廣東省伺機而動，現在似乎也跳上了大眾運輸的順風車，隨著公車、火車、飛機，將觸角伸向世界各地。

為了解開SARS的身世之謎，全球上百位科學家與多間實驗室都投入研究，微生物學家也被迫挑戰自己的既有觀念，因為SARS的病原體長期未獲學界重視，一直被視為微生物界不起眼的「灰姑娘」。就像近30年前的退伍軍人症疫情，破解傳染病謎團需要流行病學家與微生物學家攜手合作。在兩個領域共同努力之下，人類得以更了解都市生態、醫療技術與人造環境（尤其是飯店、醫院與公寓社區）在呼吸道感染傳播上的重要角色。但在3月12日那時，一切都還是未知數。世界衛生組織發布警示後，裴偉士再次嘗試將呼吸道檢體加入另一種細胞培養基，希望能培養出病毒，或至少逼迫在檢體中優游的生物現出原形。在香港衛生署首席病毒學家暨瑪麗醫院公共衛生實驗室主任林薇玲（音譯自Wilina Lim）協助下，裴偉士建立了疫情監測系統，以便掌握香港醫院門診部收治的非典型肺炎個案。裴偉士原本想將「近期曾赴廣東省旅遊」列入通報定義，卻遭當局拒絕，擔心此舉會冒犯中共政府。設立監測系統後，大批檢體開始湧入裴偉士的實驗室。

與此同時，裴偉士接連從第一線臨床醫師與醫護人員口中聽到駭人消息，在在凸顯了開發可靠檢驗試劑的迫切需求，以便快速辨別SARS確診個案與一般肺炎與呼吸道感染。在新界沙田區的威爾斯親王醫院（Prince of Wales Hospital），約50名醫生、護士與醫護助理疑似遭到感染，高層因此將這些醫護人員集中在一間採獨立空調的特殊隔離病房，實施檢疫隔離。然而，這項因應措施成效不彰，因為在接下來幾個禮拜內，陸續有將近一百名醫護人員與病患也出現感染症狀，曾到院探病的親友之後也陸續發病。威爾斯親王醫院和廣州附屬第二醫院的情形類似，引爆大規模院內感染的似乎都是單一個案，也就是今日所稱的「超級傳播者」（super spreader）。

・・・

3月4日，一名26歲的機場工作人員到香港威爾斯親王醫院就診，表示自己出現發燒、全身痠痛、喘不過氣等情形，這些都是社區型肺炎（community-acquired pneumonia）的典型症狀。這名自稱「CT」的病患之後住進醫院八樓病房，接受抗生素注射治療。起初，抗生素似乎起了作用，接下來幾天內，他的高燒漸退，X光也顯示肺部斑塊開始消失。然而，CT喉嚨癢的症狀毫無改善，且持續有咳嗽現象。醫生發現他的呼吸道中有大量的痰，決定以噴霧器（nebulizer）給藥治療，殊不知這是致命的錯誤。噴霧器可以將藥物霧化成微小粒子，讓患者透過口腔吸入，有效將藥物送到肺部組織。不過，這種噴霧治療也容易造成病菌散播，因為病患吸氣後，也會將氣吐出，這時藏在呼吸道裡的病菌很可能跟著出來放風。在CT的案例中，噴霧器將他呼氣時產生的飛沫霧化，這些飛沫帶有病毒，霧化成氣溶膠（aerosol）微粒之後，便飄散到病房各處。噴霧療程一天進行4次，連續進行了7天。每次治療時，CT透過噴霧氣吸入藥物，接著在吐氣時將病毒微粒釋放到空中，緩緩飄散到其他病患床邊，也感染了路過的醫護人員。雖然院方最後將CT轉至負壓病房隔離治療，並指示負責的醫護人員穿戴乳膠手套與N95口罩，這些措施都已來得太遲，CT最後引發大規模院內感染，差一點就讓醫院封院歇業。

到了3月的第二個禮拜，醫院以外的地方也傳出多個通報病例，民間開始謠傳病毒已經在社會上大肆傳播，沒有人能幸免於難。起初，香港衛生福利及食物局（Health, Welfare and Food Bureau）局長楊永強想息事寧人，對謠言「冷處理」，但3月18日，他不得不承認疫情通報屬實，並在皇后大道東（Queen's Road East）的衛生署總部召開高層緊急會議。楊永強與衛生署署長陳馮富珍向警政單位借來一套電腦軟體，逐一檢視近期所有通報個案，希望能預測疫情後續發展。後來獲選為世衛祕書長的陳馮富珍，回想起當時情境，說道：「每一天我們都在問：我們的敵人是誰？我們掌握哪些資訊？」

在同一棟大樓的十八樓辦公室裡，衛生署傳染病處顧問曾浩輝也在問同樣的問題。曾浩輝身形壯碩，曾赴美參與CDC的流行病學及疫情調查訓練（Epidemic Investigation Service），一路走來仕途順遂（SARS疫情過後，他於2007年被任命為香港衛生防護中心總監）。1997年禽流感疫情爆發時，曾浩輝因抗疫有功，首度在公衛領域嶄露頭角，但是要到SARS疫情爆發，他才真正有機會大顯身手，展現超群的疫情調查能力，更被香港媒體封為「神探輝」。從3月的第一個禮拜開始，曾浩輝不眠不休地埋首疫調工作，追蹤SARS個案與接觸史。3月26日，他注意到一家醫院在單日內通報了15個SARS病例，而且所有個案提供的住址都在緊鄰九龍灣的淘大花園社區。曾浩輝感覺事有蹊蹺，決定深入調查。

到了淘大花園，曾浩輝發現個案新增的速度快得嚇人，3月28日時有34人住院，隔天另外36人也發病住院，3月31日時又新增64名病例。眼看疫情告急，就要癱瘓公立醫療體系，衛生當局也考慮實施檢疫隔離。曾浩輝面臨龐大時間壓力，必須盡快找出疫情源頭，但到底該怎麼做？現階段連SARS的起因是病毒還是細菌都不清楚，也不知道是透過氣溶膠或飛沫傳染，實在難以判斷疾病的傳染途徑，更別談有效遏制疫情擴散了。不過，由於多數SARS病例都來自淘大花園的E棟大樓，曾浩輝推測從重災區著手應該不會錯。

淘大花園社區建於1981年，和許多社會住宅計畫一樣，都是破壞香港市景的元凶。社區內有14棟外觀醜陋的白色高樓，組成十字型格局，每一棟大樓都有33層樓，每層8戶，以對角方式排列。仔細一算，整個社區裡大約住了1萬9千人。淘大花園是當時為了解決住房不足而推出的建案，想必曾經紅極一時，但沒人料到，社區環境其實也成了助長SARS疫情擴散的推手。

曾浩輝注意到發病住戶大都住在轉角處，也就是各樓層的第七與第八戶，顯示疾病是在各樓層之間垂直傳播。另外，雖然其他大樓也有傳出個案，但E棟個案的發病時間提早了3天，可見E棟應該是疫情的源頭。不過，病原散播的管道是什麼？難道是水塔的水遭到汙染，和之前退伍軍人症疫情一樣？還是跟許多住戶在廁所加裝的強力排風扇有關？張浩輝使用流行病學的典型研究方法，比較有加裝和無加裝排風扇住戶的感染率，結果顯示在洗澡時使用排風扇的住戶，感染SARS的風險高出4倍之多，表示污水可能滲入浴室地板的排水管，住戶洗澡時，排風扇就將污水中的病原體吸到浴室裡。曾浩輝採集污水管和大樓水塔的樣本進行檢驗，但結果呈現陰性，推翻了這項假說。他之後查看大樓垃圾丟棄區是否有蟑螂與老鼠孳生，也都沒有。最後，他認為淘大花園的住戶可能被境外勢力或恐怖組織蓄意鎖定，情況類似美國九一一恐攻後發生的炭疽桿菌信件攻擊。曾浩輝指出：「因為個案在大樓內呈現垂直分布，我們認為可能是生物恐怖攻擊。」但這個可能性也很快被排除。

淘大花園社區不是唯一讓曾浩輝起疑的地點。那時，衛生署的流行病專家也針對京華國際酒店展開調查。第一個指出飯店可能與疫情有關的線索出現於3月12日，當天新加坡衛生當局通知香港衛生署，近期因感染SARS而住院的3名年輕女性皆曾入住京華國際酒店，隨後也發現其中一名女性當時與劉劍倫住在同一樓層。她是23歲的前空姐莫佩詩，之前曾到香港進行一連串購物行程。2月28日，莫佩詩住進新加坡的陳篤生醫院（Tan Tock Seng Hospital）後，引發院內群聚感染，21名醫院工作人員不幸遭到波及。被她感染的其中一人是知名傳染病專科醫生梁浩楠。梁浩楠後來前往紐約參加會議，與他同行的還有岳母以及有孕在身的妻子。結果一行人在會後準備搭機返回新加坡時，梁浩楠遭當局請下飛機。被迫在法蘭克福機場下機的他，後來也成了歐洲第一位SARS確診病患。

3月18日，曾浩輝又得知另外兩個曾入住京華國際酒店的案例，分別是在溫哥華市住院治療的72歲加拿大老翁，以及78歲華裔加拿大籍女性關水珠（音譯自Kwan Sui

Chu）。關水珠與先生在農曆新年時曾到香港探望兒子，並使用航空公司的優惠方案入住京華國際酒店，兩人的住宿時間剛好與劉劍倫重疊。關水珠回到多倫多市後不到兩天便發病，之後於3月5日病逝。這段期間，她將SARS傳染給家中4名成員，其中包含44歲的兒子。她的兒子之後又將SARS帶到多倫多市的士嘉堡慈恩分院（Scarborough Grace Hospital），引發該院史上最慘重的傳染疫情。

香港衛生署接獲這些資訊後，開始調閱所有與嚴重社區型肺炎有關的紀錄。到了3月19日，曾浩輝已經掌握7個與京華國際酒店九樓有關的SARS案例，其中一個就是將SARS帶到河內，傳染給歐巴尼醫生的華裔美籍商人陳強尼。曾浩輝和同仁花了幾天搜查京華國際酒店，尋找可疑線索，並從飯店的地毯、擺設、電梯、通風口與廁所蒐集檢體。團隊推測，可能是陳強尼在九樓走道與劉劍倫擦身而過時，劉劍倫剛好打了噴嚏，將SARS傳染給他，或者是在兩人一起搭電梯時遭到感染。又或者，飯店的中央空調可能將病毒吹到陳強尼與其他人的房間裡，就像那時在費城市的退伍軍人症傳染事件。這些推論都有可能，但是在不確定目標病原體，也無法有效檢驗的情況下，曾浩輝和調查團隊實在很難有所斬獲。

・・・

不同國家的SARS傳染疫情，源頭竟不約而同指向京華國際酒店，這項發現引發世衛高層一片譁然。這次疫情和九一一事件不太一樣，當時美國國防部並沒有料到恐怖份子會劫持民航客機作為武器，因此事發之後完全慌了手腳。相比之下，2002年時，世界衛生組織自認旗下設有能偵測新生物威脅的系統，可以在病原體釀成地方疫情或全球大流行之前加以牽制。這個系統是「全球疫情預警與應變網路」（Global Outbreak Alert and Response Network）。最初提議建置這一系統的是大衛・海曼（David Heymann），他是世衛旗下傳染病部門負責人，之前在CDC擔任流行病專家，曾協助對抗退伍軍人症與伊波拉疫情。全球疫情預警與應變網路使用的系統來自加拿大衛生當局的全球公共衛生情報網（Global Public Health Intelligence Network）以及傳染病監測計畫（Program for Monitoring Emerging Disease，以下均簡稱ProMED），會定期搜尋網路，偵測世界各地有關疫情爆發的「鄉民八卦」。世衛官員接獲可疑事件的警示後，會在低調行事的原則下連絡相關衛生當局了解情況，並派員前往調查。簡言之，電子監聽網路就像世衛的緊急醫療救護「九九九」代號，而全球疫情預警與應變網路負責提供即時消防與救護服務。2002年11月時，世界衛生組織的確攔截到一則通報，指出廣東省出現不尋常呼吸道傳染，世衛官員也隨即與中國當局聯絡。然而，2002年那時，世界衛生組織以為疫情起因是禽流感，因此，世衛官員說服中國當局將廣東省的檢體送往實驗室檢測之後，研究人員只在檢體裡發現普通流感病毒株，沒有人想到要檢驗其他病原體，檢體也隨後丟棄。

裴偉士一開始也認為，廣東省和香港的呼吸道疫情是由禽流感的變種病毒株引起。他表示：「那時候完全不知道我們面對的是未知的病菌。唯一不尋常的地方在於，醫護人員遭感染的比例特別高，但是很嚴重的流感疫情也可能發生這種情形。」然而，3月第二週時，兩個送達裴偉士實驗室的檢體改變了他的看法，也徹底推翻流行病專家對SARS的假設。其中一個檢體來自劉劍倫的妹夫陳應培（音譯自Chan Ying-pui），他發病後也在香港住院治療，但64歲的劉劍倫病逝後不久，陳應培也跟著過世。送達裴偉士實驗室的其他檢體，也許廣義上符合世界衛生組織的通報定義，但可能不是真正的SARS個案，相較之下，陳應培的檢體絕對帶有SARS病原，而且因為切片是在患者生前採集，病毒很可能還存活在切片組織裡。

裴偉士依循往例，指示實驗室與瑪麗醫院的分析人員進行檢測，並使用培養呼吸道病毒常用的細胞培養。然而，同樣的狀況再度發生，細胞培養檢測不出任何東西，這時裴偉士提議使用其他細胞株，其中一個是恆河猴（rhesus monkey）胚胎腎臟細胞，過去這種細胞常用來培養肝炎病毒，以及常引發兒童嚴重支氣管炎的人類間質肺炎病毒（human metapneumovirus）。瑪麗醫院微生物學實驗室的資深科學家陳國雄在裴偉士的建議下，於3月13日將陳應培的肺部切片加入猴子細胞培養中。兩天後，陳國雄透過顯微鏡觀察培養情形，注意到部分細胞薄片似乎比較圓、比較亮，但是培養皿中的改變實在太過細微，陳國雄因此把裴偉士找來，想聽聽他的看法。裴偉士也認為培養情形不太尋常，但兩天之後，培養皿沒有再發生任何變化，可能是因為病毒正在成長，裴偉士因此建議刮除部分細胞，再以新鮮的細胞株繼續培養。這次他們看到更多圓狀的細胞本體，表示猴子細胞裡的確有東西在生長。不過其他因素也可能造成這種現象發生，例如黴漿菌（mycoplasma）之類的汙染源、醫院施予病患的藥物等。為了排除這些可能，裴偉士請病理學教授黎國思使用高倍電子顯微鏡觀察細胞。兩人來到醫院病理部的研究室，透過顯微鏡清楚看到了病毒顆粒。裴偉士現在終於能斷定有一種病毒正在細胞培養裡生長，但這是哪一種病毒？如何確定它就是引起SARS的罪魁禍首？

微生物學家通常行事謹慎，裴偉士也不例外。為了證明分離出來的物質確實是SARS的病原體，他必須驗證其他SARS個案的檢體裡也有這種病毒。最簡單的做法是進行血清學檢查，1977年當時，麥克達德為了證明退伍軍人症的起因是退伍軍人桿菌，也是以血清學檢查作為工具。如果裴偉士等人分離出的病毒確實是SARS，則病毒應該會與SARS患者血清中含有的抗體作用。如果病毒與感染後期的病患血清產生反應，就會是最理想有力的證據。為了讓檢測過程盡可能嚴謹，裴偉士請公共衛生實驗室的林薇玲主任幫忙，提供他SARS疑似案例的「配對血清」（paired serum）檢體，也就是在病患感染初期與後期分別蒐集的檢體。除了疑似個案的血清，他也請林薇玲提供未感染SARS患者的血清，並要求林薇玲不要告訴他哪一批血清帶有SARS，哪一批沒有。研究團隊將兩組血清檢體加到病毒培養後，觀察到明顯不同的抗體反應。未感染SARS病患的血清的確沒有任何反應，另外，使用間接免疫螢光染色法（indirect immunofluorescence assay）檢驗血清轉換時，患者感染後期的血清呈現較強的反應，足以作為患者體內抗體濃度升高的明證。

裴偉士現在很肯定自己找到了SARS病毒，3月21日時，他寫信將這項重大消息告訴世界衛生組織的克勞斯．斯托爾。由於尚未確認病毒的種類，他請斯托爾先行保密，給他一些時間完成病毒鑑定。然而，當時加拿大、香港、越南與新加坡的疑似病例節節升高，而且多數染疫的都是醫護人員，世界衛生組織極需正面消息提振士氣。最後不知是誰走漏風聲，消息還是傳了出去，裴偉士只好在3月22日公開宣布他的發現。

幾個世衛合作實驗室的研究人員也宣稱自己分離出SARS病原體，指出病原體的結構和引發腮腺炎與麻疹的副黏液病毒（paramyxovirus）類似。然而，這些研究人員都不曾在細胞培養中培養病毒，也並未以SARS確診病患的血清加以驗證，因此這些結論都下得太早。要找出病毒的分類，裴偉士必須將病毒與「GenBank」資料庫中的病毒序列比對，這個資料庫由國家衛生研究院維護，收錄各種已知病毒的基因序列。「但是比對序列有個前提，你必須知道待分析病毒的基因序列，但我們當時並不知道。」裴偉士說道。

在這種情況下，只剩下一個方法可用：使用隨機選擇的引子（primer），嘗試從受感染細胞中挖掘出病毒基因體片段。裴偉士請同事潘烈文設計能直接檢測檢體的引子檢驗方法，潘烈文接著在受病毒感染的細胞上操作，希望能找到與GenBank資料庫的基因序列相符的片段。潘烈文操作了35次，每次都得到一些遺傳訊息片段，但每一次的比對結果都是猴子細胞DNA或其他無關的「垃圾」。試到第三十八次時，潘烈文已經呈現半放棄狀態，之後在第三十九次時，出現了部分相符的比對結果。裴偉士指出：「並非完全符合，但似乎是一種冠狀病毒。」如果分析正確，這將是天大的消息。冠狀病毒於1937年首度被分離出來，主要與豬、鼠類、雞與其他動物身上出現的致命腸道與呼吸道感染有關，因此通常是獸醫師才要擔心的問題。人類如果感染了冠狀病毒，通常只會有流鼻水和輕微的呼吸道症狀。基本上，冠狀病毒可以說是病毒界的「灰姑娘」，既不起眼，也不重要，只適合微生物學家下班後當興趣研究，把白天的時間花在它身上就稍嫌浪費。

為了確保萬無一失，裴偉士以高速離心機旋轉帶有病毒的液體，之後請林薇玲在電子顯微鏡下觀察濃縮出的病毒顆粒。結果，每一個病毒顆粒的外圍都有微小的突起，好像戴了皇冠一樣，這正是冠狀病毒的招牌特徵。裴偉士現在已經百分之百確定SARS的病原體就是冠狀病毒，他認為基因比對序列的相似度不高，可能是因為SARS是一種新型冠狀病毒，近期才從野生天然宿主身上跑出來，所以GenBank資料庫尚未收錄其基因序列。裴偉士和同事使用病毒的部分基因序列，設計出能偵測病毒的聚合酶連鎖反應（PCR）檢測，並於3月28日將檢測技術提供給香港醫院與世界衛生組織使用。裴偉士表示：「這和我們平常走的程序不一樣，但是時間寶貴、救人要緊。」

事情發展的步調開始快了起來，世界衛生組織接獲這項資訊的3天內，另外兩間實驗室也表示找到同樣的冠狀病毒。3月25日，CDC將病毒影像上傳到世界衛生組織的官方網站上，裴偉士的研究團隊見狀後也馬上跟進。雖然如此，有些研究人員仍堅持SARS的病原是副黏液病毒，或是人類間質肺炎病毒。學界因此出現一派「病毒聯手出擊」理論，認為冠狀病毒先削弱宿主的免疫系統，其他病毒接著入侵呼吸道，引發SARS的特殊症狀。然而，裴偉士研究的SARS病患並無感染人類間質肺炎病毒的跡象，只有感染冠狀病毒的臨床表現，而且未感染SARS患者的體內也沒有檢出冠狀病毒或其抗體。因此，裴偉士確定這種新型冠狀病毒就是SARS的病因，而且是最近才開始有人類感染的案例。他為此特地撰文闡述，並投書英國醫學期刊《柳葉刀》。最後，荷蘭鹿特丹伊拉斯姆斯大學（Erasmus University）的研究人員進行了一項獼猴（macaque）研究，才平息了這場爭論。研究人員將獼猴分成三組，讓第一組獼猴感染冠狀病毒，第二組感染人類間質肺炎病毒，第三組則感染兩種病毒。結果只有感染冠狀病毒的獼猴出現典型SARS症狀。相較之下，感染人類間質肺炎病毒的獼猴只出現輕微鼻炎（rhinitis），而感染兩種病毒的獮猴雖有發病，症狀卻沒有第一組來得嚴重，可見冠狀病毒是引起SARS的充分且必要條件。

科學家花了2年多的時間，才找出愛滋病的病原、開發出愛滋病毒篩檢試劑，證明退伍軍人症的起因是退伍軍人桿菌則花了5個月。快速鑑定出SARS病毒，有簡便可靠的檢測可用之後，裴偉士與其他微生物學家現在能針對通報病例進行檢測，進一步確診或排除，也能掌握哪些個案可能引發社區感染，必須加以隔離，杜絕疫情擴散[1]。在香港人心惶惶之際，裴偉士團隊的研究成果不僅在抗疫上是一大助攻，也幫助衛生當局贏得大眾信任，能順利實施檢疫與各項防疫措施。只不過，每天都有上百個檢體送達裴偉士的實驗室，進行檢測的人手嚴重不足，裴偉士對外徵求檢驗人員時，幾乎沒有人前來應徵。裴偉士說道：「大家不敢接觸和SARS有關的工作，怕自己被感染。當時情況真的很淒慘，我們只能想盡辦法勉強應付。」

實驗室檢驗人員對病毒畏懼三分之際，醫護人員更是如臨大敵。多倫多市士嘉堡慈恩分院面臨的SARS危機尤其嚴峻。3月7日，關水珠的兒子抵達醫院後，在急診部等了20個小時，期間與其他病患只隔著薄薄的一層簾幕。苦等了一天，終於輪到他辦理住院手續，但因為病情太嚴重，他馬上被送進加護病房進行插管急救。主治醫生認為他可能患有肺結核，因此將他隔離。然而，他在急診室等候時，院方提供了氧氣與噴霧治療，結果一週後，鄰近病床的一名病患又回醫院就診，表示自己出現類似症狀。院方立刻將這名病患隔離，並轉至加護病房，隨後由一名戴著醫療口罩、護目鏡與手套，且身穿手術衣的醫師進行插管處置。然而，這些預防措施並沒有成功抵擋病毒入侵。幾天後，負責插管的醫生出現典型SARS症狀，之後3名同在隔離房協助醫生的護士也跟著病倒。醫院窮於應付之際，患者的妻子到醫院探視丈夫，院方不但沒有詢問她的接觸史，還任憑她在醫院迴廊間自由穿梭，但當時她體內早有病毒潛伏，不久之後也即將發病。結果，她在士嘉堡慈恩分院訪視期間，感染了6名醫護人員、2名病患、2名第一線醫護員、一名消防員與一名家庭主婦。

同一時間，之前曾與她的丈夫接觸的一名患者，因為出現心臟病症狀與輕微發燒，於3月中被轉往多倫多市約克中央醫院（York Central Hospital），結果引發另一起SARS院內感染事件。最後共有50人遭感染，當局不得不下令緊急封院。3月23日，士嘉堡慈恩分院也開始封院隔離，並要求曾於3月16日之後進入醫院的所有人進行居家檢疫10天。多倫多市的醫院入口處開始有警衛站哨，負壓隔離病房愈來愈吃緊。為了保障醫護人員與患者的安全，西園醫院（West Park Hospital）重新啟用原本供肺結核患者使用的25張病床，並求所有醫護人員嚴格遵守感染管制措施，例如洗手、穿隔離衣、配戴手套與N95口罩。儘管預防措施已經到位，3月26日，安大略省仍有約48名SARS「疑似」個案被送進醫院，另有18例確診，導致全省醫院實施封院檢疫，並發布用以啟動緊急應變機制的「橘色警報」（code orange）。除了必要性醫療服務，多倫多市所有醫院暫時關閉。

SARS現在已經占據新聞版面，各家報紙、電視台爭相報導和疫情有關的一切，整座多倫多市都籠罩在緊張不安的氛圍中。製作人除了擔心自己的安危，也怕旗下工作人員如果不幸染疫，公司恐怕得付一大筆醫療費用，索性取消所有電影與電視拍攝工作。用餐民眾擔心SARS源自中國的傳言屬實，避免前往中式餐廳與麵店，中國城宛如一座空城。當局建議出現可疑呼吸道症狀的民眾在家自主隔離，士嘉堡慈恩分院一名護士的女兒出現SARS症狀時，校方隨即大動作宣布停課，生怕女童會感染其他學生。然而，SARS病毒無視社會上紛紛擾擾，持續將觸角伸向各個角落。

公共衛生官員別無選擇，只能做好最壞打算。安大略省首席法醫暨公共安全與治安局局長楊格（James Young）回想當時狀況，表示：「我們不知道病毒潛伏期多長，不知道是透過飛沫還是空氣傳染，沒有可靠的檢測試劑，也沒有疫苗或治療藥物。」

走在多倫多市街頭，楊格感覺自己身處「生物恐怖攻擊」現場，只不過，真正的炸彈爆炸時，可以看到現場滿目瘡痍，但是SARS疫情肆虐時，城市外觀卻無明顯損壞。其他同仁擔心疫情可能演變成全球大流行，但楊格說：「我們發現自己對SARS的了解非常有限，根本無從判斷這次疫情會不會就是百年一遇的世紀瘟疫。」自1918年以來，醫學領域雖已有長足進展，但面對疫情，衛生當局依舊回歸十八與十九世紀時實施的隔離檢疫措施，採用早期有效遏止鼠疫與其他傳染病散播的同一套方法。

4月時，衛生當局以為疫情已經過去，但復活節後不久，多倫多市天主教區又爆發新一起群聚感染。為了因應，安大略省的衛生部門要求神職人員將聖餐餅放在信眾手中，避免直接放入信眾嘴裡，並建議神父暫時不要在告解亭聆聽信眾懺悔。復活節當週週末，新寧醫院（Sunnybrook Hospital）的醫護人員在為患者插管時，不幸感染了SARS。3天後，世界衛生組織發布第二波旅遊警示，建議遊客如非必要應避免前往多倫多市。安大略省衛生部長聽聞消息後火冒三丈，馬上飛往日內瓦市，極力說服世衛官員撤銷公告，卻無功而返。多倫多市於4月底從旅遊警示區除名，但5月時，市區4家醫院又突然冒出26名確診病例，再度被世界衛生組織列入警示名單。一直到7月3日，多倫多市的旅遊警示才正式解除。SARS疫情總計在多倫多與溫哥華兩市造成250人感染，44人死亡。與每年因癌症及慢性肺部感染死亡的人數相比，SARS奪走的性命也許不多，但就經濟與大眾心理健康而言，疫情的破壞力不容小覷。安大略省SARS科學顧問委員會的一名成員想起疫情高峰期間，自己有一晚夢到多倫多市與京士頓市（Kingston）被SARS全面攻陷，舉目所見只剩一片荒蕪，醒來時已是滿身大汗。受到疫情衝擊，飯店業訂房率下降了14%。多倫多市的電影產業在2001年票房收入高達10億加幣，創下亮眼佳績，現在卻和飯店業一樣業績萎縮。要一直等到2010年，阿諾・史瓦辛格（Arnold Schwarzenegger）主演的科幻經典《魔鬼總動員》在多倫多市重拍，加上加幣貶值，多倫多市的電影產業才總算恢復到2001年前的水平。

如果SARS是多倫多市的一場惡夢，SARS就是香港揮之不去的夢魘。自從政府在3月底搜查淘大花園社區後，大眾的緊張情緒便持續升溫。調查人員開始在社區周圍架設拒馬、拉起封鎖線的同時，電視機前的觀眾也透過新聞，看到醫護人員身穿隔離衣，站在社區入口處管制出入，衛生署官員挨家挨戶發出通知，告訴住戶淘大花園社區將進行封鎖隔離，接下來10天內嚴禁外出。這些播送全球的新聞畫面讓人不寒而慄，也是多數人對SARS的第一印象。次日，4月1日愚人節，一名14歲中學生決定惡作劇，假冒當地媒體，在網站上散布一則假新聞。內容宣稱香港政府即將宣布香港為「疫埠」，並指出恆生指數崩盤、時任香港特首因抗疫不力請辭。消息一出，民眾驚慌失措，馬上前往賣場搶購重要民生物資，回到住處後鎖上大門，開始打電話、傳簡訊給還不知道「最新消息」的親友。當天下午，陳馮富珍召開緊急記者會澄清，試圖安撫民眾不安情緒，不料隔天，世界衛生組織發布最新旅遊警示，建議旅客延後所有到香港的非必要行程，再度掀起各界恐慌。在4月2日以前，香港機場是全球最繁忙的機場，每天消化的入境旅客量高達10萬人，但短短3週內，旅客人數已經大減三分之二，到了4月底，香港機場單日入境旅客只有1萬5千人。CNN報導指出：「以旅遊、貿易與跨國商務為經濟命脈的香港，如今籠罩在一片恐懼之中。這座自詡為『動感之都』的城市，如今已成眾人聞之色變的瘟疫之城。」

這股對香港SARS疫情的恐懼開始在全球發酵，在英國懷特島（Isle of Wight）就讀寄宿學校的香港學童，被校方通知復活節假期之後必須在家隔離，不得到校。加州大學柏克萊分校禁止香港籍學生和相關親友參加畢業典禮。瑞士衛生當局頒布命令，凡是3月1日起曾赴香港、新加坡、中國或越南的民眾，皆禁止參加在巴賽爾與蘇黎世兩市舉辦的世界鐘錶珠寶博覽會。香港代表團的規模歷年來通常僅次於主辦方瑞士，這次遭禁止參加，香港當局揚言提告，瑞士卻拒絕妥協，一家香港參展商因此在空蕩蕩的攤位上放了告示牌，上頭大剌剌寫著：「我們被瑞士氣到有急性呼吸道症狀，今年不參加了！」

從經濟層面來看，ＳＡＲＳ疫情來得非常不是時候，因為香港才剛走出１９８８年亞洲金融危機的陰影。ＳＡＲＳ爆發前一年，香港的實質ＧＤＰ成長了２％，政府先前預測２００３年的實質ＧＤＰ成長可達３％。豈料，世界衛生組織對香港發布旅遊警示後，商家零售業績砍半、飯店住房率掉了六成，當局只得下修成長預測。疫情持續延燒，購物中心門可羅雀，匯豐銀行（ＨＳＢＣ）等金融機構要求證券交易員待在家中，原本熙來攘往的街道上，只剩下賣Ｎ95口罩的商人生意熱絡。走在街上，幾乎能嗅到大眾恐慌的情緒。當時剛抵達香港的一名律師兼電影工作者想起當時場景，說道：「這不再只是一種動物流感，而是『嚴重急性呼吸道症候群』，聽起來就像專門攻擊都市人的現代病毒。」

ＳＡＲＳ經由飛沫傳播現在已是公認的事實，但是病毒是否有其他傳染途徑，例如受汙染的排泄物？另外，如果病毒傳染力這麼高，為什麼京華國際酒店的員工無人感染？這些大哉問讓人想起30年前一個類似的場景。當時美國費城的貝爾維尤飯店，

CDC的流行病調查人員也努力尋找蛛絲馬跡，破解退伍軍人症的謎團。在裴偉士鑑定出SARS是冠狀病毒、有檢測試劑可用以前，調查人員沒有辦法搜查可疑地點。不過，他們現在能夠從京華國際酒店與淘大花園社區等不同地點採集檢體，送到裴偉士的實驗室進行後續分析。4月下旬，加拿大衛生部（Health Canada）的環境衛生專家團抵達香港，協助衛生署進行調查，團隊並於5月16日宣布調查結果。由於多數發病案例都曾入住京華國際酒店九樓，這一樓層自然成為調查人員鎖定的重點。在154份檢體中，8份檢出SARS病毒的遺傳物質。劉劍倫當時住的九一一號房並沒有驗出任何病毒蹤跡，不過，在他的客房與左右兩間客房外頭的走廊地毯與門檻上，調查人員卻蒐集到4份陽性檢體，表示劉劍倫在房間外可能發生嘔吐，或在走道上咳嗽，因此將病毒散播出去。此外，自通往九樓電梯的抽風扇蒐集的檢體中，也有4份呈現陽性。這表示劉劍倫的體液在搭電梯時霧化成為氣溶膠，之後短時間內搭乘同一部電梯的人，都有可能接觸到懸浮在空氣中的病毒。然而，調查人員認為觸摸電梯按鈕、門把或手扶梯不會感染病毒，指出病毒如果能透過此途徑傳染，其他飯店房客與工作人員早就被感染了。

就淘大花園而言，雖然調查人員從社區蒐集了143份檢體進行檢測，卻沒能偵測到任何SARS病毒的遺傳物質。不過，他們注意到，當時有一名慢性腎臟病患者在出院後來到淘大花園探視妹夫，並在妹夫的公寓住了幾晚，之後社區就陸續傳出確診案例。這名病患曾在威爾斯親王醫院接受洗腎，之後出現不適症狀，被院方診斷為流感。除了發燒與咳嗽之外，他也出現腹瀉。後來，裴偉士的團隊才發現，約10%的SARS病患都有腹瀉症狀。由於連續兩天都在糞便中驗出病毒，調查人員推測患者體內的病毒量非常高，研判他的排泄物可能是引發傳染的原因。調查團隊也發現，許多住家浴室裡的U型排水管已經乾涸或被拆除，而且許多住戶都在狹小的浴室裡裝了大型強力排風扇，抽風效能是所需風力的6到10倍。幾經思索，調查人員認為住戶在洗澡時打開風扇，藏在糞便中的病毒可能因此從污水管線被吸到浴室裡。或者，浴室的排風扇將受汙染空氣排到大樓外的天井，這些空氣又透過浴室通風孔飄進其他住家，或者在上下樓層的住戶開窗時飄進家裡。另外，3月21日當晚，E棟大樓為了修理破損水管，供水中斷16小時。停水期間，許多住戶用水桶沖馬桶，沖水時可能造成水珠噴濺，提高病菌傳播風險。總而言之，流行病學證據顯示SARS主要經由近距離飛沫傳染，具傳染力的患者咳嗽或打噴嚏時，帶病毒的飛沫可傳播約3英尺遠，這時周圍的人被傳染的風險最高。這也表示SARS不像流感，病毒無法在空氣中存活太久，因此很難釀成全球大流行，算是不幸中的大幸。此外，雖然新聞曾多次報導醫院內出現超級傳播者，造成人心惶惶，但SARS透過氣溶膠傳播的效果有限，不太可能受到恐怖份子青睞。雖說如此，一般人感染病毒之後，通常會在2到7天內開始出現症狀，而且這時傳染力最高，一個人就能將病毒傳播給3個人。如果醫院的防疫措施不夠完善，病患與護士又經常接觸，就很容易演變成超級傳播者事件。另外，京華國際酒店和淘大花園的案例也顯示，SARS可以在大型建物中有效傳播，對都市人口顯然是一大威脅。

・・・

科學家破解SARS的遺傳密碼，鑑定為冠狀病毒後，下一步就是找出病毒的起源。過去已知能感染人類的冠狀病毒有兩種，而這兩種病毒所屬的類群通常會感染哺乳類與鳥類，但是SARS並不屬於其中任何一類。儘管如此，SARS很可能是一種人畜共通疾病，動物宿主也應該就在最早傳出病例的廣東省。由於許多個案的接觸史都包含廚師和海鮮批發商，餐廳業者採買野味的動物市場自然是可疑的病毒源頭。

2003年5月，裴偉士的同事管軼帶了一些針筒、採檢拭子與樣品瓶，搭上火車前往深圳市的東門市場。在深圳市疾病預防控制中心（Shenzhen Centers for Disease Control）協助下，管軼找到野生動物販賣商，詢問能否採集鼻腔檢體與糞便拭子檢體。有些業者面露難色，但疫調團隊向他們拍胸脯保證，如果採檢造成任何動物死亡，將補償業者1萬港幣（約6美元）。不過多數情況下，管軼都能順利將動物麻醉，完成採檢。市場上販售的動物種類多得讓人眼花撩亂，除了貂、鼬獾、河狸，還有華南兔與果子狸等。兩天採檢下來，管軼蒐集了25份檢體，帶回實驗室分析後，發現6隻果子狸中有4隻帶有冠狀病毒，而且病毒的基因與人類冠狀病毒的相似度高達99．8％。另外，其中一隻貂也和果子狸帶有同樣的病毒，一隻鼬獾體內則有病毒的抗體。完成動物病毒基因體定序後，管軼與同事發現與動物病毒相比，人類病毒少了一個含28條核苷酸的片段。他們推論這段缺失的序列，或者突發的基因變異，給了病毒在人類身上傳播的能力。此外，接受血液檢查的動物販賣商與屠宰商中，各有四成與二成都帶有果子狸體內病毒的抗體，顯示這種病毒應該在動物與市場攤商間傳播了一段時間，只是都未引發疾病。雖然其他研究人員還無法馬上複製管軼的研究進行驗證，中國當局已下令禁止販售54種野生動物，同時疫調團隊也前往其他市場採檢分析。其他市場的檢驗結果也發現果子狸販賣商帶有ＳＡＲＳ抗體，表示在華南一帶，病毒經常從動物跨種傳播給人類。然而，這些研究並沒有指出病毒在自然界的動物宿主，也無法說明果子狸帶有的ＳＡＲＳ病毒，為什麼和人類ＳＡＲＳ病毒存在細微差異。一種可能是果子狸在野外或人工養殖場裡被其他動物感染，管軼與同事寫道：「果子狸、貂和鼬獾可能都從另一個目前未知的動物來源感染了病毒，這個來源也就是病毒真正的天然宿主。」換言之，中國動物市場上常見的果子狸等其他動物可能是中間宿主，能夠提高病毒傳染給人類的機會。

自那時起，有愈來愈多證據支持管軼的假說。２００５年，科學家發現中華菊頭蝠（Chinese horseshoe bat）身上的ＳＡＲＳ病毒與人類ＳＡＲＳ病毒分離株的相似度介於88%～92%。然而，蝙蝠病毒因為缺少了一個關鍵蛋白質，無法與人類細胞表面的受器結合，所以不具有直接感染人類的能力，必須先找到中間宿主做為跳板。２０１３年，由中國、澳洲與美國科學家組成的研究團隊有了另一個重大發現。團隊在雲南省昆明市的一個蝙蝠洞裡，發現兩個新的冠狀病毒株。不同於先前的蝙蝠病毒，這些病毒株已經帶有關鍵蛋白質，能感染包含人類肺部細胞在內的哺乳類細胞。這項發現雖然不能有效證明ＳＡＲＳ能透過蝙蝠直接傳染給人類，卻足以說明蝙蝠ＳＡＲＳ病毒能夠感染人類，與立百病毒（Nipah）、亨德拉病毒（Hendra）等其他蝙蝠病毒一樣，皆能導致人類發病。研究共同作者暨美國非營利組織「生態健康聯盟」（EcoHealth Alliance）主席彼得・達薩克（Peter Daszak）指出：「我覺得人類不應該再獵殺蝙蝠，也不應該再吃蝙蝠肉。」

人類也不應該再吃果子狸。研究人員在果子狸身上找到SARS病毒後，中國政府隨即禁止傳統市場販售果子狸，並要求相關業者嚴格落實感染管制措施，大刀闊斧的作為值得稱許。然而，中國饕客似乎難以抗拒珍稀野味的誘惑，不消多久，市場需求又讓果子狸價格飆漲到一隻200美元，看來不管當局如何禁止，餐廳菜單上還是能看到果子狸料理。為什麼中國人對果子狸如此愛不釋手？對許多人而言，果子狸是上等美饌，無論炭烤、紅燒或燉煮都無比美味。相傳果子狸也能滋補陽氣，傳統中醫理論認為，陽氣是人體內產熱的一股能量，天冷時有助保暖禦寒，因此秋冬時民間流行吃野味。

・・・

愛滋疫情爆發後，世人了解到食用叢林野味的文化與便利的國際交通，提供了人畜共通病菌感染人類、橫行全球的大好機會；二十一世紀的SARS疫情，則點出人類對外來野味的口腹之慾，加上便捷的跨國飛行，背後其實隱含不小的傳染病風險。SARS只是跟著旅客搭上飛機，就成功在30國釀成疫情，也因此被稱為「千禧世代第一個搭飛機旅行的疾病」。病毒只需要潛伏在不知情的民眾身上，就能搭著便車，輕鬆飛往新加坡、河內市、多倫多市等國際大城。病毒這次剛好在京華國際酒店找到人類宿主，只能說業者非常倒楣，但是任何一家接待國際商務旅客與背包客的香港飯店，都有可能經歷同樣的命運。一旦能以氣溶膠形式散播，病毒的傳播路徑就能連成一張密密麻麻的大網，將地球團團包圍，好比拿來一張德國漢莎航空（Lufthansa）的航線圖，將其中節點兩兩相連，重複操作10次後得到的結果。這是人類不曾面對的可怕威脅，各界也因此體認到國際空域和國家之間的實體邊境不同，人員與病原體的往來流動非常頻繁，也造就許多防疫破口。引裴偉士與管軼所言，繼九一一事件與炭疽桿菌信件攻擊之後，SARS在在提醒了我們：「大自然仍是人類社會最大的生物恐怖攻擊威脅。」

這次疫情也提供了其他教訓，其中最寶貴的一課，也許是了解政府刻意隱瞞，可能造成全球防疫網的一大漏洞。透過網路與新興網路爬蟲科技，世界衛生組織也許能偵測遠在異地、難以覺察的流行疫情，但政府仍能以看不見的國家之手封鎖消息，甚至在國內散播不實資訊。公開資訊可能衝擊國家經濟與政治利益時，政府尤其有掩蓋疫情之虞。直到4月中，一名中國人出面揭發北京市實際SARS確診數目後，中共官方才坦承國內疫情嚴重，開始投入資源對抗疫情。先前中共當局堅持首都北京市只有37例確診，但4月19日時，確診人數早已攀升到339例，且有8例死亡病例。SARS那時也已經擴散到山西省、內蒙古、廣西省與福建省一帶。幸虧當局後續實施大規模隔離措施，又以迅雷不及掩耳的速度建成醫院收治患者，才在千鈞一髮之際遏止疫情擴散。這次SARS疫情中，中國累計通報5327例，數量高居全球之冠，所幸多數個案集中在北京與廣州兩市。如果今天病毒鎖定貧困的鄉村地區下手，在缺乏先進醫療設施的情況下，後果實在不堪設想。

廣東省率先爆發SARS疫情後的三個月內，中國當局隱瞞疫情，意圖混淆國際視聽。由於中國官方提供不實資訊，加上當時掌握的資訊有限，世衛官員以為疫情是禽流感引起。幸好世衛發布全球警示，宣布SARS為疫情起因後，各國機場迅速實施入境篩檢，有效阻絕疾病從境外傳入。院方注意到超級傳播者的風險，施行嚴謹的感染管制措施後，院內群聚感染的疫情也漸獲控制。因此，ＳＡＲＳ雖然在全球一共造成８４２２例確診、９１６例死亡，疫情卻能在尚無特殊藥物或疫苗的情況下迅速趨緩。在國際新聞快速流通、網路無遠弗屆的年代，最新疫情消息傳播的速度比病毒還要快，也無形中加深了大眾對於疫情的恐懼。隨著多國關閉機場，香港通勤族神情緊張的畫面傳遍全世界，疫情重創旅遊、航空與服務業，全球經濟損失上看５００億美元。

不過，ＳＡＲＳ疫情也證明了全球疫情預警與應變網路（ＧＯＡＲＮ）運作成效良好，對世界衛生組織無疑是一劑強心針。ＳＡＲＳ讓世衛第一次有機會測試這項跨國實驗室合作平台，看看科學家與臨床醫師能否放下學術界的恩怨，共享病毒資訊與有效治療策略，為了大眾健康齊心抗疫。結果，這項網路建置完成後，科學家在一個月內就發現了新型冠狀病毒是ＳＡＲＳ的致病原，不久後也順利完成病毒ＤＮＡ定序，開始追查病毒的天然宿主。提出建置這個網路的海曼表示，ＳＡＲＳ證明了全球疫情預警與應變網路是非常有效的工具。他也坦言世界衛生組織受到老天眷顧，因為疫情是在香港爆發，說道：「如果ＳＡＲＳ發生在醫療體系比較落後的國家，可能到今天都還會傳出病例，而且要將全球疫情壓下來應該非常困難，甚至沒辦法做到。」

・・・

場景轉換到倫敦，在英國皇家學會（Royal Society）的一場疫情檢討會上，國際流行病學權威暨帝國學院（Imperial College）校長羅伊・安德森（Roy Anderson）憂心忡忡，認為這次疫情之後不能鬆懈。他指出，雖然世界衛生組織對SARS疫情處理得當，讓各界對聯合國重拾信心，但人類這次真的非常幸運。SARS疫情能獲得有效控制，在於病毒傳播力低，而且在中國與其他亞洲國家，政府推行居家檢疫、大規模隔離等「幾乎不近人情」的防疫措施時，民眾大多願意配合。他認為北美的民眾比較好強，配合度較低，祭出這麼嚴格的防疫政策可能會遭到強烈反彈，西歐也可能會有反彈聲浪，只是規模小一點。另外，SARS在天然動物宿主身上十分常見，代表病毒東山再起只是遲早的事。在那之前，如果又有流感病毒發生抗原變異，形成新型病毒，將對全球構成重大公衛威脅。安德森在總結時說道：「疫情得到有效控制容易讓人自滿，覺得有了一次成功經驗，未來一定勝券在握，但這種心態無非是將全人類健康置於險境，因為事實並非如此，我們沒有大意的本錢。」

附註

（1）裴偉士檢驗的第一批檢體來自淘大花園社區，檢體對冠狀病毒抗體呈現陽性反應，證實了社區爆發的疫情是由SARS引起。

— 8 —

伊波拉來敲門

「伊波拉疫情來得又急又猛……不但讓人錯愕，也措手不及。全世界，包括世界衛生組織，都太慢意識到眼前疫情的嚴重性。」

陳馮富珍博士　2015年1月25日

於世界衛生組織執行委員會伊波拉特別會議，日內瓦市

２０１３年十二月，在幾內亞東南部的偏遠村落美良度，一群小孩聚在一棵空心大樹下，拿起樹枝便開始往樹洞裡戳。這棵樹就在村民每日前往水坑取水的路上，是一種食蟲性（insectivorous）長尾蝙蝠的棲息地，當地人都戲稱這種蝙蝠為「會飛的老鼠」（lolibelo），小朋友最喜歡將又小又黑的蝙蝠從樹洞裡引出來。不過，逗弄蝙蝠不只是為了好玩而已，由於黑猩猩和其他野生動物在這一帶非常罕見，這種稱為安哥拉犬吻蝠（Mops condylurus）的游離尾蝠（free-tailed bat）是當地居民重要的蛋白質來源。對於美良度村的小孩來說，這顆空心樹就像賣漢堡的小販，而安哥拉犬吻蝠就好比一個麥當勞大麥克。

近幾年來，美良度村四周的雨林區逐漸被夷為平地，改種排列整齊的大片油棕樹，這些安哥拉犬吻蝠無處可去，附近只有村民以木頭與泥巴建成的簡陋茅屋，蝙蝠因此飛到屋簷下棲息，成了村子裡的常客。那天早上，沒有人知道小朋友們抓了多少隻蝙蝠煮來吃，只知道2歲男童埃米爾．瓦穆諾（Emile Ouamouno）抓完蝙蝠回家後，突然出現高燒、嘔吐與血便症狀。父親餵他喝了湯，希望能緩解腸胃不適的情形，但埃米爾的病情持續惡化，後來在12月6日死亡。不久之後，埃米爾懷有7個月身孕的母親也開始生病，3歲的姊姊後來也出現症狀。這次兩人都有嚴重出血情形，12月13日，埃米爾的母親死亡，未出生的嬰兒胎死腹中，姊姊之後也不幸去世。

美良度村和其他幾內亞東南部的雨林區村落一樣，都是瘧疾與拉薩熱（一種由老鼠傳播的出血熱疾病）的流行地區。埃米爾以及母親、姊姊身上出現的症狀都與這兩種疾病類似，因此當時沒有人懷疑可能有新的病原體出現，更不可能將矛頭指向每天與居民共處的安哥拉犬吻蝠。如果美良度村位於雨林深處、人煙罕至，這件事也許就此落幕。然而，從美良度村出發，沿著一條泥土路走6英里就能抵達蓋凱杜鎮（Guéckédou）。蓋凱杜鎮靠近獅子山與賴比瑞亞交界，是一座繁忙的貿易重鎮，從這裡能透過一條路面顛簸的公路向北前往基西杜古市（Kissidougou），之後接到主要幹道，便能通往幾內亞的鄰海首都柯那克里市。

幾內亞的兩大種族為基希族（Kissi）與戈拉族（Gola），主要以貿易維生。族名

「戈拉」據說來自一種稱為「柯拉」（Kola）的堅果，相傳具有提神醒腦的功效，在西非一帶深受歡迎。一般認為約十四世紀時，兩族從今日的象牙海岸（Côte d'Ivoire）往西遷移，來到上幾內雨林區定居。基希族的人口比戈拉族多，約有22萬人。由於基希族鮮少與首都的穆斯林多數族群往來，因此很難取得相關人口普查資料，但據傳約8萬名基希族住在靠近幾內亞邊境的雨林區，另外有14萬人住在賴比瑞亞與獅子山，戈拉族則主要分布於賴比瑞亞西部。殖民時期劃分的國家邊界雖然硬是將基希族分散於三地，但族人彼此語言相通，也具有共同血緣與風俗習慣，因此常見基希族人騎著摩托車，沿著泥土路輕易穿梭在國與國之間。有些族人也會乘著樹幹挖空製成的獨木舟，沿著賴比瑞亞與獅子山之間的天然邊界「馬諾河」（Mano River）四處拜訪親戚。由於居民往來頻繁，也難怪蓋凱杜鎮傳出離奇怪病後，不消幾週，四周城鎮也開始出現怪病的蹤影，包含西邊的馬森塔市（Macenta）、東邊的基西杜古市，以及南邊位於賴比瑞亞境內的佛亞鎮（Foya）。

第一個遭怪病纏身的是一位產婆。當時埃米爾懷孕的母親命在旦夕，奶奶急忙請來這位產婆，希望能救活自己的女兒和未出生的孩子。產婆在1月25日住進當地一家醫院，但經過8天治療後，仍於2月2日不治死亡。沒想到，她在住院前將疾病傳染給一位親戚，結果在位於邊境的蓋凱杜鎮引發另一起傳染事件。埃米爾的奶奶後來也染病死亡，在喪禮上，她的妹妹與多位前來弔唁的親友也同樣遭到感染，起因很可能是傳統喪禮習俗中，在下葬前整理遺體的方式。後來，在2月10日當天，馬森塔市一家醫院爆發院內感染。這起感染事件的源頭是一名來自蓋凱杜鎮的醫護人員，最後造成包含一名醫生在內等15人死亡，幾內亞衛生部因此在3月10日發布疫情警示。

第一位對疫情有所反應的是獨立醫療救援組織「無國界醫生」（Médecins Sans Frontières）。2010年，無國界醫生才在蓋凱杜鎮成立了重點監測站，負責監控瘧疾發生率，因此無國界醫生的專家團隊推論，疫情應該是由致死率高的瘧疾引起。然而，無國界醫生團隊向醫護人員詢問疫情始末時，發現許多患者雖然都有劇烈頭痛、關節與肌肉痠痛等典型瘧疾症狀，卻也出現完全不是瘧疾的臨床表現，例如大量出血、嘔吐與嚴重腹瀉。此外，許多患者也表示自己頻頻打嗝。團隊醫生初步研判是拉薩熱，並將調查結果呈報給布魯塞爾市總部。資深病毒性出血熱（viral haemorrhagic fever）專家米歇爾．范赫爾普（Michel Van Herp）閱讀報告時，特別注意到打嗝這項症狀。他想起之前診治的一名病患也有同樣症狀，而那名病患感染的不是別的，正是伊波拉。

．．．

伊波拉出血熱（Ebola haemorrhagic fever，簡稱伊波拉）是人類目前所知毒性最強的致命疾病。患者這一秒可能突發高燒，開始頭痛、喉嚨痛，下一秒症狀加劇，出現肚子痛、嘔吐與腹瀉症狀。隨著病況惡化，許多患者變得雙眼無神、一臉憔悴，而且皮膚冒出紫紅色斑點狀丘疹。由於控制橫膈膜的神經可能受到刺激，患者也會有打嗝情形。最可怕的症狀會在發病數天後出現，這時受伊波拉病毒感染的細胞與血管內皮細胞作用，造成血管滲漏，引發嘴巴、鼻孔、肛門與陰道等身體孔竅出血，有時甚至會發生眼睛出血。伊波拉對肝臟的損害尤其嚴重，製造凝血因子與其他重要血漿成分所需的細胞，都會被病毒趕盡殺絕。病患體內大量出血、凝血功能又嚴重受損，病情嚴重到無法挽回的地步時，患者的血壓會突然下降，引發休克與多重器官衰竭，最後一命嗚呼。發病過程如此駭人，也難怪有作家寫道：「伊波拉是一種完美的寄生蟲……身體的每一處在其無情啃噬下，都成了充滿病毒顆粒的腐敗黏液。」

伊波拉患者死狀悽慘，唯一能與之相提並論的要屬黃熱病。在重症案例中，黃熱病也會造成口腔、眼睛與消化道內膜出血，患者也可能因胃出血而嘔出黏稠的黑色嘔吐物。伊波拉患者發病時可能讓人不忍卒睹，但僅有約半數病患有出血情形，腹瀉其實是更常見的症狀。與愛滋病毒及ＳＡＲＳ相比，伊波拉的傳染性也比較低。患者接觸到伊波拉病毒後，通常會在2～21天的潛伏期後開始出現症狀，這時才具有傳染力，而且平均一個伊波拉病患只會將病毒傳給兩個人。相較之下，愛滋病毒與ＳＡＲＳ的基本傳染數（reproduction number）是四，而麻疹這類傳染力極強的疾病，基本傳染數又進一步升高為十八。

由於剛果民主共和國（Democratic Republic of the Congo，以下均簡稱為民主剛果）與中非其他國家先前皆曾爆發伊波拉疫情，范赫爾普知道伊波拉的死亡率能高達90％。２０１４年當時，全球並沒有伊波拉疫苗，也沒有任何批准的治療藥物。醫生只能提供支持性治療，為病患進行靜脈注射（俗稱打點滴），維持體液平衡，直到患者的免疫系統戰勝病毒為止。問題在於，伊波拉的傳染效率雖有限，病毒感染力卻很強，每一立方公分血液中就含有10億個病毒，而且靜脈注射可能導致注射部位不斷出血。有鑑於打嗝這項特殊癥狀，范赫爾普推測森林幾內亞區（Guinée Forestière）的疫情是由伊波拉引起，如果真是如此，就得立刻隔離患者和所有接觸者，曾處理過遺體的人也必須隔離，因為遺體可能還有病毒殘留。醫院也必須盡快實施嚴格的感染管制措施。問題是，無國界醫生懷疑伊波拉疫情爆發的消息一旦傳出，當地將陷入一片恐慌，旗下駐蓋凱杜鎮的醫療團隊也可能驚慌失措，因為他們沒有任何對抗伊波拉的經驗。再說，據范赫爾普所知，除了象牙海岸在1995年有一名瑞士動物學家確診以外，西非一帶從來沒有傳出伊波拉個案。既然還沒有可用的檢測試劑，范赫爾普認為還是小心為上：「進一步分析後，我和同仁說：『這一定是病毒性出血熱，我們可能要做好對抗伊波拉的準備，雖然這一帶之前從來沒有任何病例，還是不能大意。』」

范赫爾普說的沒錯，伊波拉的確不曾在幾內亞釀成疫情，但其實過去已經有學者懷疑伊波拉曾現身於西非地區。1982年，在賴比瑞亞鄉村一帶的拉薩熱疫區，德國科學家採集了上百位村民的血液檢體進行分析，當時使用的工具是快速又平價的一種顯微鏡檢驗，稱為間接免疫螢光染色法。科學家不只單純檢測拉薩熱病毒，也分析檢體是否帶有伊波拉病毒與同屬絲狀病毒（filovirus）的馬堡病毒[1]。之所以稱為「馬堡」，是因為病毒於1967年，首度在德國的馬堡鎮被分離出來。經過分析，科學家發現6％的檢體帶有伊波拉病毒的抗體，幾內亞與獅子山的檢體也呈現類似的結果。然而，由於檢測結果仰賴專業人員判讀，有時也會出現偽陽性結果，因此驗出伊波拉抗體這件事在當時並未引起科學家注意。後來在1994年，發生了瑞士動物學家遭感染的事件。當時在象牙海岸與賴比瑞亞交界處附近的塔伊國家公園（Tai National Park），出現一隻死亡多時的黑猩猩，這名動物學家隨後進行屍體解剖，很可能在過程中不小心感染了伊波拉。不過，她後續並沒有傳染給其他人，飛回瑞士接受治療後也順利痊癒。2006年，在幾內亞附近、獅子山東部的凱內馬綜合醫院（Kenema General Hospital），一個醫療研究團隊有了另一項值得深究的發現。他們和研究賴比瑞亞的德國科學家一樣，決定先針對院內收治的拉薩熱患者進行簡單的血液抗體檢測。在這之前，這些患者有三分之一都呈現拉薩熱陰性，研究人員因此推測他們感染的是另一種出血熱，或者是登革熱或黃熱病這類病媒蚊傳染病。結果，在2006～2008年間蒐集到的400份檢體中，近9％都呈現伊波拉陽性反應，讓研究團隊大吃一驚。不只如此，研究人員進行更精密的檢測時，發現多數檢體都帶有薩伊伊波拉病毒（Zaire ebolavirus）的抗體。這種病毒是伊波拉病毒亞種中毒性最強的一種，之前只在民主剛果、剛果共和國（Republic of the Congo）與加彭發現過。科學家想不透的是，這三個國家與獅子山相距3000英里，薩伊病毒株究竟如何從盛行區往西北方大躍進，在獅子山落地生根？雖然謎團未解，科學家仍認為這項發現有其重要性，因此在2013年8月撰文投稿到CDC旗下的《新興傳染病期刊》（Emerging Infectious

Diseases）。由於這項研究是美國陸軍傳染病醫學研究院（US Army Medical Research Institute of Infectious Diseases）與國內杜蘭大學（Tulane University）的合作計畫，研究主持人羅納德．修普（Ronald J. Schoepp）自認論文通過審查的機率很高。結果修普苦苦等了一年，最後卻被通知退稿，做出最終審查決定的委員告訴修普：「我不認為西非會有伊波拉病毒。」

到了3月中，無國界醫生日內瓦總部的高層評估蓋凱杜鎮的通報病例，察覺情況有異，因此派遣三組醫療團隊前往支援，其中一個團隊來自獅子山，並受過對抗病毒性出血熱的專業訓練。團隊於3月18日抵達蓋凱杜鎮，並隨即展開區域封鎖。范赫爾普很快加入應變行動，開始訪查鄰近村里進行疫調與公衛宣導。然而，幾內亞沒有一家實驗室具備處理伊波拉病毒的高防護規格，更沒有偵測絲狀病毒所需的精密儀器，因此血液檢體全都得送到遠在法國里昂市的巴斯德研究院。3月21日，曾在非洲工作的出血熱專科醫師西爾萬．貝茲（Sylvain Baize）來到研究院裡防護等級最高的生物安全第四級實驗室，經過分析後，他在多個血液檢體裡都發現伊波拉病毒的蹤影，證實幾內亞確實出現伊波拉疫情。如果要判斷檢體中的伊波拉病毒株是哪一種，必須使用5種病毒株的特異性抗體檢測（specific assay），分別進行更複雜的檢驗，工程十分浩大，因此現階段還無法斷定。不過，巴斯德研究院的發現已經足以讓幾內亞政府啟動應變機制。3月22日，幾內亞衛生部宣布國內傳出疫情的消息，世界衛生組織隔天也發布公告，表示接獲傳染病通報，指出幾內亞東南部雨林區出現快速蔓延的伊波拉出血熱疫情。

對世界衛生組織而言，幾內亞這波疫情來得非常不是時候。聯合國在2003年「抗煞」成功之後，2008年起卻因全球經濟衰退，預算遭大幅刪減。到了2014年，在世界衛生組織旗下的全球疫情預警與應變網路，已經共有130名成員被資遣，遭遇緊急事件時只剩一批核心團隊能處理。幾內亞通報疫情時，世界衛生組織的管理高層已經在同步監控中國的禽流感疫情、沙烏地阿拉伯（Saudi Arabia）的中東呼吸症候群冠狀病毒（MERS coronavirus）感染疫情，以及敘利亞的小兒麻痺疫情。不只如此，東北非的「非洲之角」（Horn of Africa）區域，以及介於撒哈拉沙漠及蘇丹草原之間的薩赫爾地區（Sahel region）也持續傳出武裝衝突與人道危機。跟這些燙手山芋相比，幾內亞偏遠森林區爆發的伊波拉疫情，只造成23例死亡，對於世衛官員來說根本不足掛齒。3月23日，世衛發言人葛瑞格里・哈特爾（Gregory Hartl）在推特（Twitter）上發文表示：「過往伊波拉疫情的確診案例最多不超過幾百個。」兩天之後，他進一步強調：「伊波拉一直以來都只是個地方傳染病。」

哈特爾自認伊波拉是小菜一碟，有些人卻不敢苟同。次日，世界衛生組織召開了緊急視訊會議，列席成員包含世衛非洲地區辦公室（AFRO）官員與日內瓦總部的緊急事務主管。世衛同仁在會中警告，森林幾內亞區疫情的蔓延速度超乎預期，而且後續很可能發生跨境傳播。由於死亡個案中也有醫護人員，世衛官員擔心醫院的感染管制措施可能不夠完善，加上疫情有擴大之虞，因此建議將疫情的警示等級上調至第二級。在世界衛生組織內部的三級制緊急事件分類中，這已經是次高的等級。然而，總部的資深官員仍決議維持第一級警示，並調派由三十八人組成的跨領域專家團前往幾內亞，負責監督、協助疫情偵測與個案追蹤。與此同時，無國界醫生也開始接獲通報，指出賴比瑞亞北部的佛亞鎮出現疑似個案，疫情似有跨境傳播的跡象。之後，幾內亞首都柯那克里市傳出了第一個確診病例。柯那克里市位於蓋凱杜鎮西方400英里，如今竟傳出案例，范赫爾普因此斷定病毒的擴散範圍已經超越控制。此言一出，幾內亞衛生部長雷米．拉瑪（Rémy Lamah）惱羞成怒，指示下屬只需記錄經檢驗證實（laboratory-confirmed）的確診個案，疑似個案與相關接觸者一律無須通報。結果，四月最後一週，幾內亞的官方確診病例數首度下降，讓世衛專家誤以為疫情高峰已過，殊不知拉瑪這項政策之後將成為世界衛生組織的心頭大患。

⋯

直到今天，沒有人能確定蝙蝠是否就是伊波拉病毒的天然宿主。截至目前，馬堡病毒是唯一在蝙蝠身上發現的活體絲狀病毒。不過，有研究團隊調查了加彭與剛果共和國的伊波拉重災區，結果在三種果蝠（fruit bat）身上發現伊波拉病毒抗體與病毒的RNA片段，其中一種是槌頭果蝠（hammer-headed bat，學名為Hypsignathus monstrosus），常被當地居民獵捕作為肉類來源。另外，研究人員也從埃及果蝠（Egyptian fruit bat，學名為Rousettus egyptiacus）身上分離出馬堡病毒，這些證據足以支持蝙蝠是病毒的天然宿主，也是造成人類感染的主要源頭。然而，大猩猩（gorilla）與黑猩猩偶爾也會感染伊波拉與馬堡病毒，因症狀嚴重而死的案例也時有所聞，所以猩猩也有將病毒傳染給人類的嫌疑。1967年，一批非洲綠猴（African green monkey）從烏干達被運往德國及前南斯拉夫（former Yugoslavia）的疫苗研究實驗室，結果爆發馬堡病毒疫情，造成三十七人受到感染，七名實驗室人員最後不幸死亡。

1994年，瑞士動物學家在象牙海岸感染伊波拉，起因幾乎可以斷定是森林中的猩猩屍體。1996年，加彭的梅依波特村（Mayibout）傳出十九位村民在雨林中發現一隻倒臥在地的黑猩猩，宰殺來吃後卻感染了伊波拉。剛果共和國歷史上，也曾發生多起黑猩猩與大猩猩大量死亡之後，人類接著感染伊波拉的案例。另一方面，猿猴感染伊波拉後非常容易死亡，地理分布範圍又有逐漸縮小的趨勢，顯見這些靈長類動物應該和人類一樣，都是伊波拉病毒的最終宿主，而非主要天然宿主。

目前伊波拉共有五種型別的病毒株，各以其首度被分離出來的地點命名。最早被分離出來的兩種是薩伊伊波拉病毒及蘇丹伊波拉病毒（Sudan ebolavirus），於1976年分別在剛果（舊稱薩伊）的楊布庫村與蘇丹發現。當年這兩地皆傳出疫情，發生時間也非常相近。蘇丹的疫情源頭是一名棉花工廠工人，楊布庫村疫情的指標個案則是一名在比利時天主教學校教書的男性教師。這名教師曾帶著新鮮的羚羊肉與猴肉到村子裡，顯示疫情應是由動物將病毒傳染給人造成。隔年，薩伊一名九歲女童在坦達拉天主教醫院（Tandala Mission Hospital）因感染伊波拉死亡，但其他家人都沒有被感染，病毒也沒有繼續散播。後來在1989年，第三種病毒在美國維吉尼亞州雷斯頓鎮的一家靈長類檢疫中心首次被發現，因此稱為雷斯頓伊波拉病毒（Reston ebolavirus）。當年美國從菲律賓輸入一批野生的長尾獼猴（long-tailed macaques）供動物研究使用，卻意外引發疫情。雖然這波疫情最後造成四名實驗室人員無症狀感染（subclinical infection），但無人死亡，表示雷斯頓病毒株並不會在人類身上引發疾病。第四種病毒是象牙海岸伊波拉病毒（Côte d'Ivoire ebolavirus），於1994年在曾赴塔伊森林的瑞士動物學家身上發現。第五種病毒亞型則是本迪布焦伊波拉病毒（Bundibugyo ebolavirus），名稱源自2007年在烏干達西部本迪布焦區發生的小規模疫情，該次疫情只造成約三十人染疫死亡。相比之下，七年前在烏干達北部古盧市（Gulu）爆發的薩伊伊波拉病毒疫情，最終造成425人確診，224人死亡。另外，1995年，在民主剛果人口只有四十萬的基奎特市（Kikwit），也發生過薩伊伊波拉病毒感染事件。

對於病毒生態專家來說，零星發生的伊波拉疫情，加上不同病毒亞型之間的基因變異，除了讓人混淆，也有礙研究進展。平均而言，每一種病毒株的遺傳歧異度（divergence）介於30%到40%，表示各個病毒亞型的天然宿主都不一樣，或者說佔有不同的生態棲位。而且由於科學家不知道疫情為何會一波一波出現，也不清楚各個病毒株的演化史，因此無從解釋薩伊伊波拉病毒為何致死率特別高，感染本迪布焦伊波拉病毒的死亡率卻低了許多。正因為伊波拉病毒充滿太多未知，人類只能從已知會增加傳染風險的因素中，找出自身能控制的變項，其中一個是食用叢林野味，另一個是社會行為與文化風俗。在西非文化中，最重要的莫過於和死亡、哀悼及喪葬有關的儀式。這些喪禮儀式除了受到基督教與伊斯蘭教影響，也與聯誼會或祕密會社的入會儀式有關。雖然少有外來者能走入這些會社一探究竟，但一般認為成員有崇拜「叢林神靈」的信仰，這些神靈住在森林中，通常以半人半鱷魚、配戴面具的形象出現。舉例來說，在傳統男性祕密會社「Poro」的入會儀式中，青少年會被帶到森林裡，被戴著面具的叢林神靈「吸納」，之後會進行割禮和以刀在皮膚刻出花紋的疤痕紋身。女性加入女性祕密會社「Sande」的方式類似，同樣會進行疤痕紋身，有時也會進行割禮。

不過，這類入會儀式的重要性，遠不足當地調和各種文化及宗教的混合性（syncretistic）信仰與風俗。喪葬習俗即是一例，其精神在於確保往生者在來世能與先人團聚。基希族以及曼德族（Mende）、科諾族（Kono）等當地民族，都有所謂「祖靈之地」的概念，不同於基督教義中的地獄或天堂，一個人死後何去何從，並不是由生前的作為決定，而是取決於仍在世的生者是否履行應盡義務，為死者完成特定的喪葬禮俗。其中一項儀式是為死者淨身與更衣，必須進行二次，第一次是在洗淨遺體後，為死者換上新衣或用上等布料包裹，供人瞻仰。第二次是入棺下葬時再次為死者更衣，通常使用較次等的布料。其他儀式包含遺體保存及獻祭，目的是驅趕惡靈或破除任何施加在死者身上的「巫術」或「降頭」。如果偏鄉地區的村民因為感染伊波拉病倒，被送往離家幾英里遠的伊波拉治療站（Ebola Treatment Unit）時，實踐這些儀式又更顯重要。當地人認為，如果沒有按照傳統禮俗完成各項儀式，或者有關鍵程序沒做，往生者將淪為孤魂野鬼，永遠在世間徘徊，還會對家人與村落降下詛咒。因此，對居民而言，感染伊波拉事小，往生者無法一路好走，進而挾怨報復，那才真正可怕。

此外，當地居民生病時，常會向女巫醫「zoes」求助。巫醫有時會以草藥治療患者，有時也會手觸患者身體，同時口中喃喃唸咒，試圖逼退引起惡疾的「邪靈」。爆發伊波拉疫情時，這種治療當然是造成病毒散播的一大風險。沖洗與接觸患者遺體也同樣危險，因為研究顯示患者死後，伊波拉病毒仍能在遺體的血液與器官中存活長達七天。

· · ·

談到這些傳統禮俗在非洲鄉村地區的重要性，以及堅守習俗造成的防疫挑戰，沒有人比尚賈克．穆延貝─坦方（Jean-Jacques Muyembe-Tamfum）更了解。穆延貝個子不高，但朝氣十足，總是笑臉迎人，他在民主剛果首都金夏沙的國家生物醫學研究所（National Institute for Biomedical Research）擔任所長，曾多次投身對抗伊波拉疫情，在國內素有「伊波拉醫生」的稱號。

穆延貝認為叢林野味是非洲傳統食物，因此並不主張禁吃野味，而是支持提供獵人衛教訓練，宣導如何以衛生安全的方式宰殺與處理動物屍體。對於將患者遺體火葬與禁止下葬儀式等防疫措施，他也有所微詞，表示：「如果帶走了患者的身，就傷了家屬的心。」

1976年，楊布庫村爆發疫情，那次是穆延貝第一次與伊波拉交手。當時比屬天主教醫院傳出許多人罹患怪病，院方查不出原因，穆延貝也不知道敵人是一種新型絲狀病毒。他表示：「我們聽說很多患者情況危急，瀕臨死亡邊緣，連天主教修女都難以倖免。衛生部長因此指示我過去評估疫情嚴重性。」當時薩伊由獨裁者約瑟夫．莫布杜（Joseph Mobutu）掌權，而穆延貝只是在金夏沙醫學院（Kinshasa Medical School）教微生物學的年輕教授。幕僚告訴他總統的私人噴射機已經準備接他過去時，穆延貝知道自己沒有拒絕的餘地。飛機降落後，他隨即搭上吉普車，經過四小時的顛簸車程，終於在深夜抵達醫院。一進醫院，他卻發現所有醫護人員早就逃之夭夭，病房空無一人，整間醫院只剩一個病童孤伶伶地躺在床上。穆延貝說道：「媽媽說孩子感染瘧疾，但我覺得應該是伊波拉，因為當晚他就過世了。」隔天一早，穆延貝發現醫院被焦急的村民擠得水洩不通，其中許多人很明顯正在發燒。

有傳言說我們從金夏沙帶了治療藥過來，我當時以為居民感染了傷寒，先請他們排隊，一個一個進行抽血。結果我從抽血部位拔出針頭時，穿刺的地方開始大量出血，嚇了我一大跳。我的雙手、手指都沾滿血，只能趕快用清水和肥皂洗掉。

穆延貝第二次對抗伊波拉是1995年。經過近二十年冬眠後，薩伊伊波拉病毒再次現身於民主剛果的基奎特市。疫情起源於市郊的一處森林區，早在一月就出現傳播跡象，但當時被誤認為是傷寒。三月時，基奎特綜合醫院（Kikwit General Hospital）的外科團隊為一名實驗室檢驗人員進行一項高風險手術，多名醫生後續感到身體不適，穆延貝前往調查後，才發現引發疫情的不是傷寒，比較可能是伊波拉。他之後將血液檢體送往美國亞特蘭大市的ＣＤＣ檢驗。基奎特市的伊波拉疫情最後造成３１５例確診病例，２５４例死亡，所幸當時政府封閉了通往金夏沙的公路，否則後果可能不堪設想。[2]

那次疫情之後，穆延貝與老朋友大衛．海曼再次搭上線。兩人第一次見面是在楊布庫村，當時海曼任職於ＣＤＣ。到了１９９５年，海曼已是世衛旗下新興與其他傳染病部門主任，負責協調基奎特市的國際疫情應變行動。海曼在一頭應付民主剛果的官員與國際媒體時，穆延貝在另一頭與地方村里長溝通，希望民眾配合防疫措施。海曼表示：「穆延貝向伊波拉病患說明他們體內有很多邪靈，邪靈想掙脫軀體出來害人，才會引發疾病。他也向居民說明許多外國人被派來當地，是因為這些邪靈非常強大，不是普通邪靈，所以自己需要外國人支援。他這麼一解釋，許多人立刻配合。」

２０１４年初，西非再度爆發伊波拉疫情，在最關鍵的前幾個禮拜，穆延貝十多年前的諄諄教誨早已被拋諸腦後。醫療團隊抵達幾內亞森林區後，當地居民見到一群身穿白色隔離衣的外國人，懷疑其背後動機不單純，最後竟演變成流血衝突。四月，民間傳聞有心人士蓄意將伊波拉病毒帶到幾內亞，憤怒群眾因此闖進無國界醫生位於馬森塔市的醫療中心，朝人道援助工作者丟擲石頭。無國界醫生被迫撤離工作人員，將醫療中心暫時關閉一週。到了七月，伊波拉持續肆虐，民怨四起，蓋凱杜鎮的基希族村民憤而破壞路橋、砍倒樹木，企圖阻擋醫療團隊的救援行動。如果當地人被發現協助外國醫療團隊，不只會被指控為「叛徒」，還會被族人毒打一頓。紅十字會（Red Cross）的「遺體管理團隊」也成了村民攻擊的目標，在剛果境內平均每個月遭受十起攻擊。在幾內亞西南部的福雷卡里亞省（Forécariah），民眾拒絕配合紅十字會進行抽血檢測，反彈聲浪最為強烈。噴灑含氯消毒水等消毒措施也遭到曲解，坊間便盛傳潑灑的藥劑根本不是消毒水，而是伊波拉病毒。最駭人聽聞的事件發生在南部恩澤雷科雷省（Nzérékoré）的烏美鎮（Womey），一個由醫療專家與政府官員組成的防疫團遭暴民無端襲擊，其中八名成員慘遭殺害，凶手還將屍體棄置在茅坑裡。

居民頑強抵制的情形不限於幾內亞，在西非伊波拉疫區，類似事件可說是層出不窮。常見的陰謀論包含病毒是美國軍事基地的生化武器、政府假借伊波拉榨取外援資金等。民眾對於伊波拉治療站尤其充滿戒心，擔心裡頭上演的其實是活摘器官、非法抽血等可怕情事。這種揣測其實無可厚非，畢竟許多人進入醫療站後，便再也沒出來過。部分謠言也反映了人民與政府的互動關係，以及對醫療援助計畫的整體印象。有些謠言則建立在民族共同記憶上，連結黑奴貿易以及殖民國家百般剝削、強取豪奪的黑暗歷史。外國醫療團隊使用的道路，多與十七與十八世紀時奴隸販子綁架黑人的路線重疊。十九世紀時，同樣的路線被殖民國行政長官用來送大量工人進入雨林開採橡膠。之後，在1990年代到2000年初之間，賴比瑞亞與獅子山爆發血腥內戰，叛軍以相同的動線，一面出口鑽石牟取暴利、一面進口武器延續戰爭。到了近代，全球對於天然資源的需求，又促成新一波資源剝削。為了生產木材或栽種木薯等經濟作物，愈來愈多林地面臨遭剷平的命運。這些人為開發、長年戰爭對鄉村貧窮人口的衝擊尤其嚴重，也造成人民對當政者的不信任，幾內亞就是非常貼切的例子。當地雨林區的居民長久以來固守傳統，拒絕被國內穆斯林多數同化。獅子山東部的凱內馬市，以及賴比瑞亞北部的洛法縣（Lofa）也是如此，當地居民並不信任終日在自由城（獅國首都）、蒙羅維亞市（賴國首都）高枕無憂的政治人物；與其聽從西裝筆挺的政府官員，他們寧可相信地方村里長。

也許因為在幾內亞遭到不友善的對待，無國界醫生首先站出來發聲，提醒各界當地人對外國醫療團隊心存顧忌，可能造成防疫工作窒礙難行。阿爾曼・斯普雷徹（Armand Sprecher）是無國界醫生的急診醫師，剛從首都柯那克里市完成派駐任務歸國。2014年五月，在倫敦市一場集結眾多疾病政策專家的會議上，斯普雷徹點出國際公衛圈面臨的「形象問題」。

> 最好的因應方式……是推出形象代言人，找來親眼見證治療站裡的一切、能夠現身說法的伊波拉康復者，請他們告訴大家，我們是真心為大眾健康著想，也盡全力想拯救性命。問題在於，要有康復者，首先要有病患，但是要有病患願意來找我們治療，又得先有康復者出來推廣。我們實在束手無策，進也不是、退也不是。

居民對治療站的恐懼不僅造成防疫困難，也導致病例統計資料無法確實反映實際情況。官方統計以柯那克里市的治療站收治的伊波拉確診或疑似病例為主，四月中，伊波拉病例數創下新低，讓許多專家鬆了一口氣，以為全球安然度過此次危機。但是柯那克里市累計病例數下降的同時，無國界醫生卻發現蓋凱杜鎮的個案死亡率突然飆升。斯普雷徹說道：「治療中心突然湧入許多病患，他們沒辦法再隱瞞病情，不得不進來治療。我們的團隊在村莊視察時，一眼就能看出有些人的病情嚴重到瀕臨死亡邊緣。疫情完全沒有趨緩的跡象。」柯那克里市四月與五月病例數下降一事，之後被普雷徹稱為「整次疫情最大的疑點」。

與看不見的病毒苦苦纏鬥的國家，不只有幾內亞。2014年三月初，一位名叫露易西．卡瑪諾（Luisey Kamano）的年輕女性來到幾內亞與獅子山接壤的邊界，請一位漁夫載她過河到對岸。卡瑪諾的母親、奶奶和兩個阿姨日前才因為感染伊波拉而死，她在悲痛之餘，也害怕自己會被強行送到伊波拉治療站。她表示：「有人跟我說一群白人在問我的下落，想把我帶去蓋凱杜鎮。聽說被抓到的話，會被注射毒藥然後慘死，所以我馬上逃跑了。」

卡瑪諾跨越邊境來到獅子山後，即使世界衛生組織已經知會當局她可能帶有病毒，卡瑪諾仍輕易躲過當局偵查。像這樣逃跑的疑似個案不只她一人，三月底時，許多先前在幾內亞照顧染病親屬的人都跨境來到獅子山，多數人更向著科因杜鎮（Koindu）出發。科因杜鎮位於東南部凱拉洪市（Kailahun）的深山裡，被連綿群山與鑽石礦脈環繞，民眾來到村子裡向巫醫芳達．曼德諾（Finda Mendinor）求診，據傳她的法力強大，能驅趕人體內引發惡疾的邪靈。沒有人能確切指出曼德諾治療了多少人，或是用了什麼治療方法，她很可能和多數巫醫一樣，一邊手觸患者額頭與身體，一邊振振有詞地唸咒施法，再輔以藥草治療。總之，唯一能確定的是，她的醫術並不能抵擋伊波拉病毒，因為曼德諾之後也不幸染病，並於四月底去世。眾人聽聞她的死訊，為她舉行了為期一週的隆重喪禮，許多人更風塵僕僕趕到科因杜鎮弔唁致哀。為了準備下葬，當地女性洗淨曼德諾的遺體，並為她更衣，其他人在瞻仰時圍繞在遺體旁邊，頻頻俯身親吻遺體。結果，曼德諾死後一個月內，獅子山當局就通報了三十五起經檢驗證實的確診病例與至少五起群聚感染事件。新一波疫情爆發，讓凱內馬綜合醫院繃緊神經，壓力指數幾乎破表。院方清楚記得，一年前，研究人員才從院內拉薩熱患者的庫存血清檢體中，檢出伊波拉病毒抗體。

・・・

凱內馬市位於鑽石大國獅子山的心臟地帶，卻瀰漫一股邊城的氛圍。一條由中國出資興建的公路是凱內馬市的聯外道路，平整的柏油路面在進入市區後馬上變成沙塵飛揚的紅土路。從古至今，這座城市吸引了眾多抱著發財夢的採礦者，準備往遠處的丘陵、山谷地前進，尋找蘊含豐富礦產的沖積礦床。在全盛時期，凱內馬市的主要廣場擠滿了珠寶交易商，個個願意出高價購買上等鑽石。這座城市曾見證繁華榮景，卻也歷盡不少風霜。1990年代初，凱內馬市遭武裝叛軍「革命聯合陣線」（Revolutionary United Front）佔領，首腦是前獅子山陸軍下士福迪・桑可（Foday Sankoh），以強徵兒童充軍與對兒童濫行截肢等惡行而臭名昭著。桑可靠非法鑽石交易換取大量軍火，最遠曾帶領叛軍推進至首都自由城，佔領當地多年後遭政府軍聯軍驅逐，之後又發動攻擊再次攻陷自由城。2002年，在聯合國維和部隊與英軍介入下，叛軍終於同意停火，為延續十多年的內戰畫下句點。內戰結束後，鑽石開採量增加了十倍，凱內馬市又恢復過去的一片榮景，但多年戰亂幾乎摧毀了獅子山的醫療體系，許多醫生情急之下逃到境外，後來返國的沒有幾個，其中一個便是烏馬爾・卡恩（Sheik Humarr Khan）醫生。

1975年，卡恩出生於隆吉鎮（Lungi），這座小鎮隔著海灣與自由城相望，也是獅子山國際機場所在地。卡恩家境清寒，在一家十個孩子裡排行老么。雖然出身貧困，他仍力爭上游，於1993年以全班第一名的成績畢業，並順利考進首都的頂尖醫學院。卡恩立志成為一名拉薩熱專科醫生，但人算不如天算，1997年，革命聯合陣線的叛軍挺進自由城，他不得不逃到鄰國幾內亞的柯那克里市。家人不斷勸他申請赴美簽證，與已在美國定居的哥哥、姊姊碰面，彼此有個照應。然而，2004年時，凱內馬市拉薩熱防治計畫主任安尼魯・康特（Aniru Conteh），在操作遭患者血液污染的針頭時不慎刺傷自己，之後不幸死亡。卡恩聽聞這項消息，決定應徵職位空缺，不久之後也正式走馬上任。

當時還沒有中國興建的公路連通自由城與凱內馬市，因此必須沿著未鋪柏油的石子路連續開八小時的車，忍受一路顛簸。卡恩抵達首都後，看到市區公立醫院因為與美國杜蘭大學簽署合作計畫，具備最先進的實驗室設施，不再受醫療資源落後所苦，感到非常高興。研究人員現在能為病患進行拉薩熱篩檢，也能立即提供治療。卡恩在研究室與婦產科病房兩端奔走，認真付出的態度很快贏得醫護人員的敬重，廣大市民也都知道他這號人物，尤其因為他是義大利職業足球隊AC米蘭（AC Milan）的死忠球迷，所以球隊打進歐洲冠軍聯賽（European Champions League）時，他當晚一定會到當地酒吧看轉播，坐在老位子上大聲為AC米蘭加油喝采。

卡恩得知幾內亞爆發伊波拉疫情後，隨即請所有護士做好準備，以防疫情擴散到凱內馬市。即使疫情不來，疑似病例的血液檢體也很可能會送來醫院做檢測，因為獅子山全境只有凱內馬綜合醫院能提供聚合酶連鎖反應（PCR）檢測。後來，醫院裡一名護士開始出現症狀，卡恩於五月二十四日確認血液檢體呈陽性反應，斷定為國內第一起確診時，一切都已經太遲。原來日前婦產科收治了一名孕婦，醫護人員不知道她其實感染了伊波拉病毒。幾天後孕婦流產，也在無形中將病毒傳播給其他人。

面對疫情來襲，卡恩在醫院門口設置分流區（triage zone），並加強對工作人員的宣導，提醒他們進入收治伊波拉患者的紅色區域時，千萬要避免接觸血液、嘔吐物與其他體液。之後，杜蘭大學的研究同仁帶來手術用手套與個人防護裝備，卡恩便向醫護人員示範如何安全脫除隔離衣，說明使用含氯消毒水清潔、消毒隔離衣和手套的正確方式。幾個禮拜之內，醫院開始湧入大量伊波拉病患，其中多名確診個案都曾參加曼德諾的喪禮。許多第一線護士忙得不可開交，又承受極大壓力，完全將標準防護措施拋諸腦後。為了遏制疫情蔓延，卡恩來到凱拉洪市與各個村長會面，努力傳達伊波拉對當地居民的重大威脅，結果許多村長不但否認疫情發生，還漠視卡恩的請求，拒絕將疑似個案送往凱內馬市接受檢測。有一次，一位村長竟強行扣留政府發配給卡恩的豐田汽車，隔天歸還時還出言警告他不要再踏進凱拉洪市一步。卡恩一行人所到之處盡受民眾抵制，在科因杜鎮的遭遇尤其悽慘。居民不只設路障抗議，還朝卡恩的車扔擲石頭，造成擋風玻璃破裂。杜蘭大學研究人員羅伯特・蓋瑞（Robert Garry）當時在凱內馬市協助卡恩，回想起當時狀況，他說：「有謠言說我們到凱拉洪市的目的是散播疾病，說我們會把人強行帶走，一去不回。民眾的態度基本上就是：『不要來騷擾我們』。」

伊波拉已經跨境傳播的消息，讓獅子山當局急得像熱鍋上的螞蟻。後續幾天，卡恩不斷接到總統辦公室與衛生部打來的電話，語氣一通比一通還著急。那時，共享醫院實驗室資源的西雅圖非營利組織「Metabiota」也證實獅子山爆發伊波拉疫情，並接獲請求，希望組織派員到賴比瑞亞首都了解狀況，因為郊區的新克魯城（New Kru Town）近期通報多起伊波拉疑似個案。然而，第一線的世衛官員卻否認通報屬實，向當地非政府組織保證伊波拉不會在都市引發疫情，而且病毒絕對不會散播到自由城。根據美聯社取得的資料，從世衛日內瓦總部資深官員彼此往來的備忘錄與電子郵件可看出，第一線官員、世衛總部，一路到聯合國高層，都否認伊波拉疫情的嚴重性。六月二日，擔任世衛旗下衛生安全與環境事務助理祕書長的福田敬二，在一份呈給祕書長陳馮富珍的匯報提要中指出：「將伊波拉疫情視為全球公衛緊急事件可能被外界解讀為帶有惡意……也可能影響世衛與疫區國家的合作關係」，他並強調這次疫情應作為次區域（sub-regional）公衛事件處理。世衛流行疫情與傳染病部門（Department of

Pandemic and Epidemic Diseases）主管希薇・布里安（Sylvie Briand）也表示認同，她在六月四日寫給同事的電子郵件中提到：「我不認為現階段宣布伊波拉為『國際公共衛生緊急事件』（Public Health Emergency of International Concern）會有助對抗疫情。一旦宣布，世衛就必須提出建議作為，附帶風險只會傷害疫區國家，對改善公共衛生問題並沒有幫助……我覺得那是不得已的下下策。」由於同仁一致認為疫情未達全球大流行等級，陳馮富珍直到七月底才將內部警示等級上調至最高的第三級，也一直要到八月八日，世衛才終於回應國際壓力與各界疑慮，坦言疫情已經如無國界醫生所言「完全失控」，陳馮富珍並宣布伊波拉疫情構成國際公共衛生緊急事件。

對卡恩來說，世衛這份公告實在來得太晚。為了控制疫情，獅子山衛生部決議將所有疑似病例從自由城轉介到凱內馬市，患者必須坐進沒有冷氣的救護車，忍受四個小時悶熱又顛簸的車程。衛生部這項政策表面上看似合理，畢竟相較國內其他醫院，凱內馬市立醫院的醫護人員有治療拉薩熱的經驗，對病毒性出血熱算是略知一二。不過，凱內馬市也是反對黨獅子山人民黨（Sierra Leone People's Party）的鐵票倉。因此，救護車載著伊波拉患者陸續抵達醫院時，有謠言指出伊波拉是執政黨全民國會黨（All People's Congress Party）的陰謀，宣稱護士被指示在患者體內注入伊波拉病毒，造成疫情擴散，才能吸引國際援助資金，圖利首都的政治高層。七月初，一名婦女來到凱內馬市的市集中央，以木箱充當講台，高談政府與醫院勾結的陰謀論，讓緊張情勢進一步白熱化。她聲稱自己之前在醫院擔任護士，親眼看到卡恩下毒謀害病患，以激烈言詞煽動群眾衝進醫院示威。為了保護醫院，卡恩封鎖大門，指示醫護人員全數撤離，警方則在外頭發射催淚彈驅離抗議民眾。

這些指控當然是子虛烏有，因為感染伊波拉的高風險群並不是院內其他病患，而是卡恩和其他醫護人員。護士威爾．普利（Will Pooley）回想當時情景，表示醫院裡根本一片混亂。他當時剛在英國取得合格護士證照，六月時志願到伊波拉前線支援。早上到醫院值班時，發現五具以上的屍體倒臥在廁所間只是家常便飯，而且屍體幾乎是浸泡在嘔吐物與帶血的排泄物裡。撇開隨處可見的蛆和果蠅不說，整天穿著隔離衣的悶熱感才真正教人窒息。普利發現許多護士無法忍受這般悶熱，最後受不了時竟索性脫下隔離衣。有些人則是草率消毒後就直接用手潑水洗臉。最可怕的是，他常常看到醫護人員一起共食，完全沒想到剛從伊波拉治療站回來的人可能也從同一個碗裡拿東西吃。他說：「所以我從來不在醫院吃東西。」

第一個染疫倒下的醫護人員是卡恩的同仁阿列克斯．莫伊格波（Alex Moigboi）。

卡恩行事一向謹慎，但這次他罕見地違反醫院作業準則，在無防護的狀態下查看莫伊格波的眼球有無異狀，也不免接觸到他的皮膚。莫伊格波不久後確診，並於七月十九日過世。這時，院裡人人喜愛的護士長穆巴魯・方妮（Mbalu J. Fonnie）也開始發燒。卡恩難以接受她感染了伊波拉的事實，即使方妮的血液檢體明顯呈現陽性反應，卡恩仍讓她在「疑似病例」治療區待了很長一段時間。方妮服用了抗瘧疾藥物（antimalarials），也接受靜脈輸液治療，但病情仍無起色，卡恩也愛莫能助，方妮最後於七月二十二日病逝。現在輪到卡恩感覺身體不適，他馬上與同事保持距離作為預防措施。卡恩的血液檢出伊波拉陽性後，院方認為如果讓他留在醫院內，卡恩確診的消息可能驚動病患與醫療團隊，幾經討論後，決定送他到無國界醫生在凱拉洪市的醫療中心接受治療，殊不知這一送竟也送走了卡恩的命。凱內馬醫院的治療方式是提供靜脈輸液，但無國界醫生認為注射可能引發出血死亡，風險大於潛在效益，因此讓卡恩接受口服藥物治療，以乙醯胺酚（paracetamol）止痛、抗生素治療腹瀉，並輔以緩解脫水用的補液鹽（rehydration salt）。無國界醫生當時也考慮使用實驗性藥物「ZMapp」，這種藥物在猿猴藥物試驗中成效不錯，但尚未進入人體臨床試驗階段。六月時，加拿大公衛機構的研究人員帶了三種伊波拉治療藥來到凱拉洪市，計劃測試藥物在熱帶環境中的成效，而那些藥瓶就放在離卡恩病房不遠的冷凍箱裡。對於要不要讓卡恩服藥，無國界醫生實在難以抉擇。ZMapp也許能帶來一線生機，但如果卡恩最後仍回天乏術，大眾可能會指控無國界醫生加速了卡恩死亡，甚至被抹黑成毒死卡恩的凶手，進一步加深民眾對醫療團隊的猜忌與不信任。再三評估過後，無國界醫生決定不要讓卡恩服用ZMapp，已經處於病危的卡恩當然也沒聽過任何人提起這件事。隨著他的白血球數持續下降，治療團隊開始討論是否應出動救護直升機，將卡恩後送轉診，但這屬於高風險作業，並沒有相關作業準則能依循。許多人也認為，即使有直升機在隆吉機場等著載他到歐洲治療，以卡恩的虛弱狀況，能不能撐到機場都是一個問題。後來怎麼做都已經無關緊要了，因為七月二十九日當天，卡恩在團隊做出最後決定前就已病逝。卡恩死後，各界開始呼籲盡速擬定安全載運醫護人員的作業準則，這對於為非政府組織或世衛工作的外籍人員尤其是一大保障。後來，英國護士威爾．普利在八月時也感染了伊波拉，他之前曾照顧一名雙親都死於伊波拉的嬰兒，但嬰兒初步檢測呈現陰性反應。拜賜於卡恩案例引發的後續效應，他被英國皇家空軍（Royal Air Force）的救護直升機送往倫敦市治療。在皇家自由醫院（Royal Free Hospital）的高規格負壓隔離病房，普利接受ZMapp治療，之後痊癒出院。同一時間，在蒙羅維亞市的兩名美籍傳教士肯特．布蘭特利（Kent Brantly）與南希．瑞特波（Nancy Writebol）也開始發病。他們之前曾在慈善機構「撒瑪利亞救援會」（Samaritan's Purse）設立的「以永恆之愛贏得非洲」（Eternal Love Winning Africa，以下均簡稱ＥＬＷＡ）治療中心工作，協助照顧病患。撒瑪利亞救援會最後決定以直升機將其載送到喬治亞州，由亞特蘭大市的埃默里大學附設醫院（Emory Hospital）進行搶救。院方先給予Zmapp穩定病情，兩人最後也戰勝病魔。

美籍傳教士與卡恩獲得的治療存在極大落差，讓卡恩的哥哥「C-Ray」很不是滋味，他認為：「如果美國人能接受這種治療，我弟弟當初也應該享有同樣治療才對。」許多專家表示贊同，擔心如果順利痊癒的患者多是外籍醫護人員，民眾可能會對伊波拉治療站更不信任，因此應該以治療痊癒為誘因勸說，而非以住院隔離威逼就範。卡恩的死訊不只震驚了獅子山的醫療界，也引發當局一片譁然。在美國，一位醫生平均負責四十八名病患，但在獅子山，一位醫生平均得照顧４５０００名病患，卡恩是國內對抗伊波拉的大將，更是總統歐內斯特．巴伊．柯洛瑪（Ernest Bai Koroma）讚譽有加的「國家英雄」，因此他的死對防疫工作無疑是一大打擊。卡恩死後隔天，柯洛瑪宣布全國進入緊急狀態，並成立總統特別工作小組（presidential task force）指揮全國疫情應變行動。

・・・

居民在馬諾河一帶能自由跨越邊境，病毒因此有機可乘，將魔爪從幾內亞伸向獅子山，但深受其害的還有賴比瑞亞。伊波拉疫情在當地爆發時，全國醫療體系完全無法招架，過去幾次疫情發生的憾事再度重演。洛法區的佛亞波瑪醫院（Foya Borma hospital）就是很好的借鏡，也普遍被視為賴比瑞亞指標個案的出現地點。CDC流行病學家追溯伊波拉疫情源頭，發現有一名女性在四月初從蓋凱杜鎮來到佛亞鎮。當時賴比瑞亞沒有實驗室能進行酵素聯結免疫吸附分析法（ELISA）檢測，更不用說精密的聚合酶連鎖反應檢測。由於她出現嚴重腹瀉，主治醫生認為她感染了霍亂。即使到了第二天，她開始有出血症狀，醫師也完全沒有懷疑可能是伊波拉作祟，只認為可能合併感染了拉薩熱。然而，伊波拉得以在佛亞鎮壯大勢力，除了因為當地缺乏檢測量能，另一個原因是護理人員對感染管制措施的知識不足，而且沒有橡膠手套或口罩可用，連自來水也難以取得。由於賴比瑞亞的醫療資源長期匱乏，即使伊波拉專家幾十年前就列出這些基本防護條件，情況仍遲遲未見改善。結果，幾天之後，多名醫護人員與病患也感染了伊波拉病毒。一旦伊波拉疫情開始在佛亞鎮蔓延，無論當局如何防範遏止，病毒傳到首都只是早晚的事。一般認為將病毒帶到蒙羅維亞市的是一名男性患者，他搭乘計程摩托車到市郊的費爾斯通治療中心（Firestone treatment centre）求診，一路上感染了計程車駕駛和其他人。結果到了四月七日，賴比瑞亞已經通報了二十一例確診病例與十例死亡。不過，從四月九日到五月底這段期間，國內都沒有傳出新的感染個案。六月時，世界衛生組織有鑑於賴比瑞亞已連續四十二天（兩個病毒潛伏期）都無新增確診病例，依其標準宣布賴比瑞亞自伊波拉疫區除名。

不料和幾內亞當時狀況一樣，官方病例數再次誤導了公衛專家。伊波拉並未消失，而是轉為暗中行動。學者進行回溯性親緣關係研究後，發現當時至少有三個相關病毒株同時在賴比瑞亞、獅子山與幾內亞三國邊境傳播。六月初，賴比瑞亞的新克魯城傳出六位居民發病，成了疫情死灰復燃的第一個跡象。不久後，許多病患陸續到甘迺迪醫學中心（John F. Kennedy Medical Center）報到。這家醫院在先前內戰期間嚴重受損，因此雖然貴為賴國境內唯一的指定收治醫院，卻沒有隔離病房，醫護人員也無個人防護裝備可用。在醫療資源短缺的情況下，凱內馬醫院的慘劇再度重演，醫院很快爆發大規模群聚感染，導致當局在七月中下令封院。如此一來，蒙羅維亞市只剩一家能治療伊波拉的醫院：由基督教救援組織「撒瑪利亞救援會」經營的ELWA醫院。甘迺迪醫學中心封院後，ELWA醫院收治的病患迅速暴增，醫護開始疲於應付。後來，傳教醫生肯特．布蘭特利於七月二十二日病倒，院方評估後，決定在月底將布蘭特利與另一名同仁南希．瑞特波後送至亞特蘭大市治療。相較之下，賴比瑞亞當地居民並沒有這種特殊待遇。一位當地民眾不滿國人受到醫療差別待遇，氣憤之餘，竟在七月底闖入政府的緊急應變中心（Emergency Operations Center），點燃汽油彈縱火，造成用於追蹤疫情的電腦設備損毀。撒瑪利亞救援會之後關閉ELWA醫院，於隔壁另外開設全新的ELWA 2醫院，但床位仍嚴重不足，病患只能住在醫院大樓外的帳篷裡。病患擠不進醫院就診、倒在路邊奄奄一息的駭人畫面，證實了無國界醫生當初的警告，疫情確實已在西非「全境擴散」。然而，世衛總部高層似乎不為所動，即使知道地方疫情嚴峻，依舊只將伊波拉定調為區域公衛危機。

讓局勢有所轉變的關鍵是一位名叫派翠克．索耶（Patrick Sawyer）的賴比瑞亞裔美國人。七月二十日，索耶搭機前往素有「非洲第一大城」之稱的奈及利亞首都拉哥斯市（Lagos）。他是一名律師，任職於礦業集團安賽樂米塔爾（ArcelorMittal），當時正要代表賴比瑞亞財政部，前往奈國南部的卡拉巴市（Calabar）參加會議。事實真相已無從得知，但至少這是索耶抵達穆爾塔拉・穆罕默德國際機場（Murtala Mohammed International Airport）後，向海關查驗人員提供的說詞。幾天前才在蒙羅維亞市照顧生病妹妹的索耶，其實已經感染了伊波拉。有一派說法是他早就知道自己染疫，後來評估奈及利亞的醫療品質應該比較好，才急著逃出境。然而，一登上前往拉哥斯市的飛機，索耶就出現嘔吐與排血便的症狀，讓其他乘客陷於感染風險之中。降落後，他隨即被送往市區的第一顧問醫院（First Consultant Hospital），索耶一開始矢口否認自己有傳染病接觸史，堅持馬上辦理出院，好繼續前往卡拉巴市。護理人員起初判斷他可能感染了瘧疾，但隨著索耶的症狀加劇，一名醫師懷疑情況不單純，決定進行抽血檢驗。看到血液驗出陽性的當下，她立刻在院內實施感染管制措施，並向當局通報個案，警示應追蹤同機其他乘客。索耶最後一共造成十九人感染，幸好這名醫師當機立斷，才遏阻疫情進一步擴散。只可惜她無法阻止病毒的陰謀得逞，索耶在五天後不治死亡。八月時，這名醫師也染疫病逝，在這次疫情的死亡名單上又添一例英勇殉職的醫護人員。

「索耶事件」敲響了全球的防疫警鐘，賴比瑞亞總統艾倫・強森・瑟利夫（Ellen

Johnson Sirleaf）下令關閉邊境，並限制國內外交官員出境。美國隨後也針對賴比瑞亞發布旅遊警示，建議國人非必要避免前往。時為紐約房地產開發商的川普（Donald Trump）在新聞上看到撒瑪利亞救援會的染疫傳教士已經返抵亞特蘭大市，在推特上發文呼籲：「不要讓伊波拉患者帶病毒入境美國」，還說：「美國不應該讓感染伊波拉的人回來。他們自願去遙遠國度幫忙很有愛心，但是後果要自行承擔！」隨著恐慌籠罩全球，英國航空（British Airways）、法國航空（Air France）等各大航空業者紛紛暫停飛往賴比瑞亞、幾內亞與獅子山的航班，只剩布魯塞爾航空（Brussels Air）和摩洛哥航空（Air Maroc）兩家業者持續載送醫護人員與重要救援物資進出西非。伊波拉病毒共同發現者彼得·皮奧特對此表示感慨，說道：「老實說吧，西非有一波疫情，叫做伊波拉，全球也有一波疫情，叫做伊波拉恐慌症。」

從疫情爆發至今，陳馮富珍從來沒有改變過立場，堅信疫情還未嚴重到需要世衛提升應變層級。然而，現在任何人都看得出伊波拉散播的速度與分布範圍，已經遠遠超過世衛預期，賴國總統瑟利夫於八月六日宣布全國進入緊急狀態後，陳馮富珍再也無法對失控的疫情裝聾作啞。八月八日，在國際社會施壓下，陳馮富珍終於宣布西非伊波拉疫情為國際公共衛生緊急事件。無國界醫生國際主席廖滿嫦（Joanne Liu）後來痛批陳馮富珍的這項決定，根本不是為了處理非洲日益嚴峻的人道危機，而是屈服於國際輿情，生怕一個防疫破口出現，病毒就會迅速攻陷美國或歐洲主要城市。廖滿嫦指出：「知道伊波拉能橫渡海洋、流行全球之後，國際社會不能再是一盤散沙，必須展現政治決心。只有在伊波拉構成國際公衛威脅時……各國才終於意識到疫情的嚴重。」

然而，隨著疫情告急，無國界醫生的醫療量能與人道救援能力也備受考驗。三月疫情剛爆發時，無國界醫生旗下還有不少資深專業醫生，在需要時能立即投入對抗伊波拉疫情，但自那時起，無國界醫生已經出動了所有出血熱專家、所有受過專業訓練的醫護人員與後勤人員，更在短時間內培訓1000名志工，擴大疫情應變能力。無國界醫生那時也開始在蒙羅維亞市興建ELWA 3醫院，待九月底正式啟用後，將會是全球規模最大的伊波拉治療中心。然而，撒瑪利亞救援會將兩名美籍傳教士送回國後，後續動作卻讓當地醫療體系近乎崩潰。撒瑪利亞救援會很快關閉了在蒙羅維亞市與佛亞鎮兩地，也是全國唯二的伊波拉治療中心。這麼一來，對抗伊波拉疫情的重擔幾乎全壓在無國界醫生肩上。世界衛生組織宣布伊波拉為國際公衛緊急事件後，雖然有其他人道救援組織立即介入，但救援力度遠遠不及2010年海地大地震，或是2013

年重創菲律賓的海燕颱風等天災。世衛的公告在短期內並無助於控制疫情，反而導致事態惡化，廖滿嫦對此表示：「我們不想明講，但在如此緊要的關頭，大家卻遲遲不肯投入抗疫救援行列，一再拖延。」

造成各界救援動作遲緩的一個原因是恐懼。1994年，美國知名雜誌《紐約客》（New Yorker）專欄作家理查・普雷斯頓（Richard Preston）出版了暢銷書《伊波拉浩劫》（*The Hot Zone*）。自那時起，伊波拉就在大眾心中成為一種張牙舞爪的致命病毒。普雷斯頓以1989年維吉尼亞州雷斯頓靈長類檢疫中心爆發的疫情為主線，並輔以與楊布庫村疫情康復者訪談的資料，他以鉅細靡遺的文筆描述伊波拉最為怵目驚心的症狀，談到有些病患在發病後期會「七竅流血」而死，血液從眼睛、鼻孔與腸子不停滲出。雖然這些症狀非常罕見，這些敘述卻足以讓大眾相信伊波拉就像普雷斯頓說的，是一種冷酷凶殘的「分子級鯊魚」。在內容安排上，普雷斯頓獨具巧思，開頭仿照進入生物安全實驗室前的層層管制程序，還放上生物危害標示，帶領讀者化身為研究人員，準備進入高規格實驗室探索伊波拉不為人知的祕辛。此外，他也花了大量篇幅敘述雷斯頓事件的經過，一再強化了伊波拉作為生化武器的可能性，讓大眾覺得病毒可能隨時從非洲叢林間現身，或在激進恐怖份子的實驗室裡被創造出來，讓地球瞬間成為人間煉獄。普雷斯頓嚴正警告：「病毒的遺傳密碼只要稍有改變，就可能透過咳嗽飛沫散播，一舉消滅人類。」專家後來指出這種說法有誇大之嫌，伊波拉病毒其實不太可能以活性氣溶膠的形式傳播。即便如此，由於雷斯頓疫情爆發地點與美國首都相距不遠，各界憂心伊波拉可能構成生物安全威脅，美國熱帶醫學與衛生學會（American Society of Tropical Medicine and Hygiene）因此在一場於夏威夷舉辦的會議上，以伊波拉傳染作為兵棋推演的模擬事件[3]。雷斯頓傳染事件也讓美國醫學研究院正視伊波拉的威脅，於1992年將其與愛滋病一同列為新興傳染病。

・・・

到了八月中，倒臥在蒙羅維亞市街頭的屍體愈來愈多，總統瑟利夫焦慮地不知如何是好。情急之下，她下令將所有伊波拉患者移至西點區（West Point）一間由學校改建的臨時安置中心。西點區是蒙羅維亞市一處人口約五萬人的貧民區，居民大都生活在赤貧之中。民眾不滿總統將伊波拉患者全送來西點，竟然洗劫安置中心，十七名伊波拉患者也趁亂逃到貧民窟中。八月二十日，事發四天之後，瑟利夫下令警方與軍隊封鎖西點區所有出入要道，並實施全區隔離。

西點是反對黨的大本營，不消多久，民間就盛傳伊波拉是政府搞出來的騙局，瑟利夫的真正動機是鎮壓當地的武裝反叛勢力。實施隔離後，糧食價格飆升，行動受限的貧民窟居民憤而走上街頭抗議。後來，一名中央政府官員在維安人員戒護下，準備將家人護送出西點區時，一群暴民突然失控衝向封鎖線。警方與武裝軍人先以警棍與盾牌逼迫民眾退回區內，但抗議群眾後來開始丟石頭攻擊，軍警因此開槍射擊，造成兩名年輕人中彈受傷，其中只有十五歲的薩克．卡馬拉（Shakie Kamara）經送醫後仍傷重不治。卡馬拉的死讓瑟利夫有如大夢初醒，於十天後宣布解除隔離，但傷害已經造成，大眾對防疫措施的配合度也來到新低。

八月底時，CDC主任湯姆．佛利登（Tom Frieden）在新聞上看到警方毆打民眾的殘暴行徑，很是驚訝，決定親自到西非評估情勢，並與瑟利夫等其他西非國家元首會面。佛利登也不是沒見過大規模流行疫情，但賴比瑞亞的慘況讓他不敢相信自己的眼睛。他來到蒙羅維亞市一間草草搭建的無國界醫生治療中心，發現一名醫生竟然要照顧120位病患。

有些病患……正辛苦與病魔纏鬥，身邊就躺著已經死去的患者……要將死者搬走，需要六名身穿隔離衣、全副武裝的工作人員，但人手根本不足，無法立刻處理……我特別記得其中一區，裡面有八張病床，說穿了也就是鋪在地上的八張床單，有一名女性臉朝地躺著，一頭玉米辮綁得非常漂亮。我後來走近一看，發現她已經死去多時，還有蒼蠅在腳上爬來爬去。她也是醫療團隊沒有空處理的遺體，每天有這麼多患者死亡，多到連遺體都來不及處理，真的非常淒慘。

佛利登告訴瑟利夫目前情況已經很不樂觀，但之後還會快速惡化，如果要控制疫情，就必須以專業、有系統的方式對抗伊波拉。他建議瑟利夫與地方單位交涉溝通，因為近期不可能會有多餘病床收容患者。佛利登回到美國後，向歐巴馬總統（Barack Obama）彙報，表示西非疫情遠比他設想的最壞情況嚴重。他之後發布了一份媒體聲明稿，批評世界衛生組織未積極應變伊波拉疫情，與愛滋大流行前幾年反應慢半拍的作為有得比，足見這些年並無長進。廖滿嫦也決定採取大動作，九月二日，她在紐約聯合國總部的會議上，發表了一場震撼人心的感性演說，譴責各國聯合起來束手旁觀、毫無作為，並警告與疫區國家斷絕往來，放任其自生自滅，疫情也不會自行結束，因此非解決之道。

要控制疫情，各國必須即刻投入具有生物危害防護專業的民間與軍方資源……要撲滅火勢，就得衝進被烈焰吞噬的大樓。

賴比瑞亞已經累積近1400例可能病例與確診病例，以及近700例死亡。有鑑於賴比瑞亞的感染人數每十五到二十天就翻倍成長，加上獅子山的情況也好不到哪裡去，CDC專家依據流行病學預測模型分析，評估到九月底，兩國總病例數將上看16000例。CDC指出，在沒有額外介入的情況下，若以大眾行為模式推估，隔年年初疫情將一發不可收拾，賴比瑞亞與獅子山兩國的累計病例可能高達55萬例，隔年年初疫情將一發不可收拾，總病例數可能進一步飆升至140萬例。無國界醫生阿爾曼・斯普雷徹在八月受《紐約時報》採訪時表示：「蒙羅維亞市的狀況非常特殊，之前在都會區從來沒有爆發過這麼嚴重的疫情。」

正當各界認為賴比瑞亞疫情似乎已達高峰，病例數觸頂之際，病毒突然有如神助，再次讓感染人數創下新高。八月是當地的季風季節，隨著滂沱大雨落在伊波拉死者的墳塚上，土壤隨雨水沖刷被帶走，露出一個個當時草率掩埋的遺體。屍體泡水腐化的景象引發民怨，瑟利夫因此規定伊波拉死者的遺體必須強制火葬。賴比瑞亞人對火葬向來極為排斥，但儘管心裡千百個不願意，這次大家都沒有多說什麼。CDC赴賴比瑞亞代表團負責人凱文・德・考克（Kevin De Cock）表示：「民眾接受了這項措施，沒有引發任何暴動。雖然還是有一些反對聲音，但基本上不會有影響。」

另一件神奇的事發生了：民眾開始保持安全距離，避免肢體接觸。德考克和其他國外觀察員當初看到這項轉變，嚇了一大跳，但後來仔細一想，其實箇中原因不難理解。世衛小兒麻痺與緊急事件部門助理祕書長布魯斯・艾沃德（Bruce Aylward）認為，正是因為蒙羅維亞市的災情最為慘重，世界衛生組織又明顯失職，民眾已經不抱任何期望，才會開始自發性地改變習慣。

所有蒙羅維亞市的市民突然了解到，伊波拉是確實存在的威脅，伊波拉是會害死人的。如果我再不做些改變，遲早也會感染伊波拉而死。民眾心裡非常害怕，但不知道自己害怕的東西到底是什麼。他們不知道細菌和病毒有什麼差別，只知道自己必須改變……在極度恐懼之下，一般人的第一個反應是退縮、retreat，大眾的行為轉變大幅削弱了病毒擴散的力道，讓疫情開始趨緩。

差不多同一時間，獅子山也開始有居民自發性改變生活習慣，在疫情最早爆發的兩大重災區凱拉洪市與凱內馬市，這種轉變特別明顯。但是在其他地區，民眾不願配合防疫管制措施的現象依舊存在，而且在西區（Western District）尤其嚴重。西區包含首都自由城市與外圍郊區，以及北方占地約2000英里、多沼澤與河川分布的洛科港（Port Loko）。舉例而言，2015年三月，賴比瑞亞的最後一名伊波拉患者順利出院後，不久後又有一位漁民感染伊波拉，但他躲過了疫調人員的追查，說服另外三位漁民載他到隆貝沼澤區（Rhombe）的一個偏遠小島，隆吉機場就在不遠處。漁民到島上向巫醫求診後，繼續經海路前往自由城市郊外的小鎮亞伯丁（Aberdeen）。當地的坦巴庫拉港（Tamba Kula）距離市區最高級奢華的亞米麗笙酒店（Radisson Blu Yammy）只有一步之隔，漁民在港口上了船，這時的他已經是一顆病毒滿載的人形炸彈，隨時能引發大規模傳染。下船後，他馬上跑到慈善團體樂施會（Oxfam）興建的公共廁所，在廁所裡嘔出帶血的液體。漁民最後一共感染了二十位坦巴庫拉村民，當局被迫下令封鎖亞伯丁鎮，實施為期二十一天的隔離檢疫。照理說這起傳染事件應該就此結束，只可惜，儘管疫調人員努力追查相關接觸史，還是有一位同船乘客成了漏網之魚。這名乘客攔了一輛摩托車，搭便車到距離自由城市三小時車程的馬卡尼市（Makeni），在當地又造成三人感染，其中包含一名巫醫。當局最後追查到四人的下落，全數送往附近的伊波拉治療中心，但他們到了之後卻拒絕接受治療，害怕醫護人員會用巫醫說的「伊波拉槍」殺死自己。這把伊波拉槍其實是用來測量體溫的手持式電子溫度計。

為了讓伊波拉從獅子山絕跡，政府推出公共衛生宣導活動，以官方語言克利奧語（Krio）喊出「齊心終止伊波拉」（Leh we tap Ebola）的口號。同時，政府官員會見重要地方首長，請他們要求村里長發現可疑行為時，必須立即通報。這項村里通報機制在國內多數地區都有良好成效，但是在洛科港，村里長窩藏伊波拉患者、縱容居民暗中舉行葬禮的事件仍時有所聞。與賴比瑞亞相比，獅子山的抗疫之路走得較為艱辛，民眾沒有自發性改變行為，病例數也沒有急遽下降，疫情反而一路延燒到2015年夏天。

最後，憑藉國際社會挹注的額外資源，獅子山終於完成抗疫的最後一哩路。2014年九月十九日，有鑑於疫情持續蔓延，威脅國際安全，聯合國祕書長成立了伊波拉緊急應變任務小組（United Nations Mission for Ebola Emergency Response），旨在擴大應變規模、調度伊波拉疫區的後勤與技術支援。聯合國成立以來，傳染病疫情列入大會議程只發生過兩次，第一次是1987年愛滋病大流行，第二次就是伊波拉疫情。愛滋病流行當時，聯合國大會激起了眾會員國響應，開始積極投入抗疫救援行動，這次也不例外，歐巴馬總統承諾派遣3000名士兵前往西非提供後援，年底時，美國國會批准了五十四億美元的防疫緊急支出，打破之前國會撥給任何新興傳染病的資金紀錄。在美國率領伸出援手之下，2015年三月，英國、法國和美國動員了大批軍人投入後援，來自二十多國的上千名醫護人員與疫調人員動身前往西非，以伊波拉零確診為目標齊心抗疫。然而，世界衛生組織要到一年之後，才會宣布疫情真正結束。這次西非伊波拉疫情在全球造成將近29000人感染，其中11300人死亡，是史上最慘重的流行疫情。雖然五個西非國家嚴重受創，所幸疫情漸受控制，病毒沒有進一步釀成全球末日巨災。

．．．

和SARS一樣，伊波拉疫情也讓世人了解，在偏遠地區現身的新病原體，可能會因為全球連結愈來愈緊密，而構成前所未有的國際公衛威脅。1990年代初，美國醫學研究院指出跨國飛行與國際商務往來日漸頻繁，可能有助長新興傳染病散播的風險，而這次西非疫情就是最好的印證。賴比瑞亞裔美國人派翠克・索耶搭機前往拉哥斯市，之後造成多人感染的事件，讓美國大眾第一次認知到這種風險。後來，2014年九月時，一名賴比瑞亞籍伊波拉病患出現在德州一家醫院，再度讓大家意識到病毒不用長腳，也能入境美國。九月二十五日，四十二歲的賴比瑞亞公民湯瑪士・鄧肯（Thomas Duncan）來到達拉斯長老會醫院（Dallas Presbyterian Hospital）急診部，表示自己感到噁心、肚子痛。雖然他告知醫護人員日前曾到訪賴比瑞亞，院方卻沒想過要進行伊波拉篩檢，只開給他止痛藥與一包抗生素。鄧肯接下來三天就躺在朋友的公寓裡不停發高燒、病情每況愈下，最後在九月二十八日被救護人員抬上擔架，再度送回達拉斯長老會醫院。這次院方終於為鄧肯進行了伊波拉檢測，但當時他已經開始出現大量嘔吐的症狀，傳染力達到巔峰。十天後，鄧肯不幸病逝，造成兩名護士感染。

鄧肯的案例和九一一事件一樣，凸顯了美國領空其實非常容易滲透，美國也難以抵禦外來病原體入侵，而且多虧了便捷的商務航空，任何病菌都能在七十二小時內飛抵全球任何一座城市。也難怪在川普呼籲禁止伊波拉病患與醫護人員從疫區回國之前，社會大眾早已開始討論疫情的功過是非。多數人批評世界衛生組織反應慢半拍，難辭其咎。疫情爆發一年後，無國界醫生布魯塞爾市總部的總幹事克里斯多福·史托克斯（Christopher Stokes）指出，聯合國高層就像無頭蒼蠅，處於「領導階層真空」的狀態，他指出：「世界衛生組織早該發現事態嚴重，需要採取實際行動、盡快部署防疫支援……而不是單純扮演諮詢角色。」2015年，世界衛生組織委託獨立專家組成「伊波拉期中評估小組」（Ebola Interim Assessment Panel），負責評估世衛對疫情的應變處理。小組主席芭芭拉·斯托金（Dame Barbara Stocking）也毫不留情地批評世衛抗疫不力。她指出這次疫情暴露了世衛運作上的諸多缺失，也顯示要求締約國通報傳染病的《國際衛生條例》（International Health Regulations）效力不彰。斯托金認為疫情當前，世衛祕書長與祕書處應以獨立果斷的方式做決策，但在伊波拉疫情爆發的前幾個月，她完全沒看到世衛拿出大刀闊斧的魄力。

然而，如果世界衛生組織必須為疫情失控負責，其他單位的責任也應該一併追究。2014年三月，CDC派遣首席伊波拉專家皮埃爾·羅林（Pierre Rollin）前往幾內亞。羅林是CDC特殊病原體部門的副主任，具有多次對抗伊波拉疫情的經驗。他也是個待人和氣的法國人，善於以淺顯易懂的方式解釋絲狀病毒的複雜科學。CDC主任佛利登希望羅林運用他會說法文的優勢，和幾內亞總統阿爾法・顧德（Alpha Condé）打好關係，說服他邀請CDC到幾內亞協助疫情監測與防疫行動。羅林沒有讓佛利登失望，兩下子就說動顧德向CDC請求支援，也讓他相信關閉幾內亞邊境對杜絕疫情擴散沒有幫助。羅林接著建置了一套資訊管理系統，用於記錄病例與追蹤病患接觸史。在幾內亞的前五個半月，為了方便自己監測東卡醫院（Donka Hospital）的個案，羅林都待在首都柯那克里市，但他也會在空閒時到附近的省分走走，並派員到疫情重災區蓋凱杜鎮視察疫情。四月底時，柯那克里市已經超過一個禮拜無新增確診病例，羅林也注意到森林幾內亞區的疫情大幅趨緩。與此同時，獅子山尚未傳出任何個案，賴比瑞亞則已經連續四週都沒有新增病例。羅林研判疫情結束，任務大功告成。五月七日，羅林準備動身返回CDC的亞特蘭大市總部，他還記得那時心裡想著：「這次觀察到的情況就和之前的伊波拉疫情一樣，不太需要特別注意。」

2014年秋天，隨著伊波拉跨境蔓延到賴比瑞亞與獅子山，政府下令關閉邊界、航空業者紛紛取消國際航班，羅林才驚覺大事不妙，態度出現180度轉變。他在十二月受《紐約時報》訪問時說道：「這次疫情的規模實在前所未見。當時有很多事情我們並不知道，沒有人料到疫情會演變到今天這種地步。」彼得・皮奧特是倫敦衛生與熱帶醫學院（London School of Hygiene and Tropical Medicine）院長，也是一名全球衛生教授，曾對抗過1976年楊布庫村疫情的他，也被這次疫情的嚴重程度嚇了一跳。2015年一月二十一日，世界經濟論壇（World Economic Forum）在瑞士達沃斯市（Davos）盛大展開，就在兩週前，瑞士央行無預警宣布取消瑞士法郎兌歐元的匯率上限，改採浮動匯率制。在會場上，皮奧特向在座全球公衛政策專家表示：「伊波拉疫情，加上近期瑞士法郎與歐元脫鉤，大概是過去十二個月以來的兩大黑天鵝事件。疫情的發展完全出乎預料之外，即便累積了三十七年的抗疫經驗，我們還是沒辦法預測會發生什麼事。」

到底是什麼原因，讓這些專家看不到隱藏在森林幾內亞區疫情下的危機？眼看伊波拉已經越過邊境，擴散到獅子山與賴比瑞亞，市區的疫情一觸即發，衛生單位為何還遲遲無所行動？

這些問題其實可以從多個面向回答。首先，雖然伊波拉之前曾引發院內感染，有時也會在都市釀成疫情，但實施嚴格的感染管制措施、隔離確診個案後，疫情通常能迅速獲得控制。另外，雖然像《伊波拉浩劫》這類的書將伊波拉塑造成一種容易突變、毒性極強的病毒，但是到了二十一世紀，大眾逐漸了解到伊波拉變成致命病毒的可能性不高，電影《人間大浩劫》（The Andromeda Strain）的情節也不太可能在現實生活中上演。其中一個原因在於，雖然學界尚未找出病毒的天然宿主，但五種已知病毒亞型都展現極高的基因體穩定性（genomic stability）。而且，楊布庫村疫情發生當時，患者死亡率雖然高達90％，但在基奎特市的疫情中，患者死亡率是78％，隔年發生於加彭的疫情，死亡率則是57％。雖然伊波拉的致命毒性讓許多人聞之色變，但感染伊波拉並不是死刑。2013年以前，非洲曾爆發二十多起伊波拉疫情，但病毒一共也只造成2200人感染，而且單一次疫情創下的死亡人數從未超過400人。因此，與愛滋病或瘧疾等更盛行的熱帶疾病相比，伊波拉比較像是一種衛生安全風險，不是須立刻處理的公衛威脅。

然而，公衛專家在因應這次疫情時，並沒有考量到當地民情與文化風俗，例如吃叢林野味的飲食習慣、民間傳統喪葬儀式等。專家也忽略了邊境地區的居民能自由穿梭三國之間，而且新建公路大幅縮短了鄉村到都市的路程。他們也沒料想到，當地居民對外國人與政府官員普遍的不信任，竟導致防疫工作窒礙難行，民眾甚至篤定伊波拉疫情是子虛烏有的一場騙局。疫情爆發初期，西非沒有能進行伊波拉檢測的實驗室，加上幾內亞政府只採計檢驗證實的確診個案，這些也都是讓疫情逐步失控的關鍵因素。另外，即使部分伊波拉疫苗與治療藥在動物試驗中成效不錯，醫學研究機構與製藥公司對於後續安全性試驗卻興趣缺缺，遑論進一步申請上市許可。ZMapp與其他實驗性藥物就這樣被晾在生技公司的藥品架上，再也無人聞問。

多數醫生與護士不具備對抗伊波拉的知識與技術，加上長期資金短缺與內戰造成醫療體系積弱不振，也是不容忽視的兩大因素。不過，西非伊波拉疫情最重要的啟示，也許是讓世人了解，薩伊伊波拉病毒很可能已經在三國交界區散播多年，只是從未被發現。引發這次疫情的馬可納（Makona）變異株，與之前中非疫情期間分離出的病毒株幾乎一樣。在病毒基因體學中，會稱這兩種亞型的基因序列同質性高達97％。根據親緣演化分析結果，觸發疫情的關鍵是單一跨物種傳播事件，流行病學證據與病例通報也顯示指標個案於２０１３年十二月出現在美良度村，兩者不謀而合。有趣的是，馬可納變異株大約在十年前，才從其他薩伊伊波拉病毒的變異株演化出來，表示這種病毒株是近期才被帶到西非。也難怪醫學研究人員在當地拉薩熱患者身上發現伊波拉抗體時，並沒有引起太多注意。

問題在於，薩伊伊波拉病毒究竟如何散播到幾內亞，又為何選擇在蓋凱杜鎮落腳？病毒不太可能被人類帶到幾內亞，因為當時中非與蓋凱杜鎮之間並沒有固定貿易或人員往來，而且無論從距離柯那克里市、自由城市或蒙羅維亞市最近的國際機場出發，都至少要十二個小時的車程才會到蓋凱杜鎮。比較有可能的傳播凶手是果蝠，除了槌頭果蝠以外，其他可疑嫌犯還包含富氏前肩頭果蝠（Epomops franqueti）與小項圈果蝠（Myonycteris torquata）。這些蝙蝠在撒哈拉以南的非洲地區十分常見，而且有些蝙蝠能夠進行長距離遷移。也許一隻果蝠無意間將病毒帶到了森林幾內亞區，病毒之後散播到當地的蝙蝠族群，包含在美良度村空心大樹中棲息的安哥拉犬吻蝠。至於病毒為何選擇蓋凱杜鎮，其實從伐木公司與農民清除林地的行為就能找到線索。將林木全數清空的「皆伐」（clear-cutting）作業對生態影響尤其嚴重，也逼迫蝙蝠放棄原有棲所，移動到與人類居住地更近的地方。

最後，為什麼疫情爆發的時間點是2014年，而不是更早？學界對這件事尚無定論，還有待科學家深入研究生態轉變、伊波拉的傳播途徑，以及病毒在疫情之間的去向。不過，多位研究人員注意到疫情發生的時間點，都對應到森林幾內亞區乾季開始的時間，因此推測在蝙蝠是伊波拉天然宿主的前提下，較乾燥的環境可能會影響區域內受伊波拉感染的蝙蝠數量或比例，也會影響牠們與人類接觸的頻率。又或者，埃米爾和其他小孩對於抓「會飛的老鼠」真的很有一套，只是運氣不好恰巧被病毒感染而已。

附註

（1）絲狀病毒屬於絲狀病毒科（Filoviridae），學名來自拉丁文「filum」一詞，意為「呈絲狀的」，用以指病毒獨特的長絲狀外形。

（2）然而，政府並未下令關閉機場，一名三十一歲的女性患者因此順利搭機飛往首都金夏沙。幸好到了當地之後，她很快被安置在私人診所進行隔離，加上當局實施嚴格的疫情監測措施，才成功阻止病毒傳播到金夏沙其他區域。

（3）當次兵棋推演模擬伊波拉疫情爆發，地點為三個虛構的赤道國家交界處，此一邊境地帶並有大量衛生條件極差的難民營，收容因內戰流離失所的大量難民。之後２０１３至２０１６年間西非爆發伊波拉疫情，兵棋推演竟一語成讖，令人不勝唏噓。

— 9 —

茲卡病毒

「能做到全球化思考、在地化行動，是最好不過的了。」

勒內．杜博斯〈陷入絕望的樂觀者〉（The Despairing Optimist）

位於巴西東北部的海息飛（Recife）是一座充滿對比的城市。來到海息飛市整建後的港區，一條寬敞大道向外放射延伸，漫步在鋪石路上，夾道帶有奧斯曼（Haussmann）風格的華麗建築映入眼簾，讓人有置身巴黎的錯覺。登上雙體船（catamaran），沿著貝貝里比河（Rio Beberibe）航行，沿途駛過歷史街區聖安東尼奧（Santo Antonio），成排的巴洛克式建築色彩絢麗，又為海息飛市再添一股異國風情。殖民時期落成的教堂與修道院富麗堂皇，與密布的運河網路相映成趣，也難怪海息飛市素有「南半球威尼斯」的美譽。這座城市以十七世紀時蔗糖貿易的豐厚利潤建成，完美體現了葡萄牙及荷蘭殖民者當時的巧思與偉大願景。不過千萬別被第一印象誤導，離開金碧輝煌的黃金小教堂（Capela Dorada），往西來到博阿維斯塔區（Boa Vista），你會突然發現自己身處都市叢林之中，放眼望去盡是現代公寓高樓與大型購物中心，而在這些建築物夾縫之間的寸土之地，正是窮人稱為避風港的家。

海息飛市與眾多巴西城市一樣，以貧民窟（葡萄牙語為favela）叢生的市景亂象而臭名遠播。這些貧民社區沿著與海岸線平行的公路夾道生長，並逐漸往運河一帶推進，運河最終流入貝貝里比河與其他支流，而河流的上游過去曾是大片紅樹林沼澤地。位於市區南端的博阿維亞任區（Boa Viagem）宛如一座巨大的濱海渡假村，坐擁綿延五英里的熱門海灘，國際飯店與豪華公寓大樓沿岸林立，從這裡再往南行便會抵達熱博阿陶區（Jaboatão dos Guararapes），也就是海息飛市規模數一數二的貧民窟。

2015年，當地居民注意到一個讓人憂心忡忡的現象。那年八月，在熱博阿陶區與鄰近社區，許多孕婦產下的孩子都患有不尋常的先天性畸形。嬰兒從眉毛以下的臉都十分正常，但幾乎沒有額頭。一般新生兒的頭圍平均是35公分，但小兒科醫生以軟尺量測這些嬰兒的頭圍後，發現數字遠低於正常值，大都不到32公分，有些甚至只有26公分。許多嬰兒彷彿一直處於疼痛狀態，哭個不停，只有讓他們泡溫水或將肚子靠在瑜伽球上時，才稍微安靜下來。有些嬰兒雙眼無法聚焦注視母親的臉，情況最嚴重的嬰兒飽受癲癇與痙攣折磨，四肢成怪異扭曲狀，還罹患杵狀足（clubfoot），雙腳像曲棍球桿一樣往內翻。

率先注意到新症狀的是凡妮莎・范德林登（Vanessa van der Linden），她是一名荷蘭籍小兒神經科醫生，在市區東北部的盧賽納男爵醫院（Hospital Barão de Lucena）看診。八月初，范德林登在診間檢查一對雙胞胎，其中一名男嬰患有非常嚴重的先天性小頭畸形（microcephaly，俗稱小頭症），范德林登進行電腦斷層掃瞄後，注意到男嬰的大腦結構不是常見的核桃狀，而是呈現一片光滑的白色，大腦皮質也出現多個鈣化點。她表示：「我從來沒有看過這種情況。」男嬰母親表示自己懷孕第一個月時，曾長過一次疹子，但沒什麼大不了。范德林登非常困惑，又進行了德國痲疹、梅毒及弓蟲症（toxoplasmosis）檢測。弓蟲症由寄生在貓體內的弓漿蟲引起，在巴西十分常見，而且和德國痲疹、梅毒一樣，都會造成嬰兒先天性缺陷。然而，三種疾病的檢測結果都呈陰性。范德林登接著進行唐氏症等染色體異常疾病檢測，但結果一樣是陰性。

雖然范德林登察覺情況有異，但海息飛市的醫院每個月接生上百名嬰兒，這名男嬰也許只是罕見的單一個案。兩週後，她在產科病房進行例行查房時，又發現三名患有小頭症的嬰兒，隔一週，又出現兩名情況相同的嬰兒。范德林登找不到新生兒出現神經損傷的合理解釋，苦惱之餘，轉而向同是小兒科醫生的母親安娜・范德林登（Ana van der Linden）求救。她的母親也同意情況不尋常，表示自己也看過另外七個類似案例。不久之後，母女倆在市區所有醫院一共發現十五個案例。在海息飛市所在的伯南布科州（Pernambuco），全州一年平均也只有五個嬰兒小頭症案例，而今短時間內出現這麼多個案，絕對不是巧合。

范德林登母女立刻通報伯南布科州衛生局，請他們調查是否有其他神經異常的新生兒個案。調閱醫院通報資料後，衛生局發現境內共有五十九個病例，而且多數病例的通報時間都在最近四週內。除了德國麻疹、梅毒和弓蟲症，醫院另外也檢測了巨細胞病毒、愛滋病毒與細小病毒（parvovirus），但結果都呈陰性。面對多起原因不明的新生兒小頭症病例，伯南布科衛生局一籌莫展，眼前只剩下最後一個方法：找來疾病偵探卡洛斯．布里托（Carlos Brito）。

身形細瘦、一頭粗硬短髮的布里托，很少有停下腳步的時候。作為一名專業傳染科臨床醫生，最讓他開心的莫過於埋首閱讀流行病學資料，或不停在電腦鍵盤上敲敲打打。1991年，巴西爆發嚴重霍亂疫情，布里托受衛生部請託擬定疾病診斷標準，作為醫生診治病患的準則，因此有了第一次投身抗疫的經驗。從那時起，他曾多次在巴西爆發疫情時，提供衛生當局諮詢建議，在防治蟲媒病毒（arthropod-borne viruses，簡稱arboviruses）引起的登革熱與屈公病（chikungunya）傳染上表現亮眼。布里托也同時與巴西首屈一指的公共衛生與醫學研究機構「克魯茲基金會」（Oswaldo Cruz Foundation）密切合作。２０１４年，世界盃足球賽決賽（FIFA World Cup）過後，他被徵召到巴西東北部的巴伊亞州（Bahia），該州鄰近伯南布科州，以椰林海灘與宜人氣候聞名，首府為人口密集的薩爾瓦多市（Salvador）。幾週前，距薩爾瓦多南方六十英里的費拉聖塔納市（Feira de Santana）爆發屈公病疫情，衛生部認為醫生需要一套更完善的診斷標準，以便有效進行屈公病的鑑別診斷，因此再度請布里托協助。誰能料想到，這次經驗竟在兩年後，讓布里托成為調查伯南布科州嬰兒小頭症事件的最佳人選。

· · ·

蟲媒病毒是南美洲常見的地方傳染病，其中致死率最高的黃熱病很可能是在十七世紀晚期傳入巴西。當時殖民者自西非販運大量黑奴投入蔗糖生產，載滿黑奴的船隻一艘接一艘抵達海息飛市與其他海港，同樣搭船過來的還有黃熱病、登革熱與屈公病的主要媒蚊：埃及斑蚊（Aedes aegypti）。一身黑的埃及斑蚊體型小，腳上有明顯白斑，胸部背側有一對像吉他的括弧狀白線，中間另有一對黃白色細線。在缺乏穩定自來水源與完善污水下水道系統的地區，埃及斑蚊尤其猖獗。１９５０年代，在ＤＤＴ與其他殺蟲劑大量噴灑下，巴西的埃及斑蚊幾乎被全數撲滅，但蚊蚋大軍於１９７０年代捲土重來，逐漸將勢力範圍推進到發展迅速的都市一帶，在貧民區更是橫行無阻。時至今日，埃及斑蚊廣泛分布於海息飛市與其他巴西城市，數量與密度都更勝以往。

埃及斑蚊喜歡在乾淨的水面產卵，在黑奴貿易盛行時期，甲板下方會儲放裝有飲用水的水桶，為埃及斑蚊幼蟲提供了良好的生長環境。幼蟲羽化為成蚊後，一旁被鎖鏈銬住、行動受限的黑奴自然成為首要攻擊目標。埃及斑蚊偏好在陰涼處尋找未加蓋的積水容器作為棲息地，但對於容器規格並不特別講究，舉凡盆栽、水盆、輪胎到廢棄塑膠瓶等，都能發現幼蟲的蹤影。雄蚊只吸食植物花蜜，但雌蚊需要吸血才能有足夠養分產卵，而且在日出後兩小時與傍晚日落時特別活躍。蚊子最喜歡的攻擊方式是偷偷飛到獵物身後，再將針一般的尖銳口器（proboscis）刺入腳踝或手肘處，有時也會選擇叮咬膝蓋。可怕的是，埃及斑蚊只要叮咬一次，就足以傳播身上帶有的病毒。不同於家蚊或其他種蚊子，埃及斑蚊有間斷吸血的習性，會頻頻更換吸血對象，而非一次把血吸飽。不過，埃及斑蚊最重要的習性也許是喜歡棲息於室內，一旦在住家環境吸過血之後，就不太會飛到其他地方覓食。

由埃及斑蚊傳播的各種病毒中，最讓人聞之色變的莫過於黃熱病。雖然多數患者的症狀不過是輕微頭痛、發燒與噁心，但約五分之一的患者會進入中毒期，出現高燒、嚴重黃疸（因此稱為「黃熱病」）、口腔與牙齦出血等預後不佳的症狀，還會因胃黏膜出血而嘔出黑色嘔吐物。患者一旦演變成重症，幾乎難逃死亡的命運，所幸現在已經有黃熱病疫苗，而且接種後可獲得終生保護力。同樣靠病媒蚊傳播的傳染病還有登革熱，由登革病毒引起，病毒可再分為四種血清型，病情嚴重時會造成患者身心煎熬、痛苦不已。與黃熱病相比，登革熱與屈公病目前都還沒有獲准上市的疫苗，也沒有任何特效藥可用。

感染登革熱後，症狀通常會在三到七天後出現，多數患者會有高燒、劇烈頭痛、關節與肌肉劇痛的症狀，彷彿有人拿起一把大槌，埋頭就朝自己的手臂、雙腿與頸部猛敲，因此又稱為「斷骨熱」（breakbone fever）。有些患者在發燒後兩到五天，臉部與四肢也會併發紅疹。多數患者通常在發病後四到七週左右可自行痊癒，但部分重症患者會演變成登革出血熱（dengue haemorrhagic fever），出現這種罕見的併發症時，患者除了高燒、鼻與牙齦出血之外，也會有循環系統衰竭的情形。病情嚴重惡化時，可能引發大量內出血，造成患者休克而死。

屈公病的症狀與登革熱非常類似，主要差異在於病毒致死率不高，而且潛伏期較長（一到十二天）。此外，屈公病患者在發病後四十八小時內皮膚就會發疹，紅疹分布範圍包含軀幹、四肢、臉部、手掌或腳，幾乎等同於全身。登革熱的疼痛通常是肌肉痛，屈公病的疼痛位置則多在關節處，而且在早上可能有明顯的關節腫脹或水腫。這類關節痛也可能演變為慢性疼痛，在老年人或本身患有慢性疾病的個案中尤其常見。

1981年，巴西的羅賴馬州（Roraima）突然傳出登革熱疫情，自此之後，登革熱就成了偶爾登門造訪的不速之客。里約熱內盧市於1986與1990年各爆發大規模疫情，2002年時，境內有十六州都傳出登革熱病例，連中南美洲人口最多的第一大城聖保羅市（Sao Paulo）也不幸淪陷。2008年起，登革熱在全巴西共造成七十三萬四千個疑似病例，以及225例死亡。2010年，病例數首度衝破一百萬例，彷彿給病毒打了一劑強心針，自此之後的疫情一波比一波嚴重。最讓人擔心的是，登革病毒的四種血清型全都常態流行於巴西，而且每隔兩到三年，其中一種血清型就會出來搗亂，有時甚至是兩種以上的登革病毒聯手出擊。患者康復後，雖然對同一血清型的病毒享有終生免疫力，但對於其他血清型則只有暫時的交叉保護力（cross immunity），因此可能重複感染登革熱。若先後感染不同血清型的病毒，可能會提高登革出血熱重症的風險。登革熱如此猖獗，也難怪從屬於世衛的泛美衛生組織（Pan American Health Organization）將控制登革熱疫情定為區域第一要務，世界衛生組織也多次呼籲疫區批准由法國藥廠賽諾菲巴斯德（Sanofi Pasteur）開發的實驗性疫苗，提高疫苗接種率。

由於當前登革熱與各類蟲媒病毒威脅漸增，布里托因此奉命前往巴伊亞州，到費拉聖塔納市評估屈公病疫情。來到當地，布里托經他人介紹認識了另一位蟲媒病毒感染專家，克雷伯·魯茲（Kleber Luz）醫生。魯茲來自北大河州（Rio Grande do Norte）首府納塔爾市（Natal），距海息飛市兩百英里，他日前才到加勒比海島國馬丁尼克（Martinique）協助對抗嚴重屈公病疫情，因此非常熟悉屈公病的鑑別診斷（differential diagnosis，指根據患者主訴，將某個疾病從其他有類似症狀的疾病中區分開來的診斷過程）。截至九月底，費拉聖塔納市已經累計超過四千個病例，魯茲擔心疫情可能擴散到鄰近各州與城市，屆時納塔爾市同樣難以倖免。最後，屈公病毒在2015年一共造成兩萬名巴西居民感染。但是到了隔年一月，納塔爾市當地又陸續有居民到診所看病，表示自己發燒、發疹、眼睛又紅又癢，魯茲研判這些症狀不像是屈公病或登革熱，因此向布里托提起這件事。布里托說道：「患者有輕微發燒，但如果是登革熱，通常會出現高燒。大約四成的患者表示自己有關節痛，但疼痛程度又不像屈公病那樣劇烈。不過病患起疹子的比例倒是非常高，但紅疹不是登革熱的常見症狀，和屈公病也完全不相干。」兩人經過一番討論，做出了重大決定。與其寫文章投稿、等待有興趣的單位幫忙刊載發表，兩人決定善用即時通訊軟體「WhatsApp」，馬上將自己的想法與其他見解類似的醫師分享。他們以早期來到巴西的耶穌會（Jesuit）傳教士為靈感，將自己的WhatsApp群組取名為「屈公病救世團」。

海息飛市這時也開始出現類似病例，到了三月，薩爾瓦多市與東北部另一座城市佛塔雷沙（Fortaleza）也爆發疫情，各家媒體開始報導國內出現「紅疹怪病」。眼見情況不妙，魯茲和布里托開始翻閱一篇又一篇的醫學文獻，希望能找到一點線索。最後，魯茲在醫學課本《費氏病毒學》（*Fields Virology*）的「蟲媒病毒」一章中，找到一篇病毒研究簡報，其中提及的臨床症狀似乎和納塔爾市患者的情況不謀而合。書中指出這種病毒叫做茲卡病毒，最近一次相關疫情發生於2013年，地點則是遠在南太平洋、距離智利5000英里遠的法屬玻里尼西亞（French Polynesia）。當次疫情與納塔爾市的情形類似，患者也出現輕微發燒、粉紅色癢疹、眼睛發紅、頭痛與關節痛。最後法屬玻里尼西亞18％的人口都遭到感染，但沒有任何死亡病例，疫情也很快被眾人淡忘。難道茲卡病毒就是引發紅疹怪病的元凶？

魯茲愈想愈覺得茲卡病毒就是病原，便透過WhatsApp傳訊息給布里托，寫道：「一定是茲卡病毒，這裡每個人都得病了……茲卡病毒是唯一可能的解釋。」那天是2015年三月二十八日，訊息已讀時間顯示為21：19。布里托坦言當時是第一次聽到茲卡病毒，也清楚記得那時候自己正和家人在餐廳吃飯，收到訊息的當下，他隨即在網路上以關鍵字「茲卡病毒」搜尋，發現多筆資料都提到法屬玻里尼西亞的疫情，也有一些資料提到2007年發生於密克羅尼西亞（Micronesia）的另一波小規模疫情。雖然密克羅尼西亞位於西太平洋，與南美洲的距離比玻里尼西亞更遠，但布里托覺得非常有意思。他回覆魯茲：「我明天一早就來研究看看。」還附上了一個葡萄酒表情符號。

頭一次聽到茲卡病毒的其實不只布里托一人，除了幾位蟲媒病毒專家，幾乎沒有人聽過這種病毒。茲卡病毒感染鮮少被診斷出來，而且通常症狀輕微，病患幾乎不太需要住院。病毒首次被記載以來至今已經有七十年，但這段期間從來沒有茲卡病毒個案死亡的紀錄。更棘手的是，茲卡病毒目前沒有可靠的動物模式，如果要研究病毒特性，只能使用為了實驗目的特別培育的小鼠，進行重複感染的繼代培養（passage），從病毒一次又一次的演化觀察其致病機轉。不過，這麼做可能降低病毒與自然界原始病毒的相似度。在歷史資料不多、研究工具有限的情況下，就如《紐約時報》科學特派記者唐諾．麥克尼爾（Donald McNeil）所言：「即使費盡心力申請研究補助，專門研究茲卡病毒的病毒學家能拿到的經費應該也少得可憐。」

布里托深入考究茲卡病毒的歷史後，也發現學界對於茲卡病毒的認識主要來自黃熱病歷史研究或針對埃及斑蚊的實驗室研究，可以說是其他研究「碰巧」衍生的副產物。１９４２年，在蘇格蘭接受醫學訓練的亞歷山大．哈道（Alexander Haddow）因為對蚊媒疾病非常有興趣，因此搬到非洲烏干達的恩德培市（Entebbe），在洛克斐勒基金會（Rockefeller Foundation）成立的黃熱病研究院（Yellow Fever Research Institute）從事昆蟲研究。他與另一名基金會研究人員史都華．基欽（Stuart F. Kitchen）以及來自英國國家醫學研究院（National Institute for Medical Research）的喬治．迪克（George W. A. Dick）組成研究團隊，開始物色適合誘捕蚊子的地點，三人後來在茲卡森林找到了這麼一處絕佳位置。位於維多利亞湖畔（Lake Victoria）的茲卡森林屬於沼澤型森林，附近有連通恩德培市與首都坎帕拉市（Kampala）的公路，森林中有多種斑蚊（Aedes）棲息，其中也包含烏干達的黃熱病病媒非洲斑蚊（A. africanus）。團隊將補蚊裝置放在高約四十公尺的觀察塔上，開始測量在不同樹冠層高度的蚊子密度與最活躍的時段。接下來，他們將獼猴置於籠裡，放在數據指出斑蚊數量最多的高度，讓斑蚊反覆叮咬。團隊之後測量獼猴的體溫，如果有獼猴發燒，便採集血液檢體，檢測是否感染黃熱病或其他病毒。1947年四月，從其中一隻獼猴身上，哈道和同事首度成功分離出茲卡病毒。九個月後，他們也從非洲斑蚊身上分離出茲卡病毒，不過團隊要在五年多後，才會發現感染斑蚊和獼猴的其實是「同一支」病毒，而且這種病毒尤其喜歡攻擊神經組織。

茲卡病毒目前被歸類為一種黃病毒（flavivirus），源自於拉丁文字根「flavus」，意為黃色的。將茲卡病毒稱為黃病毒可能有誤導之嫌，畢竟茲卡病毒不會像黃熱病一樣造成黃疸。在電子顯微鏡下，兩種病毒看起來都像二十邊形，這種結構稱為二十面體（icosahedron），每一面都帶有單股RNA。病毒侵入人類細胞等動物細胞後，會劫持細胞的運作機制，引發茲卡的典型症狀，例如突起紅疹、頭痛、結膜炎

（conjunctivitis）與肌痛症（myalgia）。

1950年代，首次傳出人類感染茲卡病毒的案例後，有研究人員想證明非洲斑蚊不是唯一的病媒蚊，他們相信廣泛分布於都市環境的埃及斑蚊，也能散播茲卡病毒。當時他們的實驗方式是讓自己感染病毒，再讓蚊子反覆叮咬手臂，但這種做法絕對不符合今日的醫學研究倫理。可惜實驗最後失敗了，而且要一直等到1966年，馬來西亞的研究人員才首度從埃及斑蚊身上分離出茲卡病毒。病毒是在馬來西亞被分離出來，而不是非洲，足以讓人有所警惕，因為這表示病毒正在移動擴散，有感染都會區人口的風險。1980年代早期，茲卡病毒確實也已經傳到印度與赤道附近的亞洲國家，足跡往西最遠曾擴及印尼。然而，由於少有病況嚴重的個案，且血清抗體陽性率（seroprevalence）研究指出人群暴露程度很高，因此病毒未獲得太多注意。研究人員如今回頭來看，認為1947至2007年間只有十六名茲卡病毒確診病例，應該是因為感染茲卡的臨床症狀和登革熱、屈公病非常相似，因此通報率低，再加上80%的個案都是無症狀感染，因此沒有特別就醫治療[1]。

2007年，茲卡病毒第一次在醫學界與公衛界引發喧然大波，當時在太平洋西北部的雅浦島（Yap）上，500位居民突然發病。疫情一開始被誤認為是登革熱，但

CDC將檢體送往美國檢驗後，竟呈現茲卡病毒陽性。這項結果讓眾多專家學者大吃一驚，因為雅浦島與非洲距離遙遠，而且島上沒有任何猴子能傳染病毒。理論上，印尼的病媒蚊有可能被風吹到當地，造成病毒散播，不過另一個更合理的解釋，應該是病毒潛藏在感染者的血液中，或是透過順路搭上船的斑蚊，一路被帶到了雅浦島。無論源頭到底是什麼，疫情爆發後五個月內，整座島七千位居民中，就有三分之二遭到感染[2]。

第二次重大疫情發生於2013年，當時大溪地與其他法屬玻里尼西亞島嶼上的醫生通報當地突然「暴增」發燒、發疹與眼睛發紅的病患。法國當局一開始懷疑凶手是登革熱，但是到了十月底，半數病患檢體都驗出茲卡病毒陽性。十二月時，玻里尼西亞群島中，七十六個有人居住的島嶼全都傳出確診病例。此外，掛急診的患者也出現程度不一的癱瘓情形，奇怪的是，過往的茲卡疫情中從來沒有提及或記載這項病徵。造成癱瘓的主因是格林—巴利症候群（Guillain-Barré syndrome），屬於一種自體免疫疾病，病情緊急嚴重時可能造成永久性神經與肌肉損傷，如果肌肉癱瘓影響到主導呼吸的橫膈膜，更可能導致病患窒息而死。隨著染病癱瘓的恐懼籠罩社會、政府加強噴藥作業，坊間開始謠傳噴灑藥劑所含的第滅寧（deltamethrin）成分是造成疫情的元凶。隔年四月疫情靠近尾聲時，玻里尼西亞累計病例達8750例，其中四十二例罹患了格林－巴利症候群，所幸多數患者在治療下逐漸康復。這次疫情規模之大，照理說足以敲醒警鐘，讓全世界開始正視茲卡病毒的威脅，可惜病毒再度躲過眾人耳目，繼續完成橫渡太平洋之旅。病毒一路往西散播，在2014年三月抵達法屬新喀里多尼亞（New Caledonia），之後隨即前往從屬智利的復活節島（Easter Island）。不久後，西非爆發史上最嚴重的伊波拉疫情，全球焦點一下子轉到這種看起來更嚇人的新興傳染病上，也因此，2014年茲卡病毒造訪巴西時，根本無人知曉。

・・・

2015年四月，布里托與魯茲愈來愈確定東北部出現大量紅疹與發燒患者，和茲卡病毒脫不了關係，但是為了讓伯南布科州衛生當局與巴西衛生部相信這些患者絕非「登革熱輕症」，他們得拿出實驗室數據作為鐵證。然而，茲卡病毒的抗體會與登革熱及其他黃病毒抗體產生交叉反應，因此使用酵素聯結免疫吸附分析法（ELISA），或免疫螢光染色法進行血清學檢測無法構成充分證據。唯一方法是透過反轉錄聚合酶連鎖反應（reverse transcription-PCR，以下均簡稱RT-PCR）技術，在檢體中偵測病毒的核酸ＲＮＡ，藉以證明茲卡病毒的存在。四月時，魯茲採集了二十一名疑似病例的血清檢體，送到南部巴拉納州（Paraná）庫里奇巴市（Curitiba）的卡洛斯查加斯細胞與分子生物研究院（Carlos Chagas Institute）。病毒學家克勞蒂亞．努尼斯．杜阿爾特．桑托絲（Claudia Nunes Duarte dos Santos）以RT-PCR進行檢驗後，在八名患者的檢體裡驗出茲卡病毒，其中七名是女性，全都住在納塔爾市，親友也都有類似症狀。同一時間，在薩爾瓦多市的巴伊亞聯邦大學（Federal University of Bahia），另一群病毒學專家也在七名卡馬薩里市（Camacari，距薩爾瓦多北方６５０英里）患者的檢體中，偵測到病毒ＲＮＡ。到了這個地步，真相已經呼之欲出。五月十四日當天，衛生部發布聲明，證實巴西爆發茲卡疫情。對於衛生部此舉，泛美衛生組織雖然針對當地發布流行病警示，但後續並無進一步動作，巴西醫界或全球公衛圈也沒有特別關切。此時，布里托已經讀到茲卡病毒在法屬玻里尼西亞引起格林—巴利症候群的相關資料，他隨即通知WhatsApp群組中的醫生，提醒他們留意患者是否出現神經症狀，也因此得知巴西其實也有類似案例。在海息飛市的復興醫院（Hospital da Restauracao），神經科主任露西亞．布瑞托（Lucia Brito）日前診治多位出現神經症狀的病患，有些人出現視神經發炎，有些人則有腦炎與脊髓炎，也有幾名患者罹患格林—巴利症候群。

不過，目前還無法證實茲卡病毒與格林—巴利症候群之間的關聯，只能說兩種病症的發病時間很近，可能純屬巧合。如果要證明兩者之間有因果關係，病毒學家必須抽取格林—巴利症候群患者的腦脊髓液（cerebrospinal fluid），進行茲卡病毒檢驗。法屬玻里尼西亞爆發疫情當時，並沒有研究人員進行這項驗證。布里托現在急需一位微生物學家和他一起抽絲剝繭、爬梳關聯，幸好他早想到了一個絕佳人選：海息飛市克魯茲基金會的病毒學主任暨登革熱專家埃內斯托．馬奎茲（Ernesto Marques）。

馬奎茲有一位藥劑師爺爺，從小在海息飛市長大的他，一直都覺得自己肩負貢獻所學、回饋鄉里的責任。懷著這樣的使命，馬奎茲在海息飛市就讀醫學院，畢業後赴美前往約翰霍普金斯大學（Johns Hopkins University）攻讀藥理學博士。他認為公衛研究應該提供臨床應用價值，因此決定專攻登革熱領域，希望能開發出一套工具，協助醫生判斷登革熱治療對患者預後的影響。１９９９年取得博士學位後，校方邀請馬奎茲擔任研究機構要職，但他知道如果要研究登革熱和其他蚊媒疾病，離疫區愈近當然愈方便。因此，他在２０１６年離開巴爾的摩市，回到故鄉海息飛市，在克魯茲基金會旗下的阿格烏麥哲倫研究院（Instituto Aggeu Magalhães）擔任病毒學主任，而布里托就是他第一批研究生的其中一個。布里托對於登革熱的臨床症狀特別有興趣，馬奎茲則想要了解殲滅登革病毒的T細胞種類，希望能找出病毒表面的「抗原表位」（epitope），也就是能與抗體結合的部位。如果能成功辨識抗原表位，對於疫苗研發將是一大助力。兩人相談甚歡，很快變成好朋友，也在互動過程中發現彼此都對醫學檢測很有興趣。

2009年，馬奎茲接受匹茲堡大學（University of Pittsburgh）的聘約，在公共衛生學院（Graduate School of Public Health）擔任副教授，開始在匹茲堡市與海息飛市兩頭跑，但他仍和布里托保持聯絡，時常交換意見，也會協助為基金會的登革熱研究招募受試者。後來，馬奎茲第一次聽到怪病在海息飛市流行時，直覺認為應該是輕微登革熱。到了四月底，布里托到克魯茲基金會與專家討論疫情，並列出所有病毒嫌疑犯，茲卡病毒也列入其中，他也提到病毒可能與格林—巴利症候群有關。馬奎茲當時人在匹茲堡市，透過視訊方式與會，但他依然堅持己見，篤定源頭就是登革熱。雖然如此，馬奎茲仍允諾會採購茲卡病毒檢驗試劑，也指示他的實驗室優先研究近期診斷出格林—巴利症候群的病例。不久之後，露西亞．布瑞托診所裡三十名患者的檢體送達實驗室，經過一輪檢測，布里托和馬奎茲終於在五月得到了解答。結果顯示七名患者的血液檢體驗出茲卡病毒，不只如此，同一批患者的腦脊髓液也呈現陽性結果，證明了茲卡病毒確實與格林—巴利症候群有因果關係。

後來，巴西的其他實驗室也首度在登革熱輕症患者身上，發現茲卡病毒的蹤影，馬奎茲得知這項重大消息後，隨即與匹茲堡大學的同仁分享，其中一位是公共衛生學院院長，也是蟲媒病毒專家唐納．伯克（Donald Burke）。魯茲三月時翻閱的《費氏病毒學》中，有關蟲媒病毒的一章就是由柏克主筆編寫。雖然現階段多數感染個案似乎沒有大礙，但根據馬奎茲提供的資料，柏克仍同意寫信給白宮生物威脅部（Biological Threats Department）的前同事。他在信裡寫道：

> 巴西如果真的爆發茲卡疫情，可能會是一大隱憂，原因如下：一、可能會造成登革熱與茲卡病毒兩者混淆。二、疫情可能進一步擴散到全美洲。三、茲卡病毒和登革病毒可能發生意料之外的交互作用。

信的最後，柏克呼籲政府盡快啟動茲卡疫情監測機制。如今，茲卡病毒與格林—巴利症候群互為因果已是不爭的事實，與其他神經病變大概也有關聯，更凸顯實施疫情監測的迫切需要。馬奎茲希望克魯茲基金會能發布聲明、公開研究發現，但布里托將資訊提供給媒體時，克魯茲基金會的高層卻表示不應莽撞行事，之後更發出聲明稿否認相關資訊屬實。馬奎茲大為不滿，但他知道自己之後必須向衛生部呈報，真相大白是遲早的事。

事情發展的速度快了起來，范德林登開始注意到嬰兒小頭症案例時，便立刻向醫學院同窗好友馬奎茲提起這件事。布里托不久後也著手進行調查，他首先在伯南布科州婦幼保健中心（Instituto Materno Infantil de Pernambuco）集結了十六位近期產下患有小頭症新生兒的母親，之後請她們填寫一份問卷，詳細回答自己近期是否出現疹子、結膜炎或水腫症狀等。馬奎茲在阿格烏麥哲倫研究院接受我的訪問時，說道：「因為患者的腦脊髓液驗出茲卡病毒，加上在之前的疫情也觀察到神經病變，所以布里托那時就已經懷疑元凶是茲卡病毒。」

布里托之後擴大問卷調查範圍，到其他醫院的婦產科病房發放問卷，心裡愈加肯定自己的調查方向沒有錯。針對小頭症常見成因的檢測，所有婦女的結果都顯示陰性，而且所有人在第一孕期時都有出現紅疹與發燒情形。另一個疑點是疾病的分布範圍實在太廣。布里托指出：「以這樣的擴散程度而言，絕對不可能像德國麻疹一樣經由唾液傳播，也不可能是因為免疫力突然下降，讓巨細胞病毒有機可乘，疫情傳播需要一個媒介。」布里托覺得自己距離破解懸案只差臨門一腳，興奮之餘，卻也對這些女性的遭遇感到不捨，其中許多人都是才剛成年的小媽媽，最年輕的還只有十四歲。布里托說道：「這是她們的第一個孩子，看她們說著說著就哭了起來，我自己也難忍淚水。」

魯茲這時也已經在納塔爾市發現多個小頭症嬰兒案例，而且這些母親在懷孕初期也出現茲卡病毒的典型症狀。在調查過程中，布里托愈來愈肯定茲卡病毒是引發嬰兒小頭症的主因，並在十月將自己的發現呈報給衛生部與伯南布科州衛生局。伯南布科州共有141例嬰兒小頭症病例，相較之下，2014年只有十二例。在北大河州與鄰近各州，嬰兒小頭症與其他特殊神經異常的通報病例數也出現類似成長，雖然當局不太願意承認茲卡病毒是主因，但明眼人都知道事情不太對勁。眼看疫情沒有趨緩的跡象，衛生部在十一月十一日宣布全國進入公共衛生緊急狀態，伯南布科州衛生局也規定醫療機構若發現嬰兒小頭症案例，須向主管機關通報。

謠言開始在社會上漫天飛舞。有些人推測當局觀察到嬰兒小頭症個案增加，可能是因為巴西的出生通報系統出現人為誤差，或是疾病監測成效獲得改善。有些人則主張起因是品質不佳的德國麻疹疫苗，或是有問題的殺蟲劑與殺幼蟲劑。科學家當前需要的是從受感染的孕婦身上取得活體病毒，但茲卡病毒一般只有在發病後兩到五天內才能被偵測到，之後病毒通常就會從血液中消失[3]。依孕期推估，多數孕婦感染病毒的共同時間點應該是年初，但當時沒有人知道茲卡病毒已經在巴西落地生根，因此在那段能偵測到病毒的關鍵時期，沒有人想到應該採檢孕婦血液送驗。其實，當時也沒有檢驗工具可用，一直到2015年十二月，流行病學家開始深入研究新生兒小頭症現象時，國內仍沒有茲卡病毒的常規檢驗量，而且除了馬奎茲的專業實驗室，能透過聚合酶連鎖反應進行病毒檢測的實驗室少之又少。茲卡病毒的抗體雖然還是可能被偵測到，但抗體可能在過去接觸到病毒時就已產生，也不能證明這些婦女是在懷孕時遭到感染。唯一可行的方法是採集孕婦的羊水進行病毒檢測。問題在於，要去哪裡找這樣一位孕婦？

布里托和馬奎茲一頭栽進這些問題時，在東北部的巴萊巴州（Paraíba），一名胎兒醫學專家正在治療兩名腹中胎兒有異的孕婦。專精於高危險妊娠的雅德莉安・梅洛（Adrian Melo）透過超音波檢查，發現兩名孕婦體內的胎兒出現腦部發育異常。第一位孕婦在妊娠第八週時開始長疹子，之後出現發燒與肌痛症。醫生以靜脈注射可體松

（cortisone）治療後，她順利痊癒，而且第十六週的胎兒超音波照片並無顯示異狀，但是到了第二十一週與二十七週，例行超音波檢查卻照出胎兒小頭症，最後她產下的新生兒頭圍只有三十公分。第二位孕婦則是在妊娠第十週時，出現類似感染茲卡病毒的症狀，第二十五週的超音波檢查結果同樣顯示胎兒小頭症。兩名胎兒的小腦發育不全，都有明顯畸形，而小腦是主導肌肉協調、接收聽覺與視覺資訊的部位。讓梅洛特別起疑的是，小腦畸形並不是小頭症的典型臨床表現[4]。幾天後，她收到一份資料，其中指出新生兒神經異常與茲卡病毒之間可能存在關聯，她頓時恍然大悟：「這樣就全說得通了。」

十一月初，梅洛成功聯絡到一名在里約日內盧市的克魯茲基金會研究員，並安排在兩名孕婦的妊娠第二十八週採檢羊水送驗，結果都呈現茲卡病毒陽性。這正是布里托需要的證據，但衛生部仍有疑慮，不願貿然行動。十一月二十八日，巴拉州（Pará）另一批研究團隊也分離出茲卡病毒，這次使用的是腦部檢體，取自患有小頭症與其他先天性畸形的死產胎兒。如今事實已擺在眼前，衛生部不得不發布聲明，證實這些研究發現，也正式昭告天下：在南美洲第一大國巴西，被蚊子叮咬這樣不起眼的小事，可能會造成新生兒的神經系統嚴重受損；孕婦如果遭茲卡病毒感染，則有產下小頭症嬰兒的風險，受感染的時間點落在第一孕期時，風險更高。到了十二月一日，除了巴西以外，委內瑞拉、哥倫比亞、墨西哥等其他九個南美洲國家也紛紛淪陷，泛美衛生組織因此與巴西當局步調一致，發布警示提醒旗下會員國注意茲卡疫情，並指出後續神經系統疾病個案可能上升，建議各國預先整備醫療中心與產前醫療機構，以因應醫療需求。當時巴西境內十四州共累計1248例小頭症病例，其中包含七例死亡。換言之，每十萬名活產嬰兒的小頭症盛行率為99.7%，是2010年盛行率的二十倍。問題來了：如何判斷多少新增病例是因為茲卡病毒造成，又有多少是因為近來各界對小頭症愈加重視才加強通報，或是因為巴西的出生通報系統效率提升？其他拉丁美洲國家是否也觀察到類似增長趨勢？隨著2015年進入尾聲，沒有人能回答這些問題，連時任世衛祕書長的陳馮富珍也摸不著頭緒，而她現在身負重任，必須趕緊評估疫情嚴重性，判斷是否要宣布茲卡病毒為「國際公共衛生緊急事件」。

⋯

在世界衛生組織的日內瓦市總部，有一份文件靜靜躺在某處的檔案櫃裡，上面列有全球各項重大傳染病威脅。這份「決策文件」（decision instrument）是緊急事件發生時的參考指南，其中列出詳細的疫情評估流程，以便有關單位判斷流行疫情是否對公共衛生構成嚴重威脅。這份疾病清單最上頭列有天花、小兒麻痺、流行性感冒與嚴重急性呼吸道症候群（SARS），以上任一病原體引發疫情時，即無條件構成國際公共衛生緊急事件。第二組疾病包含霍亂、肺鼠疫、病毒性出血熱（如伊波拉病毒出血熱、馬堡病毒出血熱等），黃熱病、登革熱與另一種蟲媒病毒「西尼羅病毒」（West Nile）也榜上有名。然而，2015年時，這份文件並沒有提及茲卡病毒。公衛專家當時已經知道茲卡病毒的存在，畢竟病毒早在1948年就首度被分離出來，茲卡病毒沒有上榜的原因在於，直到巴西爆發嚴重疫情之前，沒有人認為茲卡病毒會對孕婦與胎兒構成威脅，更不可能嚴重到需要國際社會協調應變措施。

茲卡病毒從默默無名的病原體，突然躍升為重大微生物威脅，讓許多專家跌破眼鏡。在世界衛生組織總部的走廊上，有些官員私下表示茲卡病毒對公共衛生的危害可能比伊波拉還大。對陳馮富珍來說，這波疫情來得非常不是時候。由於先前在伊波拉疫情處理上失策，她已經數個月飽受防疫不力的批評，多篇評鑑報告更毫不留情地質疑她的領導能力。現在疫情終於結束，許多官員也從西非結束任務回來，準備與家人共度聖誕佳節。伊波拉疫情的最後幾個月，世衛甚至一雪前恥，成功推動一項實驗性疫苗完成臨床試驗，初步結果顯示疫苗能百分之百有效預防伊波拉病毒。如今，陳馮富珍距離卸下祕書長一職只剩十八個月，南美洲卻爆發茲卡疫情，讓她再度面臨抉擇的關鍵時刻，而且這次的表現事關重大，將決定她卸任時是黯然下台，或在掌聲中鞠躬謝幕。陳馮富珍深知自己不能再失手，但是就茲卡疫情而言，她實在無從斷定怎麼做最為理想。迄今還沒有證據顯示病毒就是造成胎兒先天性缺陷的主因，兩者只有在時間與空間上存在關聯。除此之外，任何影射茲卡病毒可能造成先天性缺陷的發言，都會造成孕婦不必要的恐慌。當前還有另一個考量：奧運聖火即將在選手接力下抵達里約市（Rio），為八月五日的夏季奧運會正式揭幕。盛大的奧運賽事將吸引上千名觀眾與遊客湧入巴西，但是多數人之前都沒有接觸過茲卡病毒，完全沒有免疫力，一不小心很可能釀成大規模群聚感染，受感染者也可能在賽事結束後，將病毒帶回自己國內，引發後續疫情。最後一個考量則是巴西的經濟狀況以及奧運選手。奧運活動規模龐大，主辦國巴西政府與企業贊助商在前置期已經砸下數百萬預算。場館興建工程已經延誤，加上政府為了整治門面，拆除大量市區貧民窟、推行貧民社區美化工程，種種措施惹來民怨，在這些考量下，參賽選手很可能退出奧運賽事，也不願讓自己和家人陷於感染茲卡病毒的風險。

考量因素眾多、決策變得棘手時，最保險的方法當然是參考數據。當初為了評估是否將伊波拉疫情提升為國際公衛緊急事件，陳馮富珍諮詢了十三位專家，這一次召開的茲卡疫情緊急會議上，陳馮富珍請來十八位專家，並邀請大衛·海曼主持會議討論。這步棋下得十分明智，海曼在２００５年世衛修訂《國際衛生條例》時扮演重要推手，也曾在背地裡批評陳馮富珍對伊波拉疫情處理失當。海曼認為，當時世衛的非洲辦公室與旗下成員國口徑一致，聲稱疫情還在控制範圍內，陳馮富珍竟也沒有再三質疑追問，才讓事態惡化。辭去在世衛傳染病部門的工作後，海曼接受倫敦衛生與熱帶醫學院的聘約，擔任傳染病流行病學教授，並接下英國公共衛生署（Public Health England）署長一職。公共衛生署隸屬英國衛生部（Department of Health and Social Care），主要負責流行疫情監測與控制。海曼的論述經常獲刊於《柳葉刀》與《新英格蘭醫學期刊》，也是英國智庫「皇家國際事務研究所」（Chatham House）旗下全球健康安全中心（Centre on Global Health Security）的負責人，這個職位給了他充分發揮影響力的舞台，不只能闡述自己對全球公衛議題的觀點，也能與其他重要意見領袖交流。

對海曼而言，如果能擔任緊急會議主席，便有機會推動世界衛生組織採取當時對抗SARS的做法，建立類似的線上疫情監控平台，提供全球科學家合作與共享機密研究資料的安全空間，最終就能複製成功經驗，交出亮眼的防疫成績單。雖然海曼這麼打算，但他其實是在會議召開前四天才接到電話，得知自己被選為主席，事出突然，想必還是嚇了他一跳。

伊波拉疫情發生當時，世衛在召開緊急會議之後，其實不需要太多討論就能達成宣布國際公衛緊急事件的決議。畢竟，截至2015年八月，伊波拉已經在西非奪去了上千人的生命，許多證據也指出病毒毒性極強。相比之下，科學家對茲卡病毒以及它的致病機轉還有太多未知。雖然現階段觀察到病毒傳染範圍不小，而且有散播到其他美洲國家的風險，但茲卡病毒是否真的構成持續存在的公衛威脅？這起事件對公共衛生的影響是否「達到嚴重程度」，滿足宣布國際公衛緊急事件的第一個條件？另外，雖然茲卡病毒與小頭症之間的關聯尚待釐清，病毒卻是一種已知的存在，早在1947年就被首度記載，只是後來被科學家當作一種不起眼的特殊病毒，也因此成為流行病學所謂的「未知的已知」（unknown known）。另一個滿足國際公衛緊急事件的條件，是疫情必須是「不尋常」或「突然發生」的事件，但現階段無法判斷巴西的疫情是否不尋常或來得突然，又或者純粹是衛生當局的監測效率提高造成。與此同時，讓人心碎的小頭症新生兒畫面開始佔據新聞與推特版面，美國CDC近期也發布旅遊警示，建議孕婦避免前往巴西與其他傳出茲卡疫情的十二個國家，讓海曼與在座其他專家的壓力幾乎達到臨界點。

如果在會議召開之前，海曼曾有那麼一絲猶豫，不確定是否該建議世衛將疫情宣布為緊急事件，他的疑慮也在專家開始檢視現有證據之後煙消雲散。首先引起現場一陣譁然的是一篇法屬玻里尼西亞的最新研究，其中指出該國曾觀察到神經病變個案增加，其中也包含格林－巴利症候群個案，而且發生時間與2014年的茲卡疫情重疊，只是當時這個現象並未被通報。另有證據指出當局沒有注意到幾名胎兒神經損傷的個案，產下這些胎兒的婦女都表示不記得在懷孕期間曾生病，但其中四名婦女的檢體後來驗出黃病毒抗體陽性，表示她們可能是無症狀的茲卡病毒感染者。這些發現震驚各界，也讓局勢徹底翻盤，就如陳馮富珍後來所說：「現在疫情不再只是巴西的問題了。」

海曼後來也發現小頭症與神經系統異常的群聚事件需要進一步深入研究，這也是另一個促成決定的關鍵因素。如果沒有這類研究，又缺乏快速檢驗工具來輔助疫情監測與診斷，實在很難建立茲卡病毒與這兩種病症的因果關係，或加以排除。海曼認為將茲卡疫情宣布為國際公衛緊急事件後，能引起各界關注，動員國際社會協調應變措施，也有助推動疫苗研發。為了防患未然，避免疫情演變成更嚴重的公衛危機，與會專家決議小頭症與神經系統異常病例構成「不尋常的事件」，也對世界其他地區造成公衛威脅。2016年二月一日，陳馮富珍在全球記者會上宣布將茲卡疫情提升為全球公衛緊急事件，一旁坐的正是海曼。他後來說道：「這就是國際公共衛生緊急事件，重點在於證明這些群聚是否和茲卡病毒有關。」

・・・

在世衛發布聲明之前，各種有關茲卡病毒與婦女懷孕週期的揣測早已鬧得沸沸揚揚，全球的新聞報導都可見誇大聳動的標題。如今大眾的恐慌指數又往上提高了幾個層級，里約奧運籌辦委員會縱使百般不願，也只能針對賽事發布旅遊警示。醫療服務組負責人祖奧・葛藍傑（João Granjeiro）站在講台上，身後的海報上有一隻被打了紅色叉叉的蚊子，標題寫著：「茲卡疫情宣導事項」。他建議奧運選手與進場觀賽的訪客全身噴灑防蚊液，關閉住處門窗，並開冷氣降低室溫，以免蚊蟲叮咬。雖然他再三強調奧委會已做好防疫準備，但是對於孕婦旅客，葛藍傑倒是沒什麼好消息，只能順應日前政府的建議，呼籲孕婦延後前往巴西旅遊。愛爾蘭、澳洲等許多國家紛紛傳出茲卡病毒的境外移入個案，都是近期曾到訪南美洲的旅客，美國也證實德州傳出透過性行為傳染的罕見個案，讓不安指數破表的民眾更感焦慮。英國媒體《每日郵報》（Daily Mail）的一篇文章披露，超過兩萬一千名哥倫比亞婦女都感染了茲卡病毒，並嚴正指出：「你我都有感染茲卡的可能」。在另一則標題為「與茲卡共存」的報導中，新聞照片顯示在海息飛市一家產後照護中心的一群婦女，各個懷裡都抱著小頭症嬰兒。《每日郵報》稱他們是「縮腦病毒」的不幸受害者。

六月時，隨著墨西哥與加勒比海一帶陸續傳出茲卡病毒個案，美國ＣＤＣ也已經著手監測國內２７９名確診或疑似孕婦病例，疫情似乎出現失控跡象。原定前往波多黎各（Puerto Rico）與哥斯大黎加（Costa Rica）度蜜月的新婚夫婦，紛紛因為疫情取消行程，而孩子都已長大的退休夫妻，也被迫尋找加勒比海豪華郵輪之旅的替代方案。除了一般遊客，各國奧運選手更是人心惶惶，形成另一波「茲卡恐慌症」疫情，首先發病的指標個案是世界排名第一的高爾夫名將傑森．戴伊（Jason Day）。近期才喜迎第二胎的戴伊害怕遭到疫情波及，宣布退出今年賽事，許多知名高球好手也隨後跟進。曾拿下倫敦奧運跳遠金牌的英國好手葛瑞格・盧瑟福（Greg Rutherford）是這次衛冕呼聲最高的好手，雖然他的伴侶蘇西和兒子米羅都不會前往觀賽，盧瑟福仍表示已經事先冷凍精子作為預防措施，以免子嗣遭殃。即便是一向冷靜理智的時事評論家，這次也罕見站出來表態，介入相關討論。渥太華大學（University of Ottawa）法學與醫學教授阿米爾・阿塔蘭（Amir Attaran）與一百多位公衛專家連署發表公開信，呼籲國際奧林匹克委員會（International Olympic Committee）將賽事移地舉行或延期舉辦。阿塔蘭指出：「疫情的確已經延燒多時，但不能因此視而不見，還讓奧運如期舉行，平添更多風險。現在最不需要的就是火上加油。」

與此同時，在額外投入五萬五千名國軍人力協助下，衛生當局的噴藥大隊開始在里約市等其他巴西城市，挨家挨戶地噴灑殺蟲劑、發放衛教單張，請民眾配合清除室內外積水容器。埃及斑蚊上一次面臨如此大陣仗的撲殺，已經是八十多年前的事。1930年代，當政的巴西獨裁者吉杜里奧・瓦加斯（Getulio Vargas）為了根除黃熱病，在洛克斐勒基金會的資助下實施嚴格的病媒蚊防治計畫，要求居民徹底清除可能孳生源，不配合者將處以罰鍰。然而，2016年的巴西已經脫離威權統治，主管機關無法強迫奧運選手村附近的弱勢社區居民配合政策。政府趕在奧運開幕前緊急實施的噴藥作業，反而造成陰謀論滿天飛，有人指出這些殺蟲劑和殺幼蟲劑才是導致疫情的元凶，有人宣稱蚊子只是代罪羔羊，真正的主事者是醫療科技。然而，備受疫情衝擊的不只巴西居民，遠在北方4000英里遠的亞熱帶城市邁阿密，也因為傳出本土病例而如臨大敵、人人自危。邁阿密市的著名藝術特區溫伍德（Wynwood）已經累計有十四人因被蚊蟲叮咬而確診。八月時，CDC發布旅遊警示，建議孕婦避免前往邁阿密市方圓一英里內的區域，更讓恐慌情緒進一步升溫。雖然佛州州長瑞克．史考特（Rick Scott）堅稱邁阿密市疫情尚在控制範圍，歡迎遊客造訪，CDC卻不敢苟同。為了加強撲滅病媒蚊，當局部署載有殺蟲劑「乃力松」（Naled）的飛機進行空中噴藥，也讓溫伍德瞬間成了一座空城，民眾怨聲載道，抗議政府對市民發動「化學戰」。南灘（South Beach）一帶的飯店與賭場業者擔心疫情將造成人潮銳減，衝擊暑期業績，也很快加入反彈聲浪。不過，這股恐慌氛圍也促使國會批准凍結數月的十一億美元防疫預算，為華府官員提供即時金援，算是唯一的好消息。雖然國會在九月底通過預算法案時，蚊蟲大量孳生的夏季高峰已進入尾聲，但這些資金仍有助政府為未來的疫情做好防疫規劃，也能推動疫苗研發進程。

而今，茲卡疫情造成的恐慌已經過去。奧運賽事如期舉行，雖然有些選手不幸確診，但沒有人出現嚴重症狀或神經系統併發症。他們的妻子平安回國，也順利在九個月後產下沒有小頭症的健康寶寶。雖然茲卡疫情最終擴散至全球八十四個國家，病毒也在南北美兩洲穩穩扎根，在寫作本書時，茲卡已經不再是重大國際公衛威脅。2016年十一月，公衛專家全盤檢視當前的科學證據之後，斷定茲卡病毒確實會導致新生兒小頭症等先天性腦部異常，世界衛生組織隨後便宣布解除國際公衛緊急事件。六個月後，也就是2017年五月，巴西衛生部也因國內疫情趨緩，宣布全國公衛緊急狀態正式告終。目前全球更有多個疫苗處於研發階段，不過，理論上孕婦雖然是優先接種族群，但以孕婦作為試驗對象可能涉及研究倫理問題，再加上疫苗有時也可能引發格林—巴利症候群，造成研究人員難以區分疫苗的成效與因感染引起的反應。基於這些原因，疫苗距離完成試驗、獲准上市可能還有好幾年。另一方面，讓巴西貧民窟成為病媒蚊孳生溫床的社會與環境問題並沒有消失，散播茲卡病毒的斑蚊與其他蚊類也從未離開，繼續悠悠地拍著翅膀，四處吸血。

⋯

２０１７年七月，我前往海息飛市，訪談曾參與第一線防疫工作的醫生、流行病學家與病毒學家。２０１７年上半年，ＣＤＣ在美國只接獲一起本土病例通報，因此訪談當時，茲卡病毒已經不再是新聞頭條。此外，葉門日前爆發大規模霍亂疫情，也讓世界衛生組織再次將焦點轉回非洲大陸。我來到博阿維亞任區的下榻飯店，遠處就是海息飛市著名的礁岩海灘。雖然茲卡疫情已經過去，我卻發現多家新聞台都在報導黃熱病疫情，這波疫情首先在米納斯吉拉斯州（Minas Gerais）爆發，現在已經擴散到聖保羅市與里約市外圍一帶。茲卡病毒的確不再是迫切的公衛威脅，但疫情還是留下了許多未解的問題。

舉例來說，雖然學界已經證實引發２０１５年巴西疫情的茲卡病毒，與兩年前造成法屬玻里尼西亞疫情的病毒一樣，而且兩種病毒都屬於茲卡病毒的亞洲株，但是病毒如何傳入巴西並不清楚。過去一般認為，２０１４年六月時，世界盃足球賽在里約市開打，病毒可能在當時趁亂傳入巴西。由於納塔爾市是其中一個主辦城市，這樣的說法看似合理，但後來發現當年並沒有太平洋國家派出隊伍參賽。科學家又指出同年８月Va'a世界獨木舟競速冠軍賽（Va'a World Sprint Championship）在里約熱內盧市舉行，病毒可能在賽事期間被帶到巴西。這個理論的可能性較高，因為法屬玻里尼西亞、新喀里多尼亞、庫克群島（Cook Islands）與復活節島這四個太平洋國家，都有派出獨木舟隊伍參賽。只可惜這一派說法後來又遭推翻，２０１７年五月，科學期刊《自然》刊載了一篇由跨國科學家團隊主筆的公開信，指出研究團隊從巴西與其他美洲國家共蒐集到五十八個茲卡病毒分離株，之後進行病毒基因定序。科學家透過親緣演化分析，以分子時鐘的概念往回推估分離株演化的時間點，發現所有病毒株都來自一個共同祖先，而這個始祖病毒抵達巴西東北部的時間大約是２０１４年二月。如果分析無誤，則茲卡病毒在獨木舟競速比賽前六個月就已經傳入巴西，與巴西衛生部證實的第一個茲卡確診病例更相距了十五個月。茲卡病毒和小頭症的確切關係也一直讓學界摸不著頭緒，因為目前還不清楚病毒造成胎兒先天性缺陷的機制，也無法解釋為什麼有些受感染的孕婦會產下有先天性缺陷的嬰兒，有些孕婦卻不會。另外，即使嬰兒出生時看起來一切正常，之後長大會不會有發育遲緩的問題或障礙？巴西的茲卡寶寶長期的預後如何，茲卡病毒透過性行為傳染的風險又有多大？截至目前，科學家都沒有這些問題的答案。

我很想知道布里托與馬奎茲對於這些問題有什麼看法。另外，《柳葉刀》的一篇研究指出，在第一波疫情中，巴西東北部通報的小頭症病例佔了總病例數的七成，我因此也想聽他們分析伯南布科州為何是疫情重災區。除了與兩人會面，我也計畫前往熱博阿陶區的貧民窟，以及海息飛市都會區一帶的貧困社區，訪問當地調查蚊類繁殖行為與茲卡病毒傳播模式的昆蟲學家。最後，此行最重要的一個目標，是與產下第一批小頭症嬰兒的母親對談，了解政府後續提供的資源與協助，以及疫情不再成為全球焦點之後，她們的生活狀況有什麼改變。簡單來說，我想要親眼看看疫情畫下句點，茲卡病毒再次被世界遺忘之後，倖存者活在什麼樣的世界裡。

帶著滿心希望，我前往馬奎茲實驗室所在的阿格烏麥哲倫研究院，希望能得到一些解答。院區幅員遼闊，坐落在海息飛市的東北角，布里托正是在此首度提出茲卡病毒與格林—巴利症候群可能有關聯，克魯茲基金會流行病學家，也是馬奎茲同事的瑟琳娜．杜爾基（Celina Turchi）也是在此開始統籌嬰兒小頭症病例的初步調查。杜爾基深知疫情的嚴重性，因此積極連絡全球其他研究人員，也力促主管機關發布公衛警示，對抗疫情可謂功不可沒。由於後續支援自四面八方湧入，阿格烏麥哲倫研究院的負責人甚至出借自己的辦公室供她使用。兩年後，我也終於來到此地與杜爾基見面，她坐在一張巨大的玻璃辦公桌前，身旁的研究助理埋頭處理文件、回覆大眾提出的各種問題。杜爾基表示：「直到今天，還是有人相信疫情的源頭是殺蟲劑或德國麻疹疫苗。最近盛傳的一個陰謀論還說，病毒是透過基因改造的蚊子散播。」她翻了一下白眼，繼續說道：「我們很無奈，但也只能一封信、一封信慢慢回覆。」

原本柔聲細語的杜爾基，後來談到自己接觸到第一批小頭症嬰兒時的衝擊，音量不知不覺大了起來，語氣也愈來愈激動。她想起那些產下茲卡寶寶的巴西婦女，不僅得付出更多心力扶養患有重度障礙的孩子，又面臨政府財政日益緊縮、公衛計畫預算遭刪減的大環境，處境相當艱難。她提到疫情爆發初期，到婦產科病房評估狀況是很可怕的經驗：「我記得看到四、五個沒有額頭的小寶寶，頭骨結構非常不正常。這些嬰兒和一般患有先天性小頭症的嬰兒很不一樣，差異大到連我的奶奶都看得出來。」

杜爾基回想當時布里托向她說明疫情的來龍去脈，誇他其實把所有前因後果都想通了。了解大概之後，杜爾基做的第一件事就是聯絡在海息飛市當地與國外的流行病學家，詢問他們是否注意到小頭症個案增加的現象，或曾在法屬玻里尼西亞的疫情中觀察到類似情況。後來，一份採用嬰兒生產紀錄的回溯性研究指出，法屬玻里尼西亞當次疫情有十七名神經異常個案，由於多數孕婦發現胎兒患有小頭症之後，通常選擇進行引產手術，而不是將孩子生下來，因此當時沒有注意到病例高峰。相較之下，墮胎在巴西並不合法，除非家境富裕，能出國進行人工流產，否則很難終止懷孕。

看到這樣的研究結果，杜爾基開始擔心海息飛市婦產科病房中的個案只是冰山一角，她表示：「我們不知道情況實際上會如何發展，只知道影響規模絕對不小。」也大約在這個時候，多位小兒科醫生開始呼籲伯南布科州衛生當局修改小頭症的通報標準。原來小頭症通報病例數增加，不是因為巴西政府的出生通報系統效率極高，恰恰相反，在2015年十二月以前，衛生部還將嬰兒頭圍的最低值從三十三公分下修為三十二公分，降低了可能被診斷為小頭症的新生兒數量。

掌握這些數據之後，就能明顯看出病例數增加並非通報系統造成。2015年，巴西共累計4783例小頭症疑似病例，以及476例死亡，2014年則只有147例。東北部的小頭症比例最高，在2015年十一月疫情高峰期間，平均每一萬名活產嬰兒就有56．7名小頭症病例，是巴西歷年來的平均值的二十四倍。相比之下，病毒較晚才擴散到東南部，因此疫情相對不嚴重，小頭症比率也大幅降低，每一萬名活產嬰兒僅有5．5名病例，與美國的數據相近，而巴西的整體比例則是每一萬名活產嬰兒有十八名病例。問題在於，這些病例數增長有多少是因為茲卡病毒引起，多少是其他的輔助因子造成？為什麼東北部的峰值比其他巴西地區高出許多？

為了找出這些問題的答案，2016年，杜爾基偕同倫敦衛生與熱帶醫學院的同事，進行了一項病例對照研究（case-control study）。研究團隊以在海息飛市產前醫療中心的孕婦為受試對象，為他們進行茲卡病毒篩檢，並依照結果分為檢驗確診的病例組，以及另外兩個檢測為陰性的控制組。研究團隊持續追蹤產婦的狀況直到足月生產，之後檢查嬰兒是否罹患小頭症，或出現先天性茲卡病毒症候群的病徵，並以清楚定義的分母（可能遭感染發病的人口數）進行計算。

疫情期間，民間謠傳東北部的小頭症盛行率比較高，可能是因為居民接觸到政府為了滅蚊而噴灑的殺蟲劑。另一個常見的陰謀論則指出孕婦在懷孕時接種的疫苗有問題。如今杜爾基的研究結果出爐，這些謠言也不攻自破。研究人員發現，小頭症發生率與接觸殺蟲劑或疫苗比率的相關性，並沒有達到統計顯著水準。相較之下，感染茲卡病毒後產下小頭症嬰兒的機率則是95％。

雖然研究人員強烈懷疑小頭症發生率與母親的社經背景有關，但這項研究未能加以探討，也成了一個缺憾。要研究兩者的關係，必須有更詳細的茲卡血清抗體陽性率數據，才能確定參與研究的婦女是具有母體代表性的樣本。更重要的是，疫情爆發當時，茲卡病毒並不是需要通報的傳染病，因此研究人員無法統計2015～2016年間，由受感染的孕婦生下的嬰兒總數，自然也無從判斷東北部觀察到的高小頭症發生率，是否確切反映了真實狀況。蘿拉．羅德里格斯（Laura Rodrigues）是倫敦衛生與熱帶醫學院的傳染病流行病學教授，常與杜爾基合作進行研究。她懷疑巴西東北部流行的病毒株可能毒性特別強，疫情才會來得又急又猛，但她也坦承這只是一個「直覺」，還需要更詳盡的數據才能斷定。

另一個懸而未解的問題是，在社會行為與環境因素影響下，病媒蚊密度以及婦女暴露於茲卡病毒的風險高低，與小頭症盛行率之間的關聯有多大。氣候科學家指出，2015年是南美洲的聖嬰年（El Niño），巴西東北部的降雨量比平常多，連帶提高了洪水發生機率，再加上氣候變遷導致溫度上升，這些都可能加速了斑蚊的繁殖週期、提高分布密度，也助長病毒透過蚊類散播。杜爾基表示：「我也覺得跟環境和社會條件有關。海息飛市的都市化程度很高，又有河川經過，沼澤區廣布，所以常有蚊蟲孳生。加上天氣熱，大家不會穿長袖衣物，因此很容易被叮咬。」在熱博阿陶區與其他貧窮社區，的確常看到一塊僅有一百平方公尺的土地上，就住了一千多人，而且多數住家沒有紗窗，有空調的住戶更是屈指可數，居民在一天晚上就可能被同一群蚊子叮咬許多次。另外，由於自來水供給不穩定，多數居民只好用塑膠瓶和水桶儲水放在後院。下雨時，住家後面的排水溝就成了被垃圾堵塞、汙水溢流的臭水溝，為蚊子提供了理想的孳生溫床。

另一個問題是，如果一個人先前曾感染另一種蟲媒病毒，或曾接種黃熱病疫苗，是否能因此獲得對抗茲卡病毒的交叉保護力，還是會更容易遭到感染？杜爾基認為，在2015年爆發茲卡疫情之前，伯南布科州已經連續多年沒有傳出重大登革熱疫情，但是巴西中部與東南部不久前才爆發一波疫情。另外，年輕女性產下的嬰兒出現先天性茲卡病毒症候群的比率最高，但相較於其他年齡層的女性，她們接觸登革病毒的機率較低，也比較沒時間接種黃熱病疫苗。另一方面，馬奎茲與同事以孕婦的血清檢體進行體外研究，發現登革熱抗體會加重茲卡病毒感染的病情，這一現象在學理上稱為「抗體依賴性免疫加強反應」（antibody dependent enhancement）。簡單來說，茲卡病毒會與登革熱抗體結合作為偽裝，躲過免疫系統的偵測，讓自己順利入侵人體細胞。馬奎茲說道：「就好像病毒版的特洛伊木馬。」疫情爆發後，病毒檢驗的需求飆升，他的實驗室儼然成了受理病毒代檢的參考實驗室。後來，馬奎茲與同事開發出一種登革熱快速檢驗試劑，有助醫生進行診斷、與茲卡病毒鑑別。他現在的第一要務，是研究抗體依賴性免疫加強反應能不能解釋東北部的高小頭症盛行率，以及高抗登革熱抗體效價（titer，指抗體的免疫效果）能否保護個體免於感染茲卡病毒。然而，他也沒有排除可能存在未知的環境輔助因子，才會導致小頭症個案增加。馬奎茲坦言：「我們對茲卡病毒的了解還是太少，眼前還有幾十年的研究工作等著我們。」

馬奎茲和杜爾基一樣，都對布里托讚譽有加，我也很期待與他本人見面。雖然我們之前曾使用Skype談過一次，但他的英文不太流利，再加上我一句葡萄牙語都不會說，實在很擔心使用機器翻譯的效果不佳，會因此遺漏許多重要資訊。我們約在一家餐廳見面，離我的下榻飯店並不遠。當天見面時，我鬆了一口氣，因為他帶了念醫學院二年級的女兒賽琳娜（Celina）來幫忙翻譯。那家餐廳的招牌菜是木薯料理，也是伯南布科州餐桌上常見的主食。點了幾份木薯煎餅之後，我們便進入訪談主題。我問布里托，為什麼在前幾次的茲卡疫情中，專家沒有注意到小頭症和神經系統病變與病毒的關聯？為什麼之前沒有人懷疑過這件事？

賽琳娜表示：「爸爸說他從疫情爆發後就密切追蹤發展趨勢，所以第一批小頭症個案出現時，他很快就把兩件事串連起來。也因此他在訪談那些婦女時，第一個問題就是記不記得懷孕期間有長疹子。」

但是伯南布科州有什麼特殊條件，讓這些小頭症個案特別明顯？換句話說，為什麼在伯南布科州能清楚觀察到這個趨勢，其他地方不能？

賽琳娜幫忙翻譯我的問題時，我看到布里托皺起眉頭，一副沉思模樣。之後，他用力點了點頭，向我解釋其實一切都和數字有關。法屬玻里尼西亞的人口不到三十萬人，伯南布科州的人口則有900萬人，其中400萬人住在海息飛市以及市郊一帶。伯南布科州的生育率也非常高，全州的婦產科每年一共接生大約十七萬個嬰兒。另外，法屬玻里尼西亞的小頭症個案分散在不同小島，但是在伯南布科州，個案大都集中在海息飛市一帶的幾家特定醫院。在這種情況下，小頭症盛行率的增長幅度不需要太高，小兒科醫生也自然會注意到這些個案。布里托說道：「如果病房裡一週內就有二十個小頭症嬰兒，你一定會注意到。所以在巴西這裡比較容易發現。」

我當下覺得這樣的解釋很合理，也的確像是流行病學家會給出的答案。回過頭仔細思索，我想起杜爾基曾說過，就連「她的奶奶」都能發現這些小頭症病例。不過，布里托的回答還是沒有觸及一些更深層的面向，例如：茲卡病毒與小頭症是否互為因果？從數據來看，貧困婦女產下小頭症嬰兒的風險為何比較高？社會環境的影響又是什麼？如果有完善的自來水服務與污水下水道系統，茲卡病毒在海息飛市與其他巴西城市的傳播模式是否會改變？面對未來，我們該如何阻絕病媒蚊散播病毒、降低感染茲卡的風險？也許最能回答這些問題的是昆蟲學家，又或許是社會學家。

1948年，哈道與迪克在烏干達的非洲斑蚊身上，首度分離出茲卡病毒。自那時起，學界普遍認為斑蚊是病毒的主要病媒。在巴西與其他南美地區，多數研究都以埃及斑蚊為主。另外，白線斑蚊（Aedes albopictus，又稱亞洲虎蚊）也能夠傳播茲卡病毒。在北半球的夏季，白線斑蚊的分布範圍最北可達芝加哥市與紐約市一帶[5]。除了斑蚊，科學家也從多種家蚊身上分離出茲卡病毒，其中一種是熱帶家蚊（Culex quinquefasciatus），在巴西和亞洲都十分常見。熱帶家蚊不像斑蚊一樣喜歡乾淨水源，反而偏好髒臭的污水，而且最喜歡在污水管與被垃圾和碎屑阻塞的水溝內產卵。

在杜爾基的辦公室附近，另一位克魯茲基金會的研究人員正在觀察一隻家蚊，想了解這類病媒蚊是否也會傳播茲卡病毒。她是康絲坦西亞．艾瑞斯（Constância Ayres），充滿朝氣的她，舉手投足之間散發著芭蕾舞女伶的優雅氣息。艾瑞斯在海息飛市的不同社區誘捕了一批家蚊與斑蚊，並放入飼養箱內養殖。之後，她讓兩組蚊子吸食受茲卡病毒感染的血液，並在一週後採集蚊子的唾液進行病毒檢測，結果顯示兩種蚊子的唾液都帶有茲卡病毒。不只如此，艾瑞斯還在家蚊的唾液腺中找到茲卡病毒的蹤跡，足以證明家蚊是具有傳播病毒能力的「勝任」（competent）病媒。然而，許多專家無視於這些研究結果，堅信家蚊不可能在野外傳播茲卡病毒。2016年，艾瑞斯再一次到戶外誘捕蚊子，她這次來到有茲卡感染症狀者的住處，使用「吸蟲器」（aspirator）直接在屋內吸取蚊子。艾瑞斯回到實驗室查看採集結果，發現家蚊的數量幾乎是斑蚊的四倍。她接著將兩種蚊子的雌蚊挑選出來，區分成數池進行茲卡病毒檢測，結果三隻熱帶家蚊和兩隻埃及斑蚊都呈現茲卡病毒陽性。

不同於斑蚊，家蚊沒有間斷吸血的習性，通常一個晚上只吸一次血。不過，在海息飛市出現密集小頭症病例的都會區，家蚊的密度是斑蚊的二十倍。這類蚊子在密克羅尼西亞與法屬玻里尼西亞也隨處可見。有意思的是，在上述兩個地區，研究人員並沒有在野外捕獲的斑蚊中偵測到茲卡病毒的蹤影。可惜當時沒有針對熱帶家蚊進行病毒檢測，因此無法證實這種蚊子是在當地傳播茲卡病毒的病媒，但也不能排除這項可能性就是了。

如果艾瑞斯的見解沒錯，她的研究成果對於未來研擬病媒蚊防治策略將有重大影響，有助進一步降低茲卡病毒與其他蟲媒病毒的威脅。現階段的滅蚊噴藥措施都以消滅斑蚊為主，畢竟斑蚊是傳播登革熱的主要病媒。然而，有地方衛生官員表示，有效消滅斑蚊是海息飛市沒有爆發另一波疫情的關鍵。此話一出，讓艾瑞斯大為光火，她說道：「海息飛市沒有傳出新一波疫情，是因為現在多數民眾都帶有抗體，不是因為傳播病毒的蚊子都被殺光了。依我看來，除非能有效杜絕家蚊，否則群體免疫力一下降，疫情一定會再爆發。」

然而，艾瑞斯的呼籲似乎成了一陣耳邊風。我到訪海息飛市的當週，一家德國生技公司以人工方式，讓雄性埃及斑蚊感染沃爾巴克氏菌（Wolbachia），之後預計在東北部的另一個貧民區「科雷古熱尼帕普區」（Corrego do Jenipapo）野放。全世界60％的昆蟲都帶有沃爾巴克氏菌，唯獨斑蚊沒有。這種細菌會造成斑蚊的受精卵無法孵化發育，因此能減少斑蚊數量，削弱蚊子傳播茲卡病毒與其他蟲媒病毒的能力。除了海息飛市，里約市與哥倫比亞的麥德林市（Medellin）也曾進行這種「帶菌蚊」野放試驗，類似的基因改造技術目前也應用在會傳播瘧疾的瘧蚊（Anopheles）身上。全球知名慈善研究機構都贊助了這些試驗，例如華盛頓州西雅圖市的比爾暨梅琳達蓋茲基金會（Bill and Melinda Gates Foundation，以下均簡稱蓋茲基金會），以及英國倫敦的惠康基金會（Wellcome Trust）。這些慈善機構提供資助的一個重要原因，在於這些試驗能在特定地理區域進行，而且計畫效益能透過科學方法量測，容易量化呈現。在評估實施「由上而下」的全球公衛介入措施時，這個條件可說是不可或缺。另一方面，低技術的草根性防治措施，例如提供蚊帳、裝設紗窗等，一概遭到忽略，當局也沒有推動都市更新計畫，進一步改善廢棄物處理，或讓蚊蟲猖獗的赤貧社區獲得穩定自來水供應。

某一天，我跟著艾瑞斯的蚊蟲採集團隊，來到熱博阿陶區進行例行性採集。那次的目標是前往貧民區裡的十戶人家，在住家臥室與客廳採集蚊子。然而，因為其中一台手持式吸蟲器故障，我們只能到五戶居民家中採集。這一帶居民多半是老年人，住在只有二到三房的狹小磚屋裡，磚房以層疊方式一間一間往上蓋。五戶住家中，只有兩戶有室內廁所，煮飯、洗衣基本上都在同一間房裡，幸運一點的住戶可能有後院能處理這些家務。艾瑞斯的得力助手米格爾．朗曼（Miguel Longman）走在前頭，拿著巴西當地公司「Horst Armadilhas」生產的電動吸蟲器，先沿著牆面與桌面吸蟲，接著在天花板和不易深入的角落加強吸蟲。朗曼告訴我，一次採集通常能抓到五、六十隻蚊子。他忙著拆集蟲網查看蚊子時，我問住在屋裡的夫婦自來水多久會來一次。他們說一個禮拜兩次。我又問：那其他時候怎麼辦？他們指向廚房裡裝滿洗碗髒水的兩個塑膠水盆，還有窗邊一整排的盛水容器。這一戶和我們走訪的其他住家一樣，都沒有紗窗，但我注意到臥室裡有一個蚊帳。難道他們有人曾經感染茲卡病毒？他們表示沒有，但有幾個鄰居被感染。

結束採集回到阿格烏麥哲倫研究院後，艾瑞斯向我介紹克魯茲基金會的衛生工程師安德烈．蒙特羅（Andre Monteiro）。蒙特羅是大海息飛市區的水文專家，曾深入研究市區的污水下水道系統。他告訴我，熱博阿陶區只有6%的住戶接入公共污水管線系統，海息飛市全市的接管率則是30%。在貧民區，生活污水大都引到後院的排水溝，之後流入運河與防洪用的雨水下水道。一直到1800年代，市區大都是紅樹林沼澤地，因此多餘的雨水很容易被吸收，或者會在退潮時順流出海。然而，十九世紀時，隨著海息飛市逐漸發展，紅樹林沼澤地開始被一一填平，用來建大樓與公路。少了天然的排水系統，海息飛市的衛生工程師借鏡荷蘭的經驗，打造了兩百公里長的運河，這些運河如蛛網一般密布，流經市區後巷，與河流蜿蜒並行。然而，到了1970年代，許多運河因為年久失修、維護不當，大雨一來就容易發生洪災。1975年發生的大洪水最為嚴重，全市80%都泡在水裡。也大約從那時起，海息飛市北部山坡地上的貧民窟便常遭受大規模土石流侵襲，2002年的土石流災害更導致五十人喪命。最讓這座城市顏面掃地的一刻，大概要屬2013年發生的事件。當時在市區東北部的另一個貧民區「阿魯達運河區」（Canal do Arruda），媒體路透社（Reuters）的攝影師拍到一名九歲男孩，在住家附近一條被垃圾淹滿的運河走來走去。這名男孩叫做保利尼奧・西爾維羅（Paulinho da Silveiro），原來他在運河裡翻找能拿去賣的寶特瓶和其他回收廢棄物，而且他和其他哥哥都常在髒臭的運河附近拾荒。看到攝影師拍下的驚人影像，市政府決定推動社區清潔運動，後來海息飛市的運河與河川又恢復暢通，但有時仍可見河岸堆滿廢棄塑膠瓶等垃圾。蒙特羅指出：「垃圾是一個大問題，除了會堵塞排水系統之外，瓶罐中的積水也成了蚊子的孳生源。」

訪談的最後，蒙特羅讓我看了海息飛市的熱圖，圖上橘色與紅色區域代表小頭症病例最多的地區。雖然橘色小點遍布整座城市，連中產階級社區博阿維斯塔也不例外，但深紅色點的位置剛好都是北部與南部的貧民區。

隔天，為了尋找小頭症嬰兒的母親進行訪談，我來到伊普廷加區（Iputinga）一家專為視障兒童而設的復健中心。由於茲卡病毒會導致視網膜或視神經損傷，有時也可能造成大腦神經與皮質受損，因此患有先天性茲卡病毒症候群的兒童中，近半數都有嚴重的視覺障礙。當地的醫療慈善基金會「阿爾蒂諾溫杜拿」（Altino Ventura）以眼疾治療見長，為了減輕視覺缺損造成的問題，基金會提供許多視障兒高倍率矯正眼鏡與復健治療。基金會現在也設計出一套多感官輔助玩具組，能幫助母親訓練孩子將雙眼聚焦在物體上，也更方便親子互動。許多婦女也受邀到旗下的摯愛之家復健中心

（Menina dos Olhos Rehabilitation Centre）體驗這些教具。

到了基金會，我發現地上已經鋪滿供小朋友使用的軟墊，志工開始將輔助玩具一個一個拿出來，其中包含畫有笑臉的亮色乒乓球拍，以及帶有長條閃亮流蘇的手搖鈴。治療課程一開始由基金會會長利雅娜·溫杜拿（Liana Ventura）帶領禱告：「今天是安息日（Sabbath），讓我們花點時間肯定自己的辛苦付出，也坦承接受生活中的挑戰。慈愛的上主，請讓我們看見祢的榮光，透過我們為世人帶來啟發與希望。」眼科教授溫杜拿與他的先生馬塞洛·溫杜拿（Marcelo Ventura）因為積極投入慈善公益，至今已獲頒多項殊榮。他們所創的基金會每天二十四小時服務大眾，全年無休，也在海息飛市中心設有急診眼科，一天處理的患者數量高達五百位。由於基金會定期舉辦眼科義診，也免費提供白內障與其他常見視力問題的矯正治療，伯南布科州各地的患者因此慕名前來。基金會也投入學術研究，探討巴西常見疾病引起的眼部病變，其中包含弓蟲症、梅毒、德國麻疹與巨細胞病毒感染等，更在市內醫院婦產科提供巡迴駐診服務。因此，2015年秋天，診所開始出現患有小頭症與特殊眼部損傷的嬰兒時，利雅娜·溫杜拿很快就注意到事情不對勁。許多嬰兒有鬥雞眼，或是眼球不斷左右晃動、無法聚焦。有些嬰兒的視力甚至嚴重受損。她說道：「我們發現這些寶寶的視野範圍只有正常值的30%，有些寶寶甚至完全看不到。他們看不到母親的臉，對周遭事物完全沒有興趣，只是不停哭鬧，真的很讓人痛心。」

幼兒滿一歲時，視力已經發展至成人的90%。如果視力受損，幼兒與主要照顧者互動的能力非常有限，也很難正常發育。但是在矯正眼鏡輔助之下，狀況可說是瞬間改善。溫杜拿表示：「孩子的眼睛馬上亮了起來，終於露出第一個微笑。」

溫杜拿從一個袋子裡拿出乒乓球拍，交給來自奧林達市（Olinda）的年輕夫婦喬安（Joane）與馬西利奧・達席爾瓦（Marcilio da Silva）。他們的兒子海克特（Hector）一生下來就患有重度散光（astigmatism），不過戴了矯正眼鏡之後，能看到正常視野的60%。雖然如此，滿二十個月的他還是無法在沒有輔助下自己坐起來，必須以枕頭撐起身體，才能跟治療師互動。坐在一旁觀察寶寶與治療師互動的另一個人是米蓮娜・海倫娜・多斯桑托斯（Mylene Helena dos Santos）。年僅二十三歲的她已經是三個兒子的母親，老么是大衛・恩里克（David Henrique）。大衛生於２０１５年八月，是第一批茲卡寶寶，也是重度障礙兒。他被固定在嬰兒椅上，畸形的雙腳以支架支撐，除了吞嚥有困難，還有嚴重散光。有一次，食物不慎掉到大衛的氣管裡，結果引發肺部感染，必須緊急送往醫院。醫生幫他進行胃管插管手術，以便將抗生素送進體內，但多斯桑托斯表示，胃管讓大衛非常不舒服。她解釋：「管子太大了，所以他一直掙扎扭動。醫生要我保持傷口清潔，不然會引發感染。我也想讓他戴矯正眼鏡，但是他的腸胃問題一直沒解決，根本就沒辦法戴眼鏡。只希望他的情況趕快好轉。」

多斯桑托斯懷孕滿五個月時，超音波檢查結果顯示大衛可能患有先天性畸形，但是醫生並沒有提到小頭症，她也從沒聽過茲卡病毒。她表示：「我只聽過登革熱。」她不記得自己長過疹子，但到了懷孕後期，她開始出現羊水滲漏等一連串併發症，後來還差點流產。結果，大衛比預產期早了七個星期出生，一年後，母子倆都驗出茲卡病毒陽性。

多斯桑托斯生產後不久，就和大衛的父親分居，目前和雙親住在熱博阿陶區。她得帶大衛看診的時候，便委託親戚照顧其他孩子。她說：「一開始大家都願意幫忙，但是一年過後，得到的幫助愈來愈少，我也從政府補助名單上被剔除，所以才會來基金會尋求協助。」

太多人和多斯桑托斯有同樣的遭遇。疫情結束後，巴西政府通過救助貧困家庭的現金補貼方案，並喊出每年斥資3500萬美元挹注專科復健中心。伯南布科州當局也承諾投入五百萬美元建設區域保健中心，提供患有先天性茲卡病毒症候群的嬰兒醫療服務。但就在2016年底，國會通過修憲案，宣布在接下來二十年凍結公共支出，而寫作本書的當下，政府允諾的醫療中心大多還沒動工。隨著政府祭出的撙節措施衝擊民生，像多斯桑托斯一樣的婦女無以為繼，連湊出基本醫藥費用都是一大問題。當前也沒有任何跡象顯示政府有心投入必要資源與經費，改善存在已久的自來水與衛生問題。政府反而推出衛教宣導活動，加強對家庭主婦的防疫教育，將病媒蚊防治的任務丟回居民身上。

不只這些，許多同樣促成疫情的社會與環境問題依舊被晾在一旁，未獲解決。茲卡疫情結束滿一週年時，非政府國際組織「人權觀察」（Human Rights Watch）到伯南布科州與巴萊巴州（Paraiba）與當地婦女訪談，發現曾產下小頭症嬰兒的女性中，近四分之一都不滿二十歲，但這些青少女根本不太可能取得避孕藥或保險套等避孕方法，也鮮少獲得性與生殖保健方面的衛教資訊。人權觀察對於貧民區的衛生條件也不甚滿意，研究人員常看到未經處理的污水四處溢流，蚊蟲在垃圾淤積的運河與住家後面的水窪裡產卵繁衍。

人權觀察婦女權利資深研究員阿曼達·克萊辛（Amanda Klasing）指出：「衛生部宣告茲卡疫情結束後，巴西人可能覺得打了一場勝仗，但是……除非政府持續挹注資源，從根本上解決蚊蟲猖獗的問題、保障女性的生育權，並提供有茲卡寶寶的家庭必要援助，否則巴西民眾的基本人權很可能受到侵犯。」

對於克萊辛的評斷，利雅娜・溫杜拿再同意不過。她的基金會收治的325名兒童中，只有兩名是私人轉診，其他都是透過公衛體系轉診過來的個案。然而，疫情至今已經兩年，近半數的兒童卻遲遲等不到茲卡血清學檢驗結果。她告訴我：「我們對茲卡病毒的致病機轉和小頭症還是一知半解，但是以目前的狀況，坦白說能做的實在不多，進展有限。只希望各界加快腳步，不要拖到另一波疫情爆發才願意著手處理。」

・・・

收拾行李退房前，我決定到博阿維亞任區的海濱步道走走。早上準備出門前往伊普廷加區時，我望向窗外，看到海浪淹沒了作為防波堤的礁石，原本的灘地成了一片汪洋，但是到了下午四點，潮水已經退去，海息飛市知名的礁岩沙灘又浮現眼前，一支一支的海灘傘點綴整片沙灘，小朋友在岸邊水窪玩水嬉戲、歡樂的笑聲不絕於耳。海風微微吹來，現在的海象條件最適合衝浪，但是碎浪區以外卻不見任何衝浪手，似乎也沒人準備到海裡游泳。我後來很快發現，距岸邊幾公尺遠的地方插了一個告示牌，醒目的大紅字寫著葡萄牙語的「危險」（Perigo），下方一行英文字寫道：「注意！鯊魚出沒區」。告示牌上還畫了一隻黃色鯊魚，並列出哪些時段應避免下水等建議事項。其中幾項其實是基本常識，例如：泳客若有出血傷口或穿著亮色衣物，酒醉或單獨一人時，則不應下水。但是除此之外，開放水域、漲潮期間或日出及日落時也不建議下水。基本上除了白天退潮時，其他時段都不能下水游泳。

沿著海岸線繼續走，我看見一個瞭望台，走向前與救生員攀談，了解來龍去脈。他告訴我，1990年代初期以前，博阿維亞任區一直是熱門衝浪景點。結果，1992年時，發生了第一起鯊魚攻擊事件，之後更頻頻傳出泳客遭鯊魚襲擊。截至2013年，博阿維亞任區共發生五十八起鯊魚攻擊，其中二十一人不幸喪命，當局因此禁止衝浪，並豎立鯊魚出沒的告示牌。沒有人知道為什麼鯊魚的行為突然改變，不過多數專家認為，原因出在蘇阿普區（Suape）1980年代時新建的貨櫃港。蘇阿普區在海息非市南方十二英里處，建港期間，工人開挖航道、進行河口疏濬，打造了向外海延伸的突堤碼頭。學者認為疏濬工程對於公牛鯊（bull shark）的影響特別大，這種鯊魚在沿岸淺水帶很常見，能適應淡水環境，而今因為疏濬作業改變了繁殖與覓食行為。1990年代，貨櫃港落成啟用，貨物吞吐量隨之暴增，這時也開始頻傳鯊魚攻擊意外。由於大型遠洋船經常進出，船員向外拋出的廢棄物與垃圾將鼬鯊（tiger shark）引到了蘇阿普港一帶。這些洄游性鼬鯊是貪吃的腐食性動物，學者推測牠們很快就適應近岸海域的生態，每天從海息飛市的運河與河川排放入海、未經處理的污水，就成了鼬鯊的食物來源。情況演變至今，連救生員都不敢在博阿維亞任區游泳，寧可前往含氯的游泳池。如果發生緊急事故，必須下水救援時，他們也會選擇騎乘水上摩托車。

早期跨大西洋海運日漸熱絡，加上殖民帝國為求利益遠征天下，讓斑蚊也首度橫越大洋來到這片海岸。沒有人知道斑蚊第一次抵達巴西的確切時間點，不過最早也許能追溯到1530年代，當時葡萄牙殖民者來到海息飛市北部的奧林達市，發現了由卡匹巴里貝河（Capibaribe）與貝貝里比河匯聚形成的天然良港，以及河口前綿延數里的海堤。殖民者在此落腳之際，也將斑蚊帶到了這一帶。另一個更有可能的時間點是十六世紀晚期，那時葡萄牙籍的船隻載著大量黑奴，從西非海岸啟程，前往伯南布科州的甘蔗種植園。1637年，荷蘭人從葡萄牙人手中接管甘蔗園，並將殖民地首都遷到海息飛市，當時的蔗糖貿易已經非常熱絡。這時也有許多英國與荷蘭的奴隸販子前往加勒比海地區，順道將黃熱病毒帶到了巴貝多（Barbados）。1685年，海息飛市爆發第一波疫情，自此之後各式蟲媒病毒輪番上陣，除了1940與1950年代稍微獲得喘息之外，海息飛市至今仍無法擺脫病媒蚊的威脅。

而今，這些蚊蟲再度振翅飛翔。過去，牠們窩藏在甲板下陰暗處，在乾淨飲用水中孵化，長大後以黑奴的血為食[6]。現在，牠們棲居在裝滿雨水的輪胎裡，待發育為成蚊後橫行人間。只要蚊子生生不息，茲卡病毒就有可能再與牠們聯手出擊。如果又考量當今跨國航班的頻繁程度，誰敢說其他病毒和微生物不會跳上飛機，搭順風車一路來到巴西，將魔爪伸向幾乎沒有免疫力的當地居民。

試圖預測巴西將迎戰哪一種病原體，或者它何時來到，都只是徒勞。我們只能向博阿維亞任區的救生員學習，不斷掃視海面，注意有無鯊魚背鰭浮出水面，留心潛藏在平靜海面下的威脅。全球商務往來、人員流動已是既定事實，但我們能處理自家的衛生與環境問題，避免淪為另一個海息飛市或其他巴西城市，變成斑蚊與其他病媒蚊的理想天堂。要做到這件事不需要高深學問，只需要政府拿出魄力。

附註

（1）另一個可能原因是多數亞洲人經常接觸到茲卡病毒，因此已經對病毒免疫。

（2）２００７年後，雅浦島再也沒發生過茲卡病毒傳染事件，很可能是因為多數島民已經對茲卡病毒免疫。如果之後群體免疫力消退，又有足夠的易感染宿主（susceptibles，指未被感染但可能受感染者），則可能爆發新一波疫情。

（3）相較之下，茲卡病毒在男性發病後最多１８８天內，都能在精液中被分離出來。

（4）這些發育異常與神經系統缺陷後來統稱為「先天性茲卡病毒症候群」（Congenital Zika Syndrome）。

（5）白線斑蚊也是西尼羅病毒的主要病媒。

（6）科學家幾乎能斷定這就是白線斑蚊來到美洲的主要途徑。白線斑蚊是屈公病的主要病媒，過去只在東南亞出現，蚊子在船上的竹類園藝盆栽和廢棄輪胎裡繁殖，並隨船前往德州，之後透過州際高速公路往墨西哥和拉丁美洲散播。

－10－

X疾病

「病毒就這樣來了又去，像一陣無情颶風，掃過生意盎然的大地。」

《泰晤士報》（The Times），1921年

2019年十二月三十日晚間，瑪喬莉．波拉克（Marjorie Pollack）醫生在紐約市布魯克林區的科布爾山（Cobble Hill）家中放鬆休息，突然，她收到一封電子郵件。信中提到一名同事在中國社群平台微博（Weibo）上注意到一些傳聞，指出中國湖北省的省會武漢市發生不明原因引起的肺炎群聚感染，並請波拉克協助評估是否應著手調查，或者要留待年後再處理。具有三十年資歷的波拉克是一名醫學流行病學家，曾接受CDC的流行病疫情調查訓練。她也是全球傳染病通報平台「ProMED」的副總監，ProMED是一項疫情監測計畫，負責抓取網路資訊，偵測任何有關不尋常傳染事件的情報。讓具備這些豐富資歷的波拉克來評估這起事件的嚴重性，是再適合不過。

波拉克看完信件內容後，馬上覺得苗頭不對。她回想當時的狀況，表示：「那封信提到武漢市的一些概況，有兩起群聚感染，一起四例、另一起二十七例，信中還附了一張圖檔，應該是武漢市衛生當局發布的公告，指出市區出現不明原因的肺炎病患，且似乎和海鮮市場有關聯。經歷過SARS，也曾親身投入抗SARS之後，這封信只讓人覺得似曾相識，彷彿歷史重演。」

波拉克立刻在ProMED平台上發布公告，請求各界提供更多相關資訊，幾個小時之內，她便掌握到一篇中國媒體的報導，證實信中的公告確實由武漢市衛生健康委員會（以下均簡稱武漢市衛健委）發出。四個小時後，波士頓兒童醫院（Boston Children's Hospital）的人工智慧系統也發布一項疫情警示，內容為武漢市出現不明肺炎個案，並將事件嚴重性評為五級中的第三級。到了這個地步，波拉克已經不需要額外線索，當晚午夜前，她發布了一份更詳盡的警示通知，將這起事件通告ProMED平台上八萬多名醫師、流行病學家與公衛行政官員。

波拉克當時並不知道，自己注意到的蛛絲馬跡只是冰山一角，一場大規模新型冠狀病毒疫情即將襲來。短短幾個月內，嚴重特殊傳染性肺炎（Covid-19，以下均簡稱新冠肺炎）在全球釀成大流行，與百年前席捲世界的西班牙流感疫情甚至有許多雷同之處，讓人不寒而慄。其中差異在於，1918年正逢一次世界大戰，流感雖然造成千萬人喪生，但多數工廠與學校並沒有受到影響，而當時除了兵力調動，各國、各大洲之間並沒有如此頻繁的人員往來。相較之下，今日的世界在全球化之下更緊密連結，卻也讓新冠肺炎能引發一波又一波的感染，連帶造成全球股市崩盤、國際航空停擺，原本繁榮熱絡的國際大城，也頓時陷入一片死寂。

・・・

目前已知新冠肺炎疫情爆發於2019年十二月，發源地在華南海鮮批發市場一帶，位於人口達千萬的武漢市。雖然叫做海鮮市場，裡頭卻也售有各式各樣的野味，例如幼狼、鱷魚、蟒蛇等。「零號病患」是一名於十二月一日發病的七十歲老翁。由於「SARS-CoV-2」（新型冠狀病毒的正式名稱，以下均簡稱新冠病毒）的平均潛伏期為十四天，依此推測，老翁應該於十一月中或更早時就被感染。一週後，當地又傳出七名病例，其中兩例可直接追溯到華南海鮮市場。十二月十二日時，一名四十九歲的市場攤商發病，七天之後，他的岳父也開始出現症狀。可疑的是，岳父並沒有到過海鮮市場，表示病毒可能是經由女婿直接傳染給他。

那一週，武漢市至少三家醫院都通報了類似的肺炎病例。然而，多數患者被院方診斷為流感或支氣管炎，之後也逕行出院返家。醫生雖然開始懷疑這些病例與海鮮市場有關，卻也沒有太過擔心，畢竟目前還沒有社區傳染的證據。武漢市一家醫院的急診部主任受《華爾街日報》採訪時指出：「初期情勢讓我們鬆懈了。」

後來，一名年輕的中國醫生率先發聲，在網路聊天群組裡提醒同業醫生出現疫情，務必注意防護，才讓疫情曝了光，遠在紐約市的波拉克也才會因此注意到這項警訊。這名醫生就是新冠肺炎「吹哨人」李文亮。2011年從武漢大學醫學部（Wuhan University School of Medicine）畢業後，李文亮開始在眼科看診，之後輾轉來到武漢市中心醫院（Wuhan Central Hospital）工作。大二那年，他成為中國共產黨員，但仍勇於公開批評當局。2011年，溫州市發生高鐵追撞事故，造成四十人死亡、170人受傷，當時一名記者針對事故提問，卻被政府撤銷記者證，李文亮跳出來為他喊冤，並要求當局恢復其職。兩年後，由於國內醫院頻傳醫護人員遭受暴力攻擊的事件，一群醫生在英國醫學期刊《柳葉刀》上發表終止醫療暴力的聲明，李文亮在微博上發布聲明稿的截圖，呼籲當局應進一步保護醫護人員的人身安全。有著如此古道熱腸的個性，也難怪李文亮從急診部同事口中聽到七名患者出現非典型肺炎症狀，而且都驗出

「SARS冠狀病毒」陽性時，自然會想將消息分享出去。十二月三十日，他在微博上寫道：「華南海鮮市場出現七名SARS確診病例，目前在我們院內的急診部接受隔離治療。」除此之外，他也分享了其中一位病患的肺部電腦斷層掃描。健康的肺部會呈現乾淨的黑色背景，以及清楚的氣管與主動脈輪廓，但患者的肺部掃描圖上，卻出現白色霧狀斑塊，並穿插特殊的團狀陰影。患者的肺泡似乎因為充滿膿液與其他液體而實變（consolidation），但程度不均，部分肺葉與區塊受到的侵犯較嚴重。

在中國，繞過官方管道擅自發布消息是情節重大的罪行，李文亮發表貼文後，隨即遭武漢市公安局（Public Security Bureau）訓斥了一頓，指控他「違法散布不實言論」，嚴重擾亂社會秩序。幾天後，李文亮被傳喚到公安局下屬的中南路街派出所（Zhongnan Police Station），公安人員要求他簽署訓誡書，聲明自己在微博發布的訊息並不屬實，並承諾悔改。

事實上，中國疾病預防控制中心（Chinese Center for Disease Control and Prevention，以下均簡稱中國疾控中心）的武漢辦公室早已派員前往華南海鮮市場調查。疫調人員回報了二十七例「不明原因肺炎」個案，武漢市衛健委因此於十二月三十日在微博上發布通知，證實目前有七名患者病情危急。次日，中國疾控中心派出另一批人員前往海鮮市場進行消毒，當天也向世界衛生組織的中國代表處通報肺炎病例。然而，這項舉動的真正用意沒有人知道，也許是為了防範社群媒體上出現更多謠言，或是為了回應波拉克在ProMED上的公告。兩天後，武漢工程大學（Wuhan Institute of Technology）的研究團隊從一名患者身上分離出病毒，並透過RT-PCR機器進行檢測[1]，結果顯示病毒屬於冠狀病毒科。ＳＡＲＳ以及２０１２年起不時傳出零星疫情的中東呼吸道症候群（Middle East Respiratory Syndrome，以下均簡稱ＭＥＲＳ），也都是由冠狀病毒引起。不過，這支病毒並不是ＳＡＲＳ或ＭＥＲＳ，而是一種全新的冠狀病毒。

中國當下的情況，宛如車諾比事件翻版。２０２０年一月時，新型冠狀病毒已經在武漢市自由傳播。由於它是一種全新病毒，世界上沒人具有免疫力，因此當務之急是盡快啟動應變機制，防止病毒逃出市區。然而，武漢市當局並沒有果斷發布疫情警示、提醒市民注意傳染風險，反而開始有所遲疑，放慢了腳步。隨著農曆新年將至，貴為辛亥革命起點的武漢市，即將舉行一系列盛大的慶祝活動。在這重要的春節前夕，武漢市市長最不需要的就是負面報導。

另一個考量因素可能是對中央政府的恐懼。自從習近平當選中國共產黨總書記以來，便不斷將權力往北京收攏，任何官員如果對黨的思想路線有異議，烏紗帽很可能不保。在這樣的氛圍之下，如果沒有中央政治局和「最高領導人」的許可，位階較低的官員根本不敢擅自決策。此外，習近平上任後力推「中國夢」的治國理念，期以全球化的繁榮經濟、中國獨特的政治與文化傳統，實現中華民族的偉大復興。如果這波疫情會阻礙中國夢的進程，又有誰願意冒著激怒習主席的風險，向上級據實以報呢？與其發布疫情警示，武漢市官員決定隱匿疫情，封鎖任何相關消息，希望就此息事寧人。後來消息指出，習近平其實在一月七日便得知武漢市的疫情，但直到一月第三個禮拜，他才下令武漢市全面封城。短短幾天之內，中國境內另外十個城市陸續下達封城令，造成超過５０００萬人行動受限。然而，實施封城之前，估計有５００萬人早已離開武漢市，其中許多人更搭機前往海外。此刻才談防疫已經太遲[2]。

新冠肺炎疫情的第一波罹難者中，吹哨人李文亮不幸榜上有名。遭公安訓誡之後，李文亮持續為病患看診，其中一名病患是年長者，因為出現新冠肺炎症狀，於一月七日到院求診。五天後，李文亮出現類似症狀，隨後住進武漢市中心醫院的呼吸照護病房。院方為他進行氣管插管維持呼吸功能，但他的病情仍持續惡化。儘管醫院為了進一步降低肺部負荷，裝上葉克膜搶救，李文亮還是不敵病魔，最終於二月七日去世，年僅三十四歲。

李文亮的死訊在中國社群媒體上引發眾怒。網友群情激憤，稱他是「震撼中國體系的殉難者」，並藉此事件要求武漢市當局道歉，提出言論自由的訴求。當天晚上，為了悼念這名勇於揭發疫情的英雄，武漢市市民各個推開窗戶，站到陽台上大聲唱著《悲慘世界》（Les Misérables）的主題曲「你可聽見人民在歌唱」（Do You Hear the People Sing）。市民高唱憤怒的心聲，疾呼自己不願再沉默為奴。

眾多抗議聲浪中，北京清華大學教授許章潤對中共政權的批評砲火最為猛烈。在一篇言詞懇切、情緒豐沛的長文中，他痛訴當局封鎖李文亮貼文一舉，與２００２年時政府企圖隱匿ＳＡＲＳ疫情如出一轍，寫道：「斷路封門，夾雜著不斷發生的野蠻人道災難，跡近中世紀。原因則在於當軸（指習近平）上下，起則鉗口而瞞騙，繼則諉責卻邀功，眼睜睜錯過防治窗口。」

· · ·

冠狀病毒的表面布滿像釘子一樣突起的蛋白，使病毒外殼（coat）呈現皇冠般的形狀，因而得名。這層外殼主要由脂質分子組成，容易被肥皂分解。研究指出，如果沒有附著在動物細胞上，新冠病毒在紙板上無法存活超過二十四小時，在不鏽鋼與塑膠表面大約能存活兩到三天。如果要保持活性，病毒必須仰賴動物細胞作為宿主。

冠狀病毒與流感病毒一樣，皆由單股RNA組成，在複製過程中很容易出錯。RNA分子能將DNA的指令傳遞給身體細胞，但因為RNA分子的穩定度較低，因此RNA病毒通常比DNA病毒小。基因體大小的衡量主要以「kb」（kilobase，千個鹼基對）為單位，舉例來說，小兒麻痺病毒的體積相對小，只有7 kb。相較之下，流感和伊波拉屬於中型病毒，分別是14 kb與19 kb。新冠病毒則是巨無霸病毒，大小為30 kb，幾乎達單股RNA的體積上限。如果體積再大，便很可能在複製時大量出錯，造成自我毀滅，引發學理上所謂的「錯誤災難」（error catastrophe）。不過冠狀病毒也不是省油的燈，由於自身RNA的基因體龐大、結構又複雜，冠狀病毒已經發展出一套自我檢查機制，能透過一種酶，在複製過程中辨識錯誤、加以修正。這對人類來說是個好消息，因為這麼一來，病毒在面對人體的免疫反應，或是抗病毒疫苗或藥物時，比較不會產生突變，避免情況變得更棘手。

新冠病毒的傳染途徑主要是咳嗽或打噴嚏時產生的微小飛沫，患者吸入後，病毒便能進入鼻腔造成感染，但也可能從眼睛或嘴巴進入人體。病毒的顆粒進入體內之後，會透過皇冠狀的棘蛋白（spike protein，又稱s蛋白），與宿主細胞表面的一種特定受體結合。人體的呼吸道黏膜有許多細胞，表面上有一種稱為「ACE-2」（angiotensin-converting enzyme 2，第二型血管收縮素轉化酶）的受體蛋白，新冠病毒的表面棘蛋白便專門找ACE-2結合。此外，SARS冠狀病毒（SARS-CoV-1）與新冠病毒雖然同樣使用ACE-2受體，但新冠病毒棘蛋白的表面輪廓，能與ACE-2更緊密地結合，大幅提高病毒的傳播效率。新冠病毒通常也會跑到肺部深處，讓棘蛋白牢牢抓住ACE-2，這很可能是造成肺部感染不易治療，且療程較長的原因。

病毒與細胞膜結合後便進入細胞，脫去外殼、釋出RNA，啟動自我複製機制。這個過程會造成患者出現喉嚨痛的初期症狀，有時也會引發流鼻水。隨著病毒持續複製，數百萬計的病毒顆粒大軍不斷往呼吸道深處推進，擴大感染範圍。為了反制，免疫系統會派出信號分子「細胞激素」，前往受感染處發出求救信號，引起發炎反應。這些促發炎細胞激素除了造成發燒，也可能導致其他新冠肺炎的典型症狀，例如持續乾咳、頭痛、身體痠痛等疼痛情形。患者感染病毒後，一般會在五天後開始出現症狀，但發病時間點也可能提前，或在長達十四天後才有症狀。

對多數患者來說，這就是感染新冠肺炎的過程。幾天後症狀會消失，患者開始覺得體力恢復。然而，如果受感染者是七十歲以上的年長者或慢性病患者，病毒可能會沿著呼吸道繼續往下走，侵犯肺部最深處的細胞。對高風險族群而言，病毒抵達支氣管末梢的終末細支氣管（terminal bronchiole），入侵尾端延伸出去的肺泡囊時，就是決定預後的關鍵時刻。這些肺泡囊的總直徑約為2.5公分，裡頭布滿稱為「肺泡」的微小氣泡。氧氣與二氧化碳分子會隨著血流，在肺泡進行氣體交換，調節呼吸。肺泡組織發炎時，愈來愈多的細胞激素會湧向受感染處，抗體、其他蛋白質與酶之後也會前來支援，在肺泡內上演大混戰。最後，肺泡會被液體與受損細胞填滿，嚴重堵塞，也無法維持正常的氧合作用。這時候，患者會開始缺氧，感覺自己的胸腔被千斤重物壓住。在電腦斷層影像上，被填塞的肺泡就像一團薄薄的棉絮，醫學上稱為毛玻璃狀病變（ground glass opacities）。這些「棉絮」與肺泡囊外形對應，呈多邊形，如果患者同時有支氣管壁增厚的情況，肺部影像便會有類似磨石子地板的表現，布滿深淺不一的不規則斑塊。隨著肺泡的空間持續被液體填滿，肺部進一步實變，電腦斷層影像上的肺也會愈來愈白。接下來，患者可能會發生急性呼吸窘迫症候群，如果沒有接受呼吸器輔助急救，便很可能在幾小時內死亡。

・・・

我們怎麼會走到今天這個地步？過去這一百年來，人類歷經數次傳染病流行，熬過一次又一次的疫情肆虐，這一次卻還是沒有及早發現新冠肺炎的警訊，也未能在關鍵時刻採取行動，預防疫情失控，原因到底何在？再者，這已經不是第一次有冠狀病毒從動物宿主身上跳出來危害人類。上一起類似事件就發生在2002年十一月，也就是SARS開始在中國南方的廣州市流行的時候。後來，SARS病毒搭著客運前往香港，再轉搭商務飛機，分別前往越南、新加坡、泰國與加拿大。2003年七月，世界衛生組織正式宣告SARS疫情結束時，病毒在全球造成超過8000名確診病例，並有774人死亡。新冠肺炎疫情爆發的三個月內，全球累計確診病例數已經是SARS疫情的兩倍，專家更預估2020年秋天將迎來第二波疫情，且會持續到2021年冬天。距離新冠肺炎正式告終，也許還有很長的路要走。前景如此慘澹，也難怪許多專家會拿新冠肺炎與1918～1919年間的西班牙流感比較。一百年前，全球爆發二十世紀第一波致命大流行，而今慘劇再度重演，如此「百年一遇」的巧合，讓所有歷史學家跌破眼鏡。

一個地方傳染病如果在流行初期沒有被注意到，便很可能釀成慘重災情，但新冠肺炎並非如此。負責監測偏遠動物棲地，注意新興傳染病威脅的動物生態學家，早已預見會有新型冠狀病毒或類似病原體出現。不只如此，為全球公衛安全把關的國際組織與科研機構也已善盡發布警訊與協助政府防疫的責任。因此，新冠肺炎演變成今日局面，實在讓人不勝唏噓。

過去一百年間，各種流行疫情接二連三發生，有些不太嚴重，例如鸚鵡熱，有些卻極度致命，例如愛滋病。二十一世紀來臨後，由廣東省生鮮市場的果子狸引發的SARS疫情[3]，第一次讓人類意識到傳染病的無形威脅。疫情肆虐過後，世人慢慢了解到，食用野味的文化、擁擠的都市空間、便捷的跨國旅遊，以及全球化下緊密連結的地球村，都是助長傳染病散播的風險因子。接續SARS之後出現的豬流感與伊波拉疫情，也一再凸顯這些風險不容忽視。2009年爆發的豬流感疫情雖然不如預期嚴重，卻也造成全球十二至二十萬人喪命。2014年，幾內亞東南部開始傳出伊波拉出血熱疫情，病毒擴散速度之快，讓CDC與世衛的病毒出血熱專家根本來不及反應。疫情迅速蔓延到鄰國，西非陷入區域緊急狀態，獅子山與賴比瑞亞政府更因此下達首都封城令。在無國界醫生與歐巴馬政府敦促下，聯合國終於展開和平時期規模最大的人道救援行動，與美國、法國以及英國軍隊攜手抗疫，避免伊波拉進一步擴散。雖然救援行動及時阻止了一場全球大流行，疫情卻已經重創幾內亞、獅子山與賴比瑞亞三國經濟，累計GDP損失高達二十八億美元，人均損失為125美元。

全世界緊盯西非伊波拉疫情之時，茲卡病毒已經在2015年悄悄潛入巴西，造成二十一世紀以來第四波大規模流行疫情。這次與之前疫情的不同處，在於茲卡病毒不是新的病原體，而是病毒學界已知幾十年的存在。早在1947年，病毒就在烏干達偏遠的森林裡被首次發現。然而，如同其他被忽略的熱帶疾病，多數科學家並不認為茲卡病毒有能力威脅貴為南美洲第一大國的巴西，更不相信茲卡會散播到加勒比海，甚至是美國南部。

1992年，美國醫學研究院針對新興傳染病發布指標性報告，自那時起，生物學家與其他領域的專家紛紛提出警告，指出在全球化、氣候變遷以及大眾對肉類需求漸增的影響下，地球已經變得脆弱不堪，無力抵禦各種已知或未知的傳染病。SARS疫情爆發後，眾人才驚覺全球的連結程度竟如此之高，蝙蝠身上帶有的致命病毒竟如此之多。2005年，有研究團隊在中國的菊頭蝠身上分離出與SARS病毒極為相似的冠狀病毒，證實病毒的天然宿主並非果子狸，而是蝙蝠，創下科學界一大突破。不過，那時發現的病毒缺少一種關鍵棘蛋白，因此無法感染人類細胞。事情在2013年有了轉變，美國非營利組織「生態健康聯盟」的一群科學家前往中國南方昆明市，找到一處菊頭蝠棲息的石灰岩洞穴。他們穿著防護隔離衣，從蝙蝠身上採集血液，也從地上蒐集糞便檢體。在團隊採集的117份檢體中，近四分之一都驗出冠狀病毒，不只如此，分離出的兩個新病毒株幾乎和SARS一模一樣，負責決定棘蛋白外形的基因體尤其相似。生態健康聯盟主席兼研究人員彼得．達薩克向《科學》期刊指出：「這表示目前在中國境內，有些蝙蝠身上帶有的病毒能直接感染人類，引發另一場SARS浩劫。」

蝙蝠的種類繁多，在地球上所有已知的哺乳類物種裡，蝙蝠就佔了約五分之一。牠們不僅是冠狀病毒的天然宿主，也帶有馬堡病毒、立百病毒與亨德拉病毒，過去曾流行於非洲、馬來西亞、孟加拉與澳洲，造成人類發病[4]。蝙蝠也會散播狂犬病病毒，一般也被視為伊波拉病毒的天然宿主。目前科學家仍在研究蝙蝠身為唯一會飛的哺乳類動物，為何能帶有百種病毒，卻百毒不侵。一派理論認為，飛行會對蝙蝠的身體造成龐大壓力，導致體內的細胞崩解，釋出一些DNA。為了適應飛行，蝙蝠因此演化出稍微弱化的免疫系統。照理說，這些細胞碎片會導致發炎，但因為蝙蝠的免疫系統已經被削弱，所以體內不會有發炎反應。也就是說，保護蝙蝠不因細胞碎片而發炎的機制，正是讓牠們在感染外來病毒時不會生病的原因。

達薩克具有動物學與寄生蟲學背景，自倫敦大學（University of London）畢業後便積極投入野生動物保育。一開始他並不認為蝙蝠對人類有什麼威脅，後來在２０１７年時，他與生態學家凱文・奧利瓦爾（Kevin J. Olival）及多位生態健康聯盟的成員共同建置了一個資料庫，裡面含有７５４種哺乳類動物與５８６個病毒品種。他們逐一分析各種哺乳類動物身上帶有的病毒，以及病毒影響宿主的機制，結果顯示蝙蝠帶有的人畜共通傳染病數量，遠遠超過其他各種哺乳類動物加總。奧利瓦爾和達薩克估計，每一種蝙蝠身上，平均有十七種未知的人畜共通傳染病，齧齒類與靈長類動物則帶有約十種。在這之後，研究團隊的腳步並沒有停下來。研究成果登上《自然》期刊後，達薩克與其他病毒獵人秉持大無畏的精神，繼續深入中國與東南亞各地的蝙蝠洞與偏遠棲地調查。截至目前，光是在中國境內的蝙蝠身上，他們就發現了大約５００種冠狀病毒。２０１８年，廣東省四家養豬場爆發疫情，當局原本認為是由豬下痢病毒引起，但達薩克的團隊深入調查後，發現元凶其實是一種新型冠狀病毒，幾乎與２００７年從廣東省與香港的菊頭蝠身上，分離出來的蝠類冠狀病毒一樣。有意思的是，當次豬隻疫情發生的地點，距離SARS零號病患的家只有六十二英里。

達薩克和同事花了十五年的時間探索蝙蝠洞、採集各式檢體，一路下來共鑑定出500種新型冠狀病毒，但他並不樂觀，認為以目前鑑定出新病毒的速度估算，自然界可能還有多達一萬三千多種未知冠狀病毒尚待科學家發現。從1940到2004年，達薩克等研究人員也統計出335種新興傳染病事件，發現事件發生的高峰期落在1980年代，大約是愛滋病疫情發生期間，顯見從上個世紀中開始，傳染病事件的發生頻率便開始攀升。

· · ·

對達薩克來說，引爆下一波全球大流行的病菌，很可能是某種新型冠狀病毒，或者從蝙蝠等野生動物身上突然出現的未知病原體。同樣憂心忡忡的不只他一人，2015年，在一場像病毒一樣被瘋狂轉傳的TED演講上，比爾·蓋茲也告誡世人：「在未來幾十年內，如果有任何東西能一次造成一千多萬人死亡，十之八九是一種傳染力極高的病毒。」西非的伊波拉疫情讓世人看見自然界中潛伏的危險。如果不是醫護人員不顧生命危險，努力追蹤群聚感染的源頭，加上受感染者很快出現嚴重症狀，只能臥病在床，無法四處走動，否則疫情很可能擴散到其他都會區，造成更多人感染。然而，下一個新興病原體會不會像１９１８年西班牙流感一樣，是一種由空氣傳播的病毒？如果受感染者初期無明顯症狀，也不知道自己帶有病毒，還搭上飛機四處旅行怎麼辦？在演講的最後，蓋茲說道：「下一次，我們可能就沒那麼幸運了。」

有一個機構確實記取了過去教訓，沒有輕忽新興及再浮現傳染病（re-emerging）的公衛威脅。自從２００３年ＳＡＲＳ疫情之後，世界衛生組織曾將四波重大疫情列為全球公衛緊急事件：２００９年的豬流感疫情、２０１４年的小兒麻痺症與伊波拉疫情，以及２０１６年的茲卡疫情。為了不再被突如其來的疫情擊潰，世界衛生組織決定防範未然，於２０１８年更新其「傳染病防治研發藍圖」（Research and Development Blueprint）。這項計畫訂有一份優先研發疾病名單，其中所列的病原體目前都尚無有效疫苗與特效藥，也是世衛認定需額外投入研發經費的疾病。２０１５年的名單包含克里米亞—剛果出血熱（Crimean-Congo haemorrhagic fever）、伊波拉與馬堡病毒、中東呼吸症候群冠狀病毒（MERS-CoV）與ＳＡＲＳ、拉薩熱、立百病毒，以及裂谷熱（Rift Valley Fever）。世界衛生組織在之後的欄位填入「新疾病研發整備」，基本上只作為預留項目，當時也沒什麼人特別注意。不過，2018年時，除了增列茲卡病毒，世衛認為有必要提醒全球注意未知病原體的風險，及早為下一波疫情做好準備。幾經討論後，世衛專家將這第八項可能引爆全球大流行的疾病，命名為「X疾病」（Disease X）。

想起當時情景，達薩克仍歷歷在目：「那時候會議差不多告一個段落，我們準備敲定最終名單。這時候，有一位做疾病風險分析的同仁從座位上起身，說道：『如果大家都贊成將未知病原體納入名單，不如就叫它X疾病。』我當下聽到就覺得很棒，對於世衛這樣的組織來說，X疾病是個很酷的稱呼。」

幾週後，達薩克準備搭機返回紐約，他記得當時在報紙上看到X疾病的相關報導，心想：「太好了，我們終於能用一個簡單的概念，跟社會大眾解釋我們在做什麼。」

對達薩克和生態健康聯盟的同事而言，X疾病引發的熱議與媒體關注也許有助他們爭取到更多研究資金，除了投入MERS和SARS等已知冠狀病毒的研究，也能進一步探索未知病毒，以及在動物界等待時機成熟的其他流行性病毒。兩年後，一場疾病生態學高峰會選在義大利科莫湖畔（Lake Como）的貝拉吉歐會議中心（Bellagio Conference Center）舉行。達薩克與其他傳染病專家在會議上指出，人類面臨的新興病毒威脅愈來愈嚴峻。目前估計世界上有１６０萬種「可能引發地方流行病或全球大流行」的病毒，但學界只鑑定出其中的０．１％。有鑑於此，與會學者一致呼籲應該成立「全球病毒基因體計畫」（Global Virome Project，以下均簡稱ＧＶＰ計畫）。這項計畫將以帶動個人基因體學研究的「人類基因體計畫」（Human Genome Project）為雛型，運用研發疫苗、藥物與其他醫療應變措施的經費，針對未來可能出現的傳染病「超前部署」。在ＧＶＰ計畫之前，美國國際開發署（ＵＳＡＩＤ）旗下的新興傳染病防治計畫「PREDICT」，自２０１０年正式啟動以來，便陸續在全球三十國發現九百多種新病毒。ＧＶＰ計畫簡介指出，該計畫將奠基於PREDICT的成功經驗，打造一個包含所有自然界病毒的全方位資料庫，希望有助填補現有知識缺口。簡介也提到：「雖然人類目前掌握了病毒的潛在威脅，卻仍無法預測下一波新興傳染病爆發的時間、地點，以及引發疫情的病毒。為了百戰百勝，我們必須知己知彼，在敵人出現以前做好萬全準備。」

ＧＶＰ計畫籌備工作緊鑼密鼓展開的同時，「流行病防備創新聯盟」（Coalition for Epidemic Preparedness Innovations，以下均簡稱ＣＥＰＩ）也忙著為新的疫苗研發平台積極募資。總部設於挪威奧斯陸市的ＣＥＰＩ是一個非營利組織，由挪威與印度政府在

2017年的達沃斯世界經濟論壇上倡議成立，目標是搶在疫情爆發之前，投資設立新的疫苗開發平台，藉此完勝流行病，並進一步解決過去三十年來新興傳染病研究大起大落的問題。有了蓋茲基金會與英國惠康基金會的資助，加上歐盟與多國政府的支援，截至2018年，CEPI成功募得7.6億美元，距離五年募得十億美元的目標已經不遠。多數資金計畫投入三大重點流行病的疫苗研發，包含拉薩熱、立百病毒與MERS[5]。不過，2019年底時，CEPI也另外提出倡議，呼籲全球建置創新疫苗開發平台，以因應已知或未知病原體造成的突發流行疫情。在那之前，世界銀行（World Bank）與世界衛生組織才針對全球的疫情防備程度，發布了一份年度評估報告，內容實在讓人冷汗直流。2011到2018年間，世界衛生組織在全球172個國家追蹤了1483起疫情。以目前疫情發生的頻率推估，未來再度爆發全球大流行幾乎只是早晚的事。主筆報告的委員會提出嚴正警告：「未來很可能會出現一種傳染力極強、致死率極高的呼吸道病原體，造成五千萬至八千萬人感染死亡，讓全球5%的經濟產值瞬間蒸發。一直以來，我們總在疫情爆發時深陷恐慌焦慮，疫情過後卻又鬆懈下來、無所作為，這種惡性循環讓我們遲遲沒有做好準備……現在才開始動作為時已晚。」

2019年十月十九日，紐約市舉行了一場流行病防治模擬演練，再度凸顯了面對病毒威脅，人類時間所剩不多的困境。這場演練由美國約翰霍普金斯衛生安全中心（Johns Hopkins Center for Health Security）主辦，蓋茲基金會與世界經濟論壇協辦，目的是以一個虛構病毒「CAPS」（Coronavirus Associated Pulmonary Syndrome，冠狀病毒相關肺炎症候群）建構疫情擴散模型。模擬演練選定巴西為疫情發生地，一開始，CAPS這種新型冠狀病毒藉由跨物種傳播，從蝙蝠傳到養豬場裡的豬隻身上。病豬接下來又將病毒傳染給豬農，開始引發一連串人傳人的感染。之後，疫情迅速擴散到聖保羅市與南美洲其他大城。病毒接著從南美洲搭飛機前往葡萄牙、美國與中國，在全球釀成大規模疫情，病例數每週翻倍成長。由於沒有人具有免疫力，根據模型預測，直到全球近八成的人口都被感染之後，這場全球大流行才會告終。在這次演練裡，疫情延燒了足足十八個月才結束，在全球造成6500萬人死亡。

無論是假想的流行疫情，或是現實世界的新冠肺炎疫情，疫苗都是能扭轉局勢、減輕傷亡的關鍵。然而，除了2003年的SARS與2012年的MERS疫情之外，冠狀病毒研究一直面臨經費來源不穩定的窘境。在SARS爆發以前，學界並不認為冠狀病毒值得研究。1937年，冠狀病毒首次在豬、雞與其他動物身上被發現，自那時起，科學家只發現四種能感染人類的冠狀病毒。雖然三分之一的普通感冒病例都是由冠狀病毒引起，但這類病毒很少導致病患死亡。真正算得上窮凶惡極的冠狀病毒，要屬家禽傳染性支氣管炎病毒（avian infectious bronchitis），會導致雞隻死亡，但不會感染人類。也因為這樣，冠狀病毒並未受到應有重視，向來有病毒界「灰姑娘」的稱號。年輕有為的微生物學家如果志在研究，前輩通常都不建議選擇冠狀病毒。

情況在SARS爆發後稍微有了改變，但也只是曇花一現。美國國家過敏與傳染病研究院之前每年撥款300~500萬美元預算資助冠狀病毒研究，SARS疫情過後，更將研究經費提高到每年5100萬美元。然而幾年過後，年均研究預算便下降到2000萬美元。2012年，MERS疫情爆發，大量研究經費再次湧入，但是到了2019年，經費最多也就落在2700萬美元。歐洲的狀況也沒有好到哪裡去，CEPI計畫的確稍微填補了資金缺口，但募得的資金遠低於目標金額，而且經費還得分給其他重點流行病。誠如倫敦市法蘭西斯克利克研究中心（Francis Crick Institute）一位病毒學家所說：「病毒學家有腦袋不夠，還需要錢。」而新冠肺炎疫情爆發前，全世界什麼都不缺，就缺給冠狀病毒研究的錢。

・・・

寫作此時，我在倫敦市的家裡臥床休養。今天是三月二十六日，我正在發燒，偶爾有咳嗽。由於英國國家醫療保健服務體系（National Health Service）的檢測試劑不足，我沒辦法知道自己得了新冠肺炎還是普通感冒，也不知道何時才能放心跟八十八歲的母親抱一下。我的許多朋友出現更嚴重的症狀，包含失去嗅覺，吃東西沒有味道等等。

一月初，疫情爆發的跡象顯露時，中國政府反應遲緩，未能迅速應變。現在英國政府也如出一轍，遲遲不實施嚴格的防疫措施，早就錯過遏止疫情擴散的最佳時機。和美國人一樣，英國人只被政府要求應保持「社交距離」（social distancing）、共同「壓平病例增長曲線」（flatten the curve）。沒多久之前，多數民眾應該都沒聽過這兩個詞彙，更不可能知道其中意思了。

新冠病毒從武漢市現蹤以來，就以異乎尋常的速度散播。一月九日時，中國向世界衛生組織通報疫情，並於一月十二日公布病毒完整的基因序列。但泰國在一月十三日時就傳出確診病例，成為中國以外第一個淪陷的國家。一月二十日，日本與南韓也出現確診案例。當天，一名遊客從武漢市返回美國，將病毒帶到了華盛頓州，成為美國第一名境外移入病例。短短一個月內，西雅圖市一家養老院便爆發群聚感染，新增十三名病例，華盛頓州則已通報六例死亡。不過以現況來看，紐約州似乎才是美國最嚴重的疫區。

隨著新冠肺炎患者大量湧入，全球各地的醫療體系開始不堪負荷，其中又以義大利的情勢最為緊急，目前已經累計8215例死亡，是湖北省的三倍。疫情死亡名單上除了年長者與慢性病患者，還有數不清的醫生與護士染疫殉職，有些人年僅三十多歲。在北部疫情重災區倫巴底大區（Lombardy）的布雷西亞市（Brescia），一名感染科醫生表示：「我們好像被颱風襲擊一樣。」

這些不幸染疫而死的第一線醫護人員，讓人聯想到不同時空下，同樣捨己救人的白衣天使，例如2003年投身抗SARS，卻不幸喪生的義大利醫生卡羅·歐巴尼。與此同時，新聞上播報的消息也讓人坐立難安，例如一波三折的「鑽石公主號」（Diamond Princess）事件。這艘郵輪停靠在日本橫濱港（Yokohoma）時，日本政府下令對所有人員進行檢疫。多數乘客都是退休人士，原本以為只要等檢疫完成，就能接續之後的行程。不料，日方在接獲第一例確診通知後，拖延了整整三天才決定實施全船隔離，讓整艘船淪為病毒繁衍的溫床，有如「海上武漢」。這次的海上隔離檢疫顯然與過去不同，在人手一支智慧型手機的時代，全球觀眾能即時掌握最新發展。英國老夫妻大衛（David）與莎莉阿貝爾（Sally Abel）等乘客，便經常在社群媒體上更新近況，他們發布的消息也隨即被電視台轉播。受困於狹小的艙房，不知道病毒在外頭已經散播到了哪裡，阿貝爾夫婦的遭遇讓人想起SARS疫情爆發時，被下了禁足令的淘大花園社區居民。鑽石公主號於二月十九日解除隔離時，全船共有621人確診，兩名乘客不幸死亡。雖然疫情嚴峻，但不是所有相關新聞都讓人扼腕，在一片悲痛情緒之中，也有值得讓人歡呼的事。從羅馬到馬德里，里斯本到倫敦，許多民眾站到自家陽台上，向英勇的醫護人員致敬；英國更發起「為醫護鼓掌」（Clap for Carers）活動，為第一線辛苦奮戰的醫護人員加油打氣。

場景轉換到伊朗，掌聲卻突然沒了。官方統計死亡病例數為1812，但從社群媒體上流傳的照片，可看見醫院走廊堆滿屍體，聖城庫姆市（Qom）附近更出現被石灰粉填滿、有如萬人塚的大片墓地。這些畫面彷彿十四世紀黑死病疫情的翻版，但在二十一世紀的今天，照理說這種事根本不應該發生。

這當然是沒人樂見的壞消息，不過好消息是，三月二十三日，自從疫情爆發以來，中國首次無新增確診病例，如果疫情持續趨緩，習近平有意在四月八日解除武漢市與其他中國城市的封城禁令。中國雖然在疫情初期試圖隱瞞，但之後積極啟動各項防疫措施，成效獲得好評，世界衛生組織更稱讚中國是防疫模範生，值得其他國家效仿。原先質疑中國未據實通報、捏造數據的聲音，逐漸被一片讚聲取代，習近平成功在短時間內動員建成新醫院、推出新冠病毒檢測，讓各界深感佩服，也是中國能迅速遏止疫情擴散，將死亡人數控制在３７２０例的關鍵。

時間來到四月一日，我的情況已經好很多，但在歐洲重災區義大利，情勢依然嚴峻。在檢測量能與防疫應變措施均不足的情況下，死亡病例數已經攀升到１２４２８。美國的情況也非常不樂觀，專家透過疫情預測模型分析，估計這波大流行結束之時，全美死亡人數將介於十萬至二十四萬人之間。預測數值之所以高得嚇人，主要是因為二月時，ＣＤＣ未能及時提供可靠的檢測工具給各地的公衛實驗室。根據目前確診病例與死亡人數的比例估算，這樣的預測值搞不好還太過樂觀，實際死亡人數很可能逼近五十萬人。過去，美國國家安全會議（National Security Council）轄下設有疫情應變單位，負責為新冠肺炎這類的公衛緊急事件預先防備，但該單位於２０１８年遭川普下令解散。而今疫情幾乎失控，許多人因此批評川普當初決策失當。川普也拒絕援引韓戰期間頒布的法規，徵召美國企業製造呼吸器，各界自然又是罵聲連連。結果，美國目前確診病例數已經突破十九萬，超越中國、義大利與西班牙，高居世界之冠，其中三分之一的病例都來自紐約州。眼看紐約州已成最大疫區，州長安德魯・古莫（Andrew Cuomo）下令所有非民生必需類商家停業，並在聯邦緊急事務管理中心（Federal Emergency Management Center）的協助下，將曼哈頓區的賈維茨會議中心（Javits Center）改建為野戰醫院。英國也有類似的展覽中心改建案例，倫敦市碼頭區（London Docklands）的展演空間「艾格色中心」（Excel Centre）便在大規模改建後，成為可供4000張床位的臨時醫院。目前床位與隔離單間都還空無一人，不過，如果疫情模型的預測準確，紐約州很快會湧入大批新冠肺炎患者，癱瘓市區公立醫院體系。疫情初期，紐約州共有四千台呼吸器，但古莫預估接下來六週內至少需要三萬台呼吸器，供應嚴重不足。隨著紐約市死亡病例突破1000大關，皇后區與布魯克林區的醫院陷入一片混亂，對於醫護人員來說，進病房就像上戰場。三月三十日，備有1000張床位的美軍醫療船「安慰號」（USNS Comfort）抵達紐約市馳援，不過安慰號主要用於救治非新冠肺炎病人，目的是減輕市區醫院壓力。安慰號是否能安然完成任務，避免成為下一艘「鑽石公主號」，對當局也是一場考驗。

病毒散播到歐美等國的速度之快，讓原本不以為意的科學專家再也不敢大意，也戳破民粹政治人物的瞞天大謊。舉例來說，美國總統川普無視於眼前的證據，堅稱新冠肺炎「會奇蹟似地消失」，而且嚴重性和普通感冒差不了多少。然而，新冠病毒的傳播速度其實比季節性流感快上許多，致死率更是流感的10至20倍，約2%的確診病例最後會死亡，與西班牙流感的死亡率不相上下[6]。二月時率領世衛專家赴中國考察疫情的布魯斯·艾沃德，便形容新冠病毒是「病毒界的韋恩·格雷茨基（Wayne Gretzky）」。入選冰球名人堂的格雷茨基是加拿大冰球好手，並以一雙白色手套與閃電般的速度，贏得「白色龍捲風」的稱號。艾沃德認為，比起輕症或無症狀感染，可能嚴重罹患新冠肺炎重症的人口數其實會比預測值還要高，醫院必須嚴陣以待，準備應付大量湧入的患者。然而，英國政府的科學顧問卻沒有把艾沃德的話聽進去。三月三日當天，英國首相強森（Boris Johnson）一臉雀躍地向大眾宣布，英國有非常棒的檢測系統，而且對疫情已經有十足準備。他自己日後則不幸確診住院。

鏡頭轉換到美國，許多所謂的「專家」也因為低估疫情嚴重性，導致情勢惡化。在我寫作的當下，紐約市的確診病例數已經有四萬三千多例，超過湖北省的紀錄，成為全美確診數最高的重災區。面對疫情的迫切威脅，許多公眾場所與百老匯劇院紛紛關閉，州長古莫更頒布以八十八歲母親名字命名的「瑪蒂達法」（Matilda's Law），要求居民減少外出、居家防疫，藉此保護年長者與高風險族群。在賈維茨會議中心舉行的一場記者會上，古莫客觀剖析疫情，並指出：「新冠病毒是一頭陰險狡猾的無形野獸。」他的領導風範深得民心，甚至有人拱他競逐民主黨總統候選人。另一方面，川普堅信要保護美國不受「中國病毒」侵害，最好的方法就是禁止中國公民和其他外國人入境美國。對於古莫的預測數據，川普也嗤之以鼻。古莫指出多達十四萬紐約州居民會被感染，屆時可能需要高達四萬台呼吸器。對此，川普向《福斯新聞》（Fox News）表示：「我覺得這些數字都太誇大了，不會那麼嚴重。」然而，新冠病毒不只陰險，也極為殘忍。為了杜絕任何傳染風險，新冠肺炎患者只能在隔離病房內孤獨死去，無法與親人好好道別。

川普口出狂言後不久，曼哈頓區一家醫院就傳出第一起醫護人員死亡案例。四十八歲的基厄斯．凱利（Kious Kelly）是西奈山西區醫院（Mount Sinai West）的助理護士長，並於三月十七日檢驗確診。七天之前，一名同事剛結束值班，從新冠肺炎患者病房回來，凱利協助她脫下簡陋易破的塑膠手術衣。由於個人防護裝備嚴重不足，院方只發給醫護人員像垃圾袋的塑膠衣應急。其他護士之後也將自己身穿黑色垃圾袋的照片放上網，照片標題寫道：「全醫院一件防護衣都沒有。」回歸疫情最初，吹哨人李文亮在群組發布貼文，將武漢市的疫情昭告天下，後來被波拉克與其他ProMED同事注意到，事情一路發展至今，已經過了整整三個月。只可惜，在這段防疫黃金期間，太多時間都被政治人物蹉跎浪費掉，讓病毒得以抓緊時間壯大勢力。

・・・

一百年前，西班牙流感橫掃全球，當時世界深陷一戰的水深火熱之中，而這場致命瘟疫竟也沒有讓眾人留下什麼印象。環境歷史學家艾弗瑞・克羅斯比（Alfred Crosby）便指出：「美國民眾沒有特別注意那次疫情，即使真的有什麼引起各界關注，也很快就被遺忘。」

英國《泰晤士報》也不解流感疫情過後，留下的為何只是稍縱即逝的悲傷氛圍。1921年二月的一篇社論寫道：「對戰爭的恐懼已將我們的心啃咬得傷痕累累，也許正因如此，儘管眼前的疫情再慘重、影響範圍再大，我們也沒有力氣認真面對。病毒就這樣來了又去，像一陣無情颶風，掃過生意盎然的大地，帶走數以萬計的年輕生命，留下這一代不願承認的傷痛回憶。」

而今，新冠肺炎疫情才進入第三個月，新冠病毒的可怕威脅就已深深烙印在眾人心中。許多報紙專欄作家已經將這次疫情稱為「全新的歷史分水嶺」，開始展望「後疫情時代」。然而，疫情何時能真正告終，迎來後疫情時代，是誰都說不準的事。

倫敦帝國學院（Imperial College London）最新的疾病模型指出，即便實施了有效的防疫措施，疫情仍可能繼續拖上一整年，最長甚至可達十八個月。帝國學院的研究人員根據現有的全球死亡病例數據，計算出個案致死率平均為1．4％。如果全球8％的人口都受到感染，換算下來，全球死亡人數將達1300萬人。新冠肺炎的殺傷力的確不容小覷，但即使依照不同年代的人口成長率調整後，這樣的死亡人數仍遠遠落後西班牙流感。目前疫情發展仍是未知數的國家，是有十四億人口的泱泱大國印度。雖然西南部喀拉拉邦（Kerala）醫療體系完善，境內有多達三萬八千家公立醫院，其他邦可就沒這麼幸運了，不只資金短缺，病毒檢測量能也十分匱乏。印度知名作家阿蘭達蒂．洛伊（Arundhati Roy）便指出：「印度疫情的實際規模，我們也許永遠都沒辦法知道。」

對人類而言，疫苗是能讓局勢翻盤的救星。目前全球已經有四十三種疫苗進入研發階段，但是疫苗的臨床試驗與授權程序相當複雜，因此在2021年以前開發出有效疫苗恐怕不太可能。不過，患者如果在感染新冠病毒後能具有免疫力，不會再次感染的話，也有助疫情盡早結束，但是現階段科學家並不清楚康復者是否具有任何免疫力，更不用說這樣的免疫力能維持多久了。

儘管眼前有許多未知，新冠肺炎奪去上千人的性命卻是不爭的事實。情況演變至此，不是因為大眾不知情，疫情爆發初期其實有許多跡象，病毒學家與各領域學者也早就預測新一波重大疫情即將到來。然而，在政治人物滿不在乎的態度影響下，我們也跟著看不清現實，太晚才察覺疫情的嚴重性，太晚才開始著手防疫。只希望新冠肺炎疫情過後，我們都能記取教訓，不再讓歷史重演。

附註

（1）RT- PCR的全稱為反轉錄聚合酶連鎖反應（reverse transcription polymerase chain reaction），是一種具高敏感度、高專一性的檢測，能夠偵測到病毒的基因片段，並加以複製放大，方便科學家進行病毒分類與深入研究，彷彿一個「病毒放大鏡」。

（2）武漢市位於中國航線網路的中心，境內的天河機場更是國內線與國際線的樞紐，提供前往全球22個城市的１００多個直達航班。

（3）「生鮮市場」指稱販售新鮮肉品與蔬果的市場，與銷售罐頭食品、布料等耐久財的「乾貨市場」（dry market）不同。中國生鮮市場一般售有生鮮肉品、魚類與海鮮。

（4）除了南極洲，全球各大洲都有蝙蝠的蹤跡。

（5）和ＳＡＲＳ病毒一樣，ＭＥＲＳ冠狀病毒的天然宿主也是蝙蝠，但中間宿主則是單峰駱駝，而不是果子狸。雖然ＭＥＲＳ在人類之間的傳播力不如ＳＡＲＳ，病毒致死率卻高出許多，受感染者的死亡機率高達三成。相較之下，SARS的平均致死率為10%，新冠病毒的致死率則介於2～4%。

（6）相較之下，季節性流感的平均死亡率則是0．1%。

－終章－

瘟疫世紀

「各位先生女士，人類終究敵不過微生物啊。」

微生物學之父路易・巴斯德

北大西洋的鯊魚從來不會攻擊泳客。感冒是一種細菌性疾病，好發於嬰幼兒與年長者，對青壯年族群並不構成威脅。伊波拉病毒是一種地方性傳染病，流行於赤道非洲的森林區，不可能擴散到西非的大城市，更遑論在北美或歐洲引發疫情。冠狀病毒是病毒界不起眼的「灰姑娘」，也許會在醫院與郵輪等密閉空間伺機作亂，但引發全球大流行的可能微乎其微。

隨著始於1918年的瘟疫世紀進入尾聲，我們現在知道專家的話還是聽聽就好。即使竭盡所能，專家還是無法預測下一個致命病毒何時出現、下一波疫情何時爆發，只能無奈承認醫學預測的能力實在有限。誠然，從巴斯德的時代以來，科學家就知道微生物非常容易突變，造成預測困難，但另一個重要原因在於，人類也總是好心地幫微生物一把。從古至今，我們一再協助微生物佔據新的生態基位、擴張領地，總在事後才發現自己無形中做的好事。以近期發生的大流行與地方性傳染病來看，病原體突變的頻率似乎有增加的趨勢。如果愛滋病與SARS是微生物給人類的警告，後續發生的伊波拉、茲卡病毒與新冠肺炎疫情則是微生物對我們下的最後通牒。2016年，美國國家醫學院（National Academy of Medicine）發布了一份報告，引發各界關注，其中指出：「雖然醫學研究已有長足進步，我們還是不能輕忽傳染病的威脅。傳染病的發生率似乎有上升趨勢。」

如果傳染病真的愈來愈常出現，便需要科學家持續研究、提出假說，解釋為何會有這種現象。都市化與全球化自然是關鍵因素，今日亞洲、非洲與南美洲都有許多人口破千萬的巨型都市，有如古希臘歷史學家修昔底德（Thucydides）所居住的雅典城。大量人口集中在狹小、衛生堪慮的空間，無疑為新病原體提供了繁殖與散播的理想環境。針對人口密度過高引起的病菌傳播風險，有時可以透過科技及人造環境的改變加以因應。1924年，洛杉磯市爆發鼠疫時，當局在墨西哥裔社區實施嚴格的防疫措施，手段也許近乎殘忍，甚至有道德疑慮，換作是今日，很難想像加州的環保人士與社區居民能平心靜氣地站在一旁，看著少數族裔社區被全數拆除、松鼠被大量撲殺。但當時這些措施確實能有效預防鼠疫擴散到市中心與港口一帶。對於在都市高樓與貧民窟一帶孳生的蚊蚋，冷氣機與現代化的冷卻系統是非常有效的隔絕措施，能保護居民免受蚊蟲騷擾。不過，退伍軍人病疫情與近代的SARS也一再揭示，水塔與流通空氣也可能助長傳染病散播，這類風險在飯店、醫院等密閉空間尤須注意。

跨國旅行與商務往來，讓世界成了一個地球村，卻也是另一個助長疫情蔓延的關鍵。十六世紀時，天花、麻疹與其他來自歐亞非洲的「舊世界」病原體，得花上好幾個禮拜才會散播到美洲新世界，而黃熱病等媒蚊疾病，可能得花上更久的時間才能在美洲落地生根。但是拜賜於今日便利的跨國航空服務，新病毒能在七十二小時內抵達世界上任何一個國家。微生物自己沒辦法做到這件事，完全得借助人類開發出來的科技。舉例而言，武漢市是重要的國內與國際航線樞紐，每週提供飛往全球七十多國的一百多個直飛航班。在封城以前，不管是商務人士、遊客或外語教師，任何人都能輕鬆跳上飛機，就帶著病毒飛出中國。每一年都有千萬人以商務或旅遊為目的搭乘飛機，隨著機票愈來愈便宜、大眾旅遊次數愈加頻繁，傳染病散播的風險只會不斷提高。登機口開放時，我們從等候區魚貫而入，之後擠進經濟艙的狹小座位，就像1929年將鸚鵡熱傳入巴爾的摩市與其他美國城市的亞馬遜鸚鵡，被關在籠裡動彈不得。唯一的差別在於，這些鸚鵡別無選擇，我們卻有做決定的自由。克羅斯比便說，搭飛機出國就像坐在一間超大診所的候診室裡，與全球各種病菌並肩而坐。即使如此，廉價航空的優惠機票還是一票難求。

此外，在中國等快速工業化的國家，大眾對於牛奶與肉品的需求不斷成長，農牧用地不斷擴張，對偏遠的動物棲息地造成龐大壓力，也讓冠狀病毒等病原體有機會與人類接觸。舉例來說，2002年SARS疫情的爆發地廣東省，在過去三百多年來一直都採取自給型農業模式，稻農常在田邊農舍裡養豬、雞、鴨等牲畜。這些農舍不只能達成生態永續，也供應農民一家所有食物來源，多餘的米糧、肉品也能拿到市場上賣，補貼農民微薄的收入。然而，自1980年代起，中國推動畜牧業革命，加以工業化食品集團興起，情況開始有所轉變。肉雞養殖業者挾帶雄厚資本，衝擊了自給自足的小農經濟，農民的生存空間受到壓迫，只得另尋其他牲畜與收入來源。許多農民因此開始飼養果子狸、穿山甲等野生動物。在中醫「食補」觀念影響下，中國消費者對野味的需求漸增，商人又打著「滋補養生」、「稀有珍貴」的口號行銷，導致野生動物的市價水漲船高。人類學家克里斯托斯·林特里斯（Christos Lynteris）與方立安（Lyle Fearnley）指出，農民以這種方式飼養野生動物的好處在於，動物能直接運到市場賣，不用轉手大型食品加工廠或超市。不過，另一方面，國營企業與工業化大型農場不斷擴大旗下可耕地面積，迫使小農轉移陣地，往森林邊緣的「荒地」移動，而這些區域正是蝙蝠族群的棲息地。人類與蝙蝠的距離愈近，愈可能發生新病毒跨種傳播、感染飼養場動物與人類的「溢出」事件。

多年來，麥克・戴維斯等人類學家與社會學家，便一再提醒畜牧業革命很可能在無形中導致生態浩劫。彼得・達薩克等多位疾病生態學家也曾發出類似呼籲。2017年，達薩克與生態健康聯盟的研究團隊分析了新興傳染病疫情的發生熱點，並蒐集了氣候變遷、人口密度變化、土地使用分區等人口統計資料與環境數據。將兩者加以比對後，他們發現傳染病發生風險較高的區域，具有「哺乳類生物多樣性高、為方便農牧經過人為整地、熱帶森林區」這三大特徵。森林邊緣原本就是多種哺乳類野生動物的棲地，人類在這一帶開發農牧用地，或深入林間砍伐木材、獵食野生動物等，種種舉動都為自己埋下了一顆疫情未爆彈。

生態系統會受到各種經濟、社會與環境因素影響，而達薩克等人的研究進一步揭示了傳染病其實也是生態系統的一環，對人類深具啟示。1958年，洛克斐勒基金會研究人員勒內・杜博斯便開宗明義指出：「在一個瞬息萬變的世界裡，致病微生物是人類永遠必須面對的考驗。」也因為如此，杜博斯認為在環境、生態與社會迅速變遷的世界裡，科學家不能被身為知識分子的優越感沖昏頭，必須誠實面對自己所知的深度與廣度。他也建議醫學研究人員時時注意不尋常的跡象，並體認再微不足道的事物，都有可能破壞生態平衡，引發始料未及的後果。

杜博斯認為研究人類與微生物的關聯時，眼光不能像微生物一樣狹隘，同樣提提倡這種觀念的還有醫學史學家查爾斯．羅森伯格（Charles Rosenberg）。他在愛滋疫情過後，發表了一篇對學界影響深遠的文章，呼籲人類不應只把病菌視為必須根除的傳染病。羅森伯格表示，在細菌學當道、微生物研究成為顯學之前，學界看待疾病與健康的觀點其實更為全面。他特別指出，過去多半認為地方性傳染病是多種因素交織影響下的特殊產物。羅森伯格提倡這種全方位傳染病觀點，拒絕「疾病等於汙染源」這種單向思考，他也點出健康應該是人類與周遭環境之間，一種平衡、和諧、共創價值的關係。

杜博斯基於類似的感觸，在學術生涯後期也將研究重心轉到人類與環境的互動上，推廣「人類與自然共生」的概念，並鼓勵環保人士具備「全球化思考、在地化行動」的素養。在他的年代，主張類似訴求的宣傳海報上，常可見地球化身為一艘「太空船」，在宇宙惡地裡漂浮，人類因此必須珍惜太空船上的有限資源。而今，這些觀念與守護「地球健康」（planetary health）的倡議不謀而合，格蕾塔・通貝里（Greta Thunberg）等環保鬥士也呼籲各界在看待人類與大自然的互動時，應該全盤考量、體現友善環境的責任，因為人類與芸芸眾生，都只有這麼一個地球。

西班牙流感的歷史陰影其實從未散去，一直籠罩著社會，也無形中影響了人類如何因應這次新冠肺炎疫情，以及未來百年內可能爆發的致命傳染病。1918～1919年間，西班牙大流感橫掃全球，造成嚴重傷亡，連向來用詞謹慎的世界衛生組織，也稱其為「人類史上最致命的流行病」。疫情也在科學史上留下黑暗的一頁，讓科學家體會到凡事謹慎的重要，以及大意自滿的下場。隨著現代生物分子技術問世，病毒學家成功從西班牙流感病毒H1N1分離出遺傳物質，也因此能深入研究流感病毒，破解其毒性高得嚇人的原因。透過比對1918年的病毒與目前散播的H1N1後代病毒株，科學家更能掌握流感的流行病學及病理生理學。此外，1997年香港的H5N1禽流感，以及後續在中國與東南亞爆發的其他禽流感疫情，都證實了禽流感病毒並不需要哺乳類作為中間宿主，就能直接感染人類、造成發病死亡。2009年引發全球恐慌的墨西哥豬流感疫情，也顯示H1N1人流感病毒能與豬流感病毒重新組合，產生新型變種病毒，進而造成人傳人的感染。不過，就傳染力與毒性而言，至今還沒有任何禽流感或基因重組的豬流感病毒，能將1918年的流感病毒從衛冕寶座擠下來。此外，雖然目前已知1918～1919年當時，各年齡層都可能感染西班牙流感病毒H1N1，但科學家還無法解釋青壯年族群染疫後的致死率為何特別高，而感染後併發的繼發性細菌感染（secondary bacterial infection），又為何與疫情死亡率存在密切關連。依此看來，雖然自1919年起，微生物學、免疫學、疫苗學與預防醫學等領域均有重大突破，流感專家還是無法預測下一個病毒出現的時間點，或者對人類的潛在影響。流行病學家大衛．莫倫斯（David Morens）與分子生物學家傑佛瑞．陶本伯格（Jeffrey Taubenberger）便指出：「幾十年來，流感大流行的發展一再讓科學家跌破眼鏡，暴露了學界在基礎知識上的不足……這些未知數不只有礙流感疫情預測，也讓事先防備更加困難。」

正因如此，回顧過去百年來的重大疫情後，展望未來，我們只知道一定還會出現新的傳染病、新的流行疫情。新病毒必定會找上門，只是時間早晚的問題。卡繆果然有先見之明：瘟疫也許難料，但絕對避不了。

專業名詞縮寫一覽表

AFRO 世衛非洲地區辦公室
AIDS 後天免疫缺乏症候群
ARDS 急性呼吸窘迫症候群
CDC 美國疾病管制與預防中心
CMV 巨細胞病毒
CSF 腦脊髓液
CZS 茲卡先天綜合症
DRC 剛果民主共和國
EID 新興傳染病
EIS 流行病情報服務處
ELISA 酵素聯結免疫吸附分析法
ELWA 以永恆之愛贏得非洲

ETU 伊波拉治療站
GOARN 全球疫情預警與應變網路
GPHIN 全球公共衛生情報網
GRID 男同性戀免疫缺乏症
HIV 人類免疫缺乏病毒
HTLV 人類嗜T淋巴球病毒
IAM 阿格烏麥哲倫研究院
KS 卡波西氏肉瘤
LAV 淋巴腺病相關病毒
LCL 萊文索爾——柯爾斯——莉莉包涵體
MSF 無國界醫生
NGO 非政府組織
NIAID 美國國家過敏與傳染病研究院
NIH 國家衛生研究院
PAHO 泛美衛生組織

PCP 卡氏肺囊蟲肺炎
PCR 聚合酶連鎖反應
PHS 美國公共衛生局
ProMED 監測新發疾病計劃
RT-PCR 反轉錄聚合酶連鎖反應
SIV 猿猴免疫缺乏病毒
UNMEER 聯合國伊波拉緊急應變任務小組
USAMRIID 美國陸軍傳染病醫學研究院
WHO 世界衛生組織

謝辭

這本書是幾十年來，我對傳染病的研究與想法集結而成的作品。我對流行病和全球大流行病的興趣始於2005年，當時我去拜訪了在倫敦大學瑪麗王后學院擔任病毒學教授約翰·奧斯弗（John Oxford）先生，針對禽流感問題進行交流。在我到訪倫敦大學的幾個月前，一株H5N1禽流感病毒在越南引發一連串的死亡事件，我請約翰在出發到河內為《觀察家日報》（The Observer）撰寫專題文章之前，幫我上一堂關於流感生態學與病毒學的課。很快的，我們的話題就轉向了其他有名的傳染病爆發，包括1918與1919年間的西班牙流感大流行。這是就是我對流感痴迷的開始，通過攻讀博士學位和獲得研究獎學金，我對細菌學和疾病生態學的歷史有更一步的了解。這項研究得到了惠康基金會（Wellcome Trust）的慷慨支持，讓我得以訪問美國和澳大利亞的檔案館，查閱有關西班牙流感、以及本書中所涉及的其他幾種流行病的原始文獻。2015年，惠康基金會甚至資助我前往獅子山共和國，記錄下捲入伊波拉疫情的患者、臨床醫生以及研究科學家的親身說法。在本書第八章的內容裡，我收錄了上述訪談的部分內容。

從1918年開始，大眾對於傳染病，特別是病毒學的科學認知產生了巨大變化。我也很清楚，在試圖為與傳染病病原體相關、不斷變化的科學知識定下結論時，非常有可能會產生錯誤。我也深感幸運，能夠諮詢到一些在這個領域中的頂尖專家，避免我犯下明顯的錯誤，還能夠幫助我準確地總結過去到現在，關於這些病原體的科學知識（如果還有任何錯誤就是我的個人問題了）。在此，我要特別感謝以下人士對特定章節和段落所給的建議：溫蒂・巴克萊（Wendy Barclay）、凱文・德・考克（Kevin De Cock）、大衛・費瑟（David Fraser）、大衛・海曼（David Heymann）、邁克・科索伊（Michael Kosoy）、斯托・馬奎茲（Ernesto Marques）、喬・麥克達德（Joe McDade）、大衛・莫倫斯（David Morens）、裴偉士（Malik Peiris）、瑟琳娜・杜爾基（Celina Turchi）以及利雅娜・溫杜拿（Liana Ventura）。

我也要謝謝圖書館員和檔案員，他們幫助我找到了關鍵文件，並提醒我不要錯過那些可能會被遺漏的藏品。特別是美國國家歷史博物館醫學和科學館（Medicine and Science at the National Museum of American History）館長黛安・溫特（Diane Wendt）女士；大衛J. 森瑟疾控中心博物館（David J. Sencer CDC Museum）的館長路易斯・E・

蕭（Louise E. Shaw）；以及加州大學舊金山分校（University of California San Francisco）檔案和特藏部（Archives and Special Collections）主任，波莉娜・E・利埃娃（Polina E. Ilieva）。我還要感謝倫敦威康圖書館（Wellcome Library）、位於馬里蘭州貝塞斯達的國家醫學圖書館（National Library of Medicine）以及國家檔案館（The National Archives）的工作人員，還有美國國會圖書館報刊室的圖書管理員，他們幫助我找到了1930年1月赫斯特在《美國週刊》（American Weekly）上發布的、關於布宜諾斯艾利斯戲劇團爆發鸚鵡熱的報導。

寫一本書——尤其是這麼厚的一本書——不是一件容易的事。我要感謝我的經紀人派翠克・沃許（Patrick Walsh），因為他不斷的督促我，並且在看過本書最初的提案後鼓勵我說一定能找到一位充滿熱忱的編輯來負責本書。我還要感謝安妮・博格特（Anne Bogart），謝謝她對提供自己對於洛杉磯的認識以及對於腺鼠疫一章的意見。我也要感謝我的妻子珍妮特（Jeanette），或許她沒有當編輯真的是可惜了，但也因為如此她達成了更多更棒的事情。沒有人比她讀過更多的草稿，我也由衷感激她給予我情感上與想法上的許多支持。最後，讓我非常開心的是，以前曾在法勒、施特勞斯和吉魯出版社（Farrar, Straus and Giroux）共事過的約翰・葛勞斯曼（John Glusman）以及在赫斯特出版社（Hurst）共事過的瓊・德佩爾（Jon de Peyer）兩位同事成為了「懂」這本書並且願意出版它的編輯。

國家圖書館出版品預行編目資料

瘟疫啟示：流行病是歷史，也是未來 / 馬克・霍尼斯巴姆（Mark Honigsbaum）作；金瑄桓、謝孟庭譯. -- 臺北市：三采文化, 2020.10
面； 公分. -- (iTHINK;08)
譯自：THE PANDEMIC CENTURY One Hundred Years of Panic, Hysteria and Hubris

ISBN 978-957-658-420-6(平裝)
1. 傳染性疾病 2. 世界史

415.2309 109013206

◎封面圖片提供：
Lauritta ／ Shutterstock.com

I Think 08
瘟疫啟示：
流行病是歷史，也是未來

作者｜馬克・霍尼斯巴姆（Mark Honigsbaum） 譯者｜金瑄桓、謝孟庭
主編｜喬郁珊 版權選書｜杜曉涵 版權負責｜杜曉涵 美術主編｜藍秀婷
封面設計｜高郁雯 內頁設計｜高郁雯 內頁排版｜菩薩蠻數位文化有限公司
行銷經理｜張育珊 行銷企劃｜陳穎姿

發行人｜張輝明 總編輯｜曾雅青 發行所｜三采文化股份有限公司
地址｜台北市內湖區瑞光路 513 巷 33 號 8 樓
傳訊｜TEL:8797-1234 FAX:8797-1688 網址｜www.suncolor.com.tw
郵政劃撥｜帳號：14319060 戶名：三采文化股份有限公司
本版發行｜2020 年 10 月 30 日 定價｜NT$520